U0893345

产科主任医师帮帮忙

尽情享受月子吧

抓住恢复关键期，不落月子病

陈　倩——主编

北京大学第一医院妇产科主任医师、教授

中国优生科学协会常务理事

吉林科学技术出版社

图书在版编目（CIP）数据

尽情享受月子吧 / 陈倩主编 . -- 长春：吉林科学技术出版社，2022.11
（产科主任医师帮帮忙）
ISBN 978-7-5578-9126-8

Ⅰ . ①尽… Ⅱ . ①陈… Ⅲ . ①产褥期－妇幼保健－基本知识 Ⅳ . ① R714.6
中国版本图书馆 CIP 数据核字（2021）第 269161 号

尽情享受月子吧

JINQING XIANGSHOU YUEZI BA

主　　编　陈　倩
全案策划　悦然生活
出 版 人　宛　霞
策划编辑　穆思蒙　张　超
责任编辑　王聪会
封面设计　杨　丹
制　　版　悦然生活
幅面尺寸　170 mm × 240 mm
开　　本　16
印　　张　13
字　　数　270千字
印　　数　1-6 000册
版　　次　2022年11月第1版
印　　次　2022年11月第1次印刷
出　　版　吉林科学技术出版社
发　　行　吉林科学技术出版社
地　　址　长春市福祉大路5788号出版集团A座
邮　　编　130118
发行部电话/传真　0431-81629529　81629530　81629531
81629532　81629533　81629534
储运部电话　0431-86059116
编辑部电话　0431-81629517
印　　刷　长春新华印刷集团有限公司
书　　号　ISBN 978-7-5578-9126-8
定　　价　59.90元

前言

女人在一生中有三次机会可以调理自己的体质，分别是初潮期、产后、更年期，而最重要的就是产后这个阶段。这个时期，女人的身体就好像一扇打开的大门，可以把产前长期以来积累的、多余的积水和毒素排出体外，因此，新妈妈一定要学会正确地保养，保养好了会让你年轻 10 岁。

如何保养才能帮助新妈妈恢复成产前的身体状况呢？怎样锻炼可使变形的内脏恢复弹性呢？什么样的调养办法能使新妈妈不落下月子病？吃什么食物可以使奶水充足又能快速瘦身？

这些新妈妈普遍关心的问题，究竟要如何做到呢？为此，编写了《产科主任帮帮忙·尽情享受月子吧》一书。本书分为 12 阶段，每个阶段都有一个养护重点，根据体质制定以下不同调理方案。第一阶段（1 ~ 7 天）：排恶露；第二阶段（8 ~ 14 天）：通乳；第三阶段（15 ~ 21 天）：补气血，增营养；第四阶段（22 ~ 28 天）：增强体质，促进恢复；第五阶段（29 ~ 34 天）：强腰固肾；第六阶段（35 ~ 42 天）：美肤瘦身；第七阶段（43 ~ 52 天）：情志锻炼；第八阶段（53 ~ 62 天）：避免手腕关节痛；第九阶段（63 ~ 72 天）：盆底肌康复；第十阶段（73 ~ 82 天）：预防贫血；第十一阶段（83 ~ 92 天）：形体恢复；第十二阶段（93 ~ 100 天）：养护头发。同时，还根据新妈妈易出现的一些病症做出了解释，并提出了合理、有效的缓解方法。

这是一本与众不同的月子书，它将颠覆对坐月子的原有认知，解开对月子的所有疑惑。对所有新妈妈来说，不仅要坐月子，还要坐大月子。30 天小月子养身，100 天大月子养气血。根据体质正确坐满百日大月子，之前的老病根都可能消除，还能调理甚至重塑体质。希望本书可以使每一位新妈妈都能拥有幸福的产后生活！

目录

CONTENTS

见此图标 微信扫码
领取本书特配
“好孕宝典”

扫码获取
专家在线问诊
科学备孕攻略
孕期知识百科
膳食营养指南

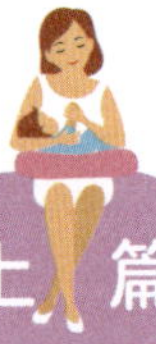

上篇 42天的黄金恢复期

产后1～7天

产后 8 ~ 14 天

产后 15 ~ 21 天

产后 22 ~ 28 天

产后 29 ~ 34 天

产后 35 ~ 42 天

中篇 100 天的滋养，一辈子的健康

产后 43 ~ 52 天

产后 53 ~ 62 天

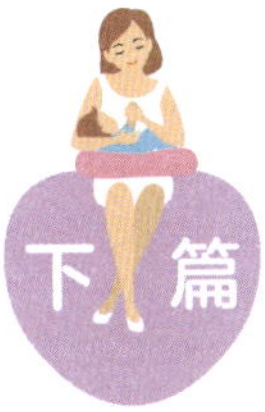

下篇 特殊妈妈的月子护理经

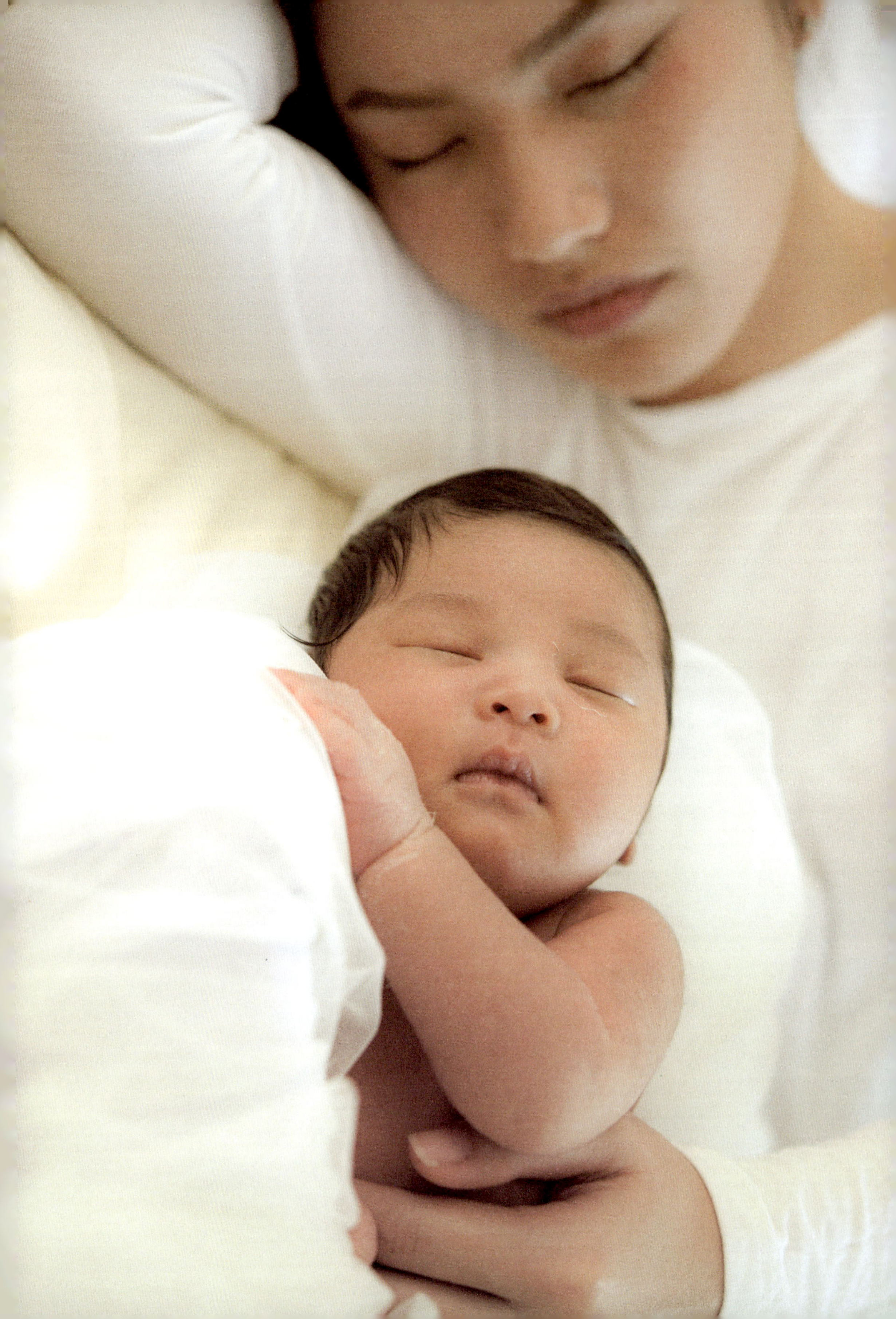

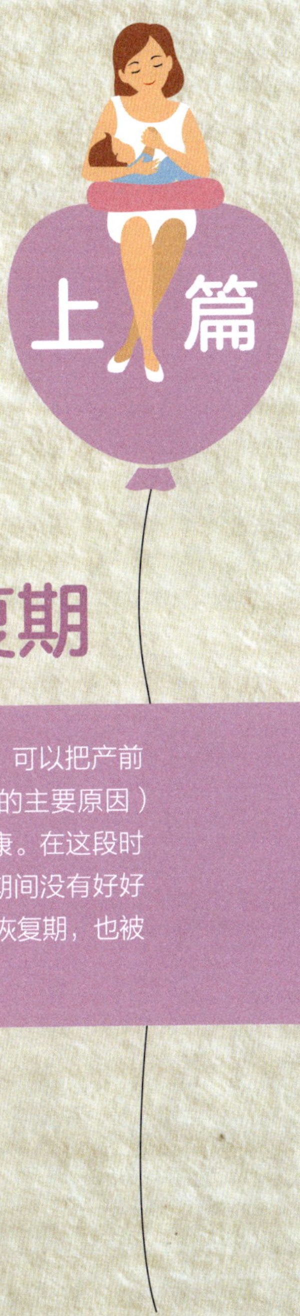

42 天的黄金恢复期

产后恢复期，女人的身体就好像一扇打开的大门，可以把产前长期以来积累的多余的积水和毒素（这也是产后发胖的主要原因）排出体外，然后通过正确的补养方式使你的身体更健康。在这段时间，你能够有效改善自己的身体状况，但是，如果这期间没有好好地调养，将为你的身体留下隐患，所以，产后 42 天的恢复期，也被喻为赋予女人第二次生命的时期。

产后1~7天

关键词

*

排恶露

网络热搜问答

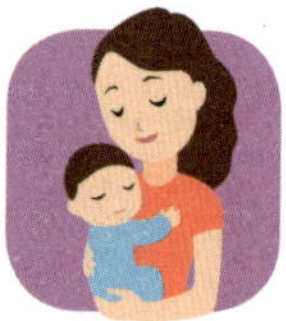

新妈妈、晚夏

我的姐姐生完宝宝已经有一周了，现在还有很多恶露，没有办法排干净，整个人心情都变得很不好，想知道吃什么可以排恶露呢？

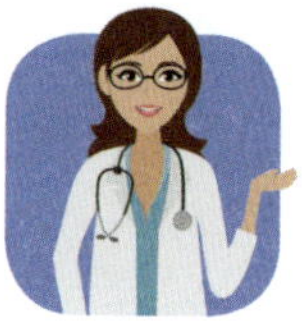

产科主任医师

新妈妈在生完宝宝以后，身体里面是部分子宫坏死蜕膜没有排出来的原因导致的。这个时候可以吃一些活血的食物，活血的食物是可以帮助排恶露的，如红糖、桂圆、红枣等。

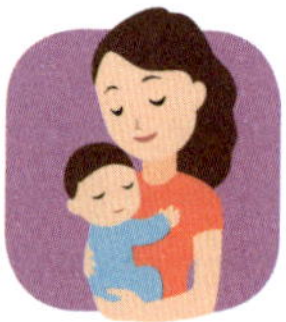

新妈妈、花香

剖宫产后 41 天恶露变成淡黄色，经医生检查说有炎症，在哺乳期就配了八珍益母胶囊，不料吃了这药后恶露变成淡褐色了，产后 47 天开始出现鲜红的血，量不多，请问这种情况正常么？

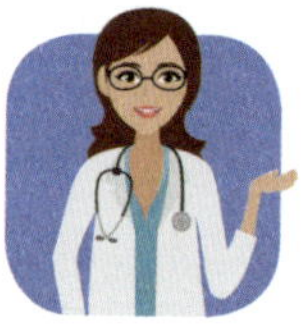

产科主任医师

这种情况应该是有局部感染的可能性，建议检查血常规以及分泌物涂片检查，B 超可以发现子宫内壁等有没有残留感染。根据全面的检查分析原因，进行抗感染、收缩子宫等治疗是可以改善这种情况的。

恶露是指产后经阴道排出的血液和坏死脱落的子宫蜕膜等组织。在排恶露的时候，注意饮食、好好护理，一般持续 4 ~ 6 周，总量为 250 ~ 500 毫升。

产后 45 天恶露不断，可能是子宫恢复欠佳，子宫腔内有胎盘胎膜残留，或子宫内有细菌感染，剖宫产切口感染等导致，有些还合并有发热和小腹疼痛等症状，建议就医检查。

新妈妈、湮醉

顺产至今 14 天，前 4 天恶露为血样，从第 5 天到现在每次一点点，为深红色，给宝宝喂奶之后会出血多一些，这样正常么？

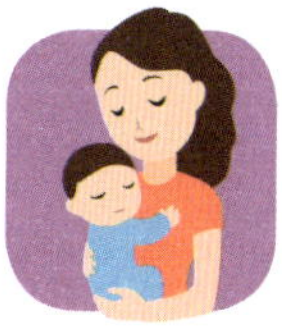

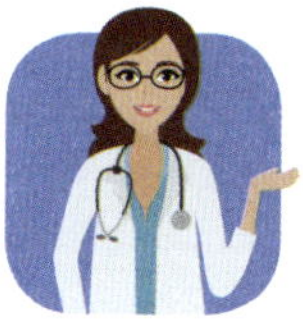

产科主任医师

由于哺乳会促进子宫的收缩，所以在喂奶的时候有少量的恶露流出，这是正常现象，子宫收缩对子宫恢复是有利的。

产后 3 ~ 4 天，由于子宫收缩，会出现阵发性的腹痛；同时，新生儿的吸吮可刺激大脑中的垂体分泌缩宫素，促进子宫复原，因而哺乳时的腹痛会更明显，此为正常生理现象。如果产后腹痛持续超过 3 天，需要警惕是否有感染或其他问题，应该及时找医生咨询。

孕妈、生生相依

恶露不尽如果不及时治疗，会有什么严重后果？

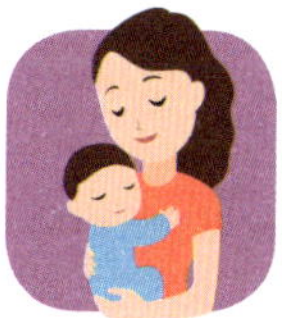

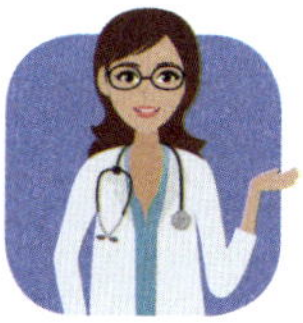

产科主任医师

恶露不尽多由子宫内膜恢复不良或感染所致，如果不及时治疗感染，可能会扩散至整个盆腔，引起盆腔炎，甚至导致全身的败血症，后果严重，所以应该及时处理。

如果子宫恢复不好或者宫腔内有残留的胎盘、胎膜组织或有感染时，恶露持续时间就会延长，量相对增多，甚至有臭味，迟迟不尽。

产后恢复重点看

产后关注排尿和排气情况

* 新妈妈需要注意的事情

产后 30 分钟内及时开奶

所有的新妈妈要注意在产后 30 分钟内要及时喂奶，让宝宝吃上第一口奶，且每次吸吮足够长时间，24 小时内喂 10 ~ 12 次，这是因为宝宝的吸吮是最好的开奶器，而且初乳的营养可以增强宝宝的免疫力；出生第 1 周，喂奶间隔可适当缩短，1 ~ 2 小时喂 1 次；出生第 4 周后，可间隔 2 ~ 3 小时喂 1 次。

密切关注 24 小时内的出血量

新妈妈产后 2 小时内最容易发生产后出血，顺产妈妈产后 2 小时内出血 400 毫升、24 小时内出血 500 毫升，剖宫产妈妈产后 24 小时内出血量 1000 毫升，若超出最大值范围，就可被诊断为产后出血。

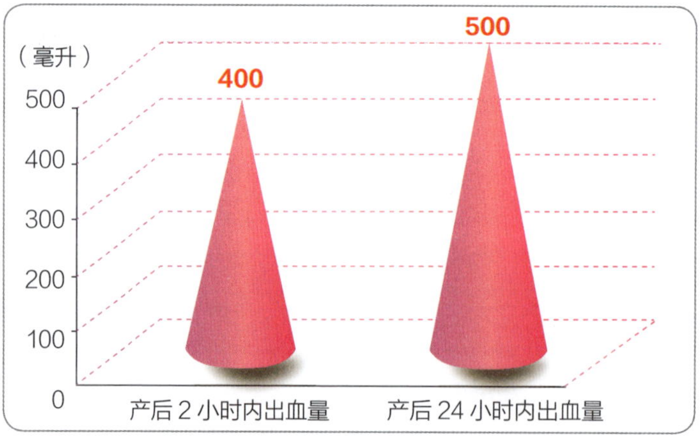

顺产妈妈产后 24 小时出血量

产后出血过多可导致休克、弥漫性血管内凝血，甚至死亡，所以，一旦阴道出血较多，家人应该及时通知医生进行处理。

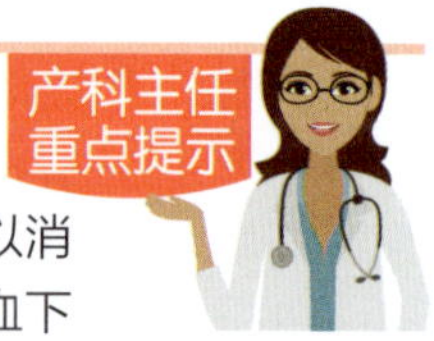

自然分娩后宜采取半坐卧位姿势，可预防大出血

新妈妈产后不宜马上睡觉，应该取半坐卧位姿势闭目养神，这样可以消除产后疲劳，促进子宫、脏器等恢复原位。此外，这种姿势还有利于气血下行，促进恶露的排出，预防大出血。

✻ 顺产妈妈：注意侧切伤口和排尿

侧切的新妈妈要每天冲洗外阴 2 次

会阴侧切术虽然是一个小手术，但也需要打麻药，然后切开皮肤、皮下脂肪、黏膜肌层，而麻药过后，伤口也会疼痛，更怕感染，所以，会阴侧切的新妈妈在医院每天都有护士帮忙清洗外阴，如有必要，还会增加清洗次数。此外，每次便后要用消毒棉擦拭或用清水冲洗外阴。注意应该由前往后，不能由后往前。

产后侧切 1 ~ 2 小时出现严重疼痛，应及时通知医生

如果会阴侧切的新妈妈在产后 1 ~ 2 小时出现严重疼痛，且情况越来越糟糕，伴有肛门坠胀感，要及时通知医生。如遇到这种情况，一般需要拆开缝线，消除血肿，止住出血点，然后重新缝合伤口，疼痛很快就会消失，且绝大多数都会正常愈合。

此外，如果是小腹有一个硬包，隔一会儿疼一阵，这是宫缩的疼，可以让老公或家人将手搓热后帮助按揉小腹一会儿，便会得到缓解。

及时补水，产后 6 ~ 8 小时一定要解小便

自然分娩的新妈妈第一次排尿非常重要。因为膀胱受到分娩过程的挤压，导致敏感度降低，容易出现排尿困难，而充盈的膀胱会影响子宫的收缩，所以产后 6 ~ 8 小时最好进行第一次排尿，以防止产后尿潴留。

如果出现排尿困难，可以采取以下的方法进行缓解：

1. 放松心情，多喝水，促进排尿；
2. 打开水龙头，诱导尿感；
3. 帮新妈妈按摩小腹下方；
4. 用热水袋敷小腹。

倘若实在无法排尿，请及时告知医生。

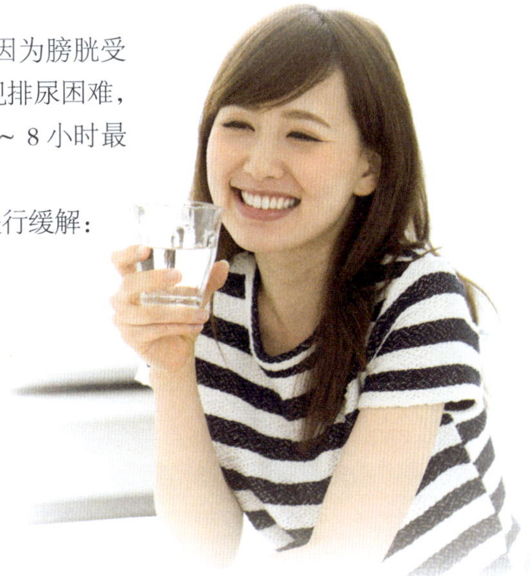

按摩关元穴、气海穴，促进排尿

按摩关元穴能促进尿液排出，预防产后尿潴留的发生。关元穴位于人体前正中线上，脐下 10 厘米。按摩时以关元穴为圆心，逆时针或顺时针方向按摩 3 ~ 5 分钟，然后随呼吸按压关元穴 3 分钟。

按摩气海穴能辅助治疗产后小便不利等症状。气海穴位于前正中线上，脐下 5 厘米。按摩时用拇指或食指指腹按压气海穴 3 ~ 5 分钟，力度适中。

剖宫产妈妈：排气后进食

术后 6 小时后可以进流食，排气后再进食

剖宫产妈妈术后 6 小时内应禁食，6 小时后可以进流食，一定是排气后再进食。因为手术使肠管受到刺激，胃肠正常功能被抑制，肠蠕动相对减慢。进食过多，肠道负担过重会造成便秘，产气增多，腹压增高，不利于身体恢复。手术 6 小时未排气时，可先饮用一些白开水，再喝些排气的汤，如藕粉（最方便）、米汤、萝卜汤（通气）、鲫鱼汤（催奶）、红枣汤（补血）、鸽子汤等。

术后去枕平躺，练习翻身

剖宫产后 6 小时内要去枕平躺，头侧向一边，能防止麻醉之后出现恶心、呕吐等症状，同时也可避免呕吐物误吸到气管里面，还可减少头痛、恶心等颅内低压症状的出现。术后可以在家人的帮助下练习翻身，一般 2 小时一次，是帮助剖宫产妈妈尽快排气、排恶露、恢复身体的一大秘诀。新妈妈在手术后都会有不同程度的肠胀气，如果此时在家人的帮助下多做翻身动作，就会使肠蠕动功能尽快恢复，从而使肠道内的气体尽早排出，还可避免引起肠粘连。

产后定时查看伤口和恶露

家人不要忘了定时查看新妈妈伤口腹带上有无渗血，并提醒新妈妈，伤口还没有恢复，时刻要小心，不要剧烈活动，避免牵拉到伤口。产后新妈妈会有恶露排出，通常恶露在产后 1 ～ 3 天量最多，其后几天的量与月经量差不多。血量过多或者无恶露排出都属于不正常的现象，应及时告知医生。

新手爸爸课堂

剖宫产妈妈出产房后的护理

这段时间主要的事情是：尽早让宝妈“放个屁”，让宝宝学会吸奶。

- 剖宫产妈妈产后最难受就是脱水，新爸爸需准备好棉签，及时给新妈妈用棉签润嘴唇。
- 宝宝要尽快开始吸奶，1 ～ 2 小时 1 次，每次 10 ～ 15 分钟，不管有没有奶都要吸，最好的情况是用手挤出一点点留在乳头上，然后开始让宝宝吸，这样宝宝学得快。
- 宝宝会有很多胎便，最好隔半小时看一下，有胎便就需要换纸尿裤（建议新爸爸看一下网上的视频，学习如何换纸尿裤）。
- 新妈妈插着的尿管，每 500 毫升需要倒一次并且记录下来。
- 新妈妈要每两小时做一次翻身，新爸爸要帮忙做这个动作，对避免腹腔粘连或者血栓十分重要。
- 剖宫产妈妈子宫里的恶露要排掉，所以在翻身的时候产褥垫如果脏了就顺便换掉，同时给新妈妈擦一下外阴，这样新妈妈会舒服点。

注意观察恶露颜色

＊ 新妈妈需要注意的事情

产后第 1 ~ 3 天恶露量较多，注意观察颜色

产后 1 ~ 3 天，护士和家人要密切关注新妈妈恶露排出的情况。正常的恶露应该呈鲜红色且量较多，有血腥味但无臭味；如果恶露颜色灰暗且不新鲜，有异味，并伴有子宫压痛时，说明子宫合并感染，应该及时请医生检查，用抗生素控制感染。

子宫排除恶露的过程

产后天数	恶露类型	恶露性状
产后 1 ~ 3 天	血性恶露	恶露呈鲜红色、量较多，有血腥味
产后 4 ~ 10 天	浆液性恶露	恶露为淡红色血液、黏液和较多的阴道分泌物
产后 2 周后	白色恶露	其中含有白细胞、坏死蜕膜组织、表皮细胞等，分泌物呈淡褐色或白色，量稍多

恶露多、出汗多，要及时更换卫生巾、衣服、床单

产后第 2 天，新妈妈的恶露和出汗量都比较大，要注意及时更换卫生巾、衣服、被单、被套等，以保证周身的清爽、洁净。此外，新妈妈身体虚弱，自己力所不能及的事情一定要及时找护士或家人来帮忙，不要因怕麻烦而忍耐湿黏的衣物，以免对身体不利。

生化汤喝得对，既排恶露又调养

生化汤能生血祛瘀，帮助排出恶露。但是产后不宜立即服用，一般顺产的新妈妈在产后第 2 ~ 3 天可以饮用，剖宫产的新妈妈则最好在产后 7 天再开始饮用。生化汤要温热时饮用，不宜长时间服用，以 7 天为宜，不要超过 2 周。因为分娩 2 周后，新妈妈的子宫内膜已经开始了新的生长期，这时喝生化汤有排瘀血的功效，不利于子宫内膜的新生，容易导致出血不止（生化汤做法详见本书 28 页）。

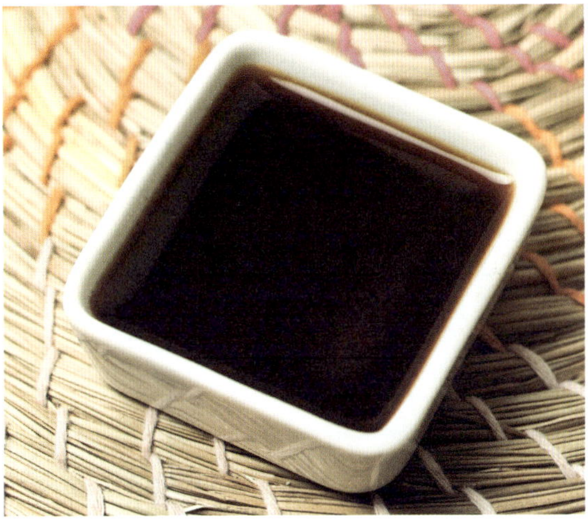

＊ 顺产妈妈：尝试下床活动

下床活动需陪同，避免摔倒

新妈妈要尽快活动起来。分娩时可能会因失血过多和用力过猛而伤元气，导致脑部供血不足，出现眩晕的情况。经过一天的恢复，这种情况已经有所缓解，新妈妈下床时要有家人陪同，避免眩晕摔倒的状况发生。

保持会阴清洁卫生，预防感染

每次大小便后用温清水清洗外阴。清洁外阴时可用棉球蘸生理盐水或清水，按照从前向后、从内向外的顺序，即先擦阴阜及两侧阴唇，最后擦肛门，切忌由肛门开始向前擦。此外，不要用清洁液或洗护液，否则会使皮肤干燥，加重伤口疼痛。

注意会阴卫生，可选用新妈妈专用卫生巾

产后 1 ~ 3 天是新妈妈恶露量最多的时期，这时新妈妈应该及时更换卫生巾，避免会阴部感染。通常选择的新妈妈专用卫生巾分为 XL、L、M 三个型号，产后第 2 天适合用 XL 型号的卫生巾。需要注意，新妈妈专用卫生巾和新妈妈体形无关，只是分别对应恶露的不同时期。

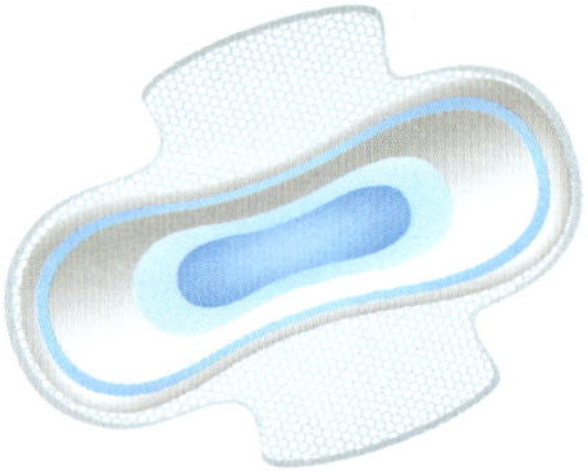

空调房间在一定条件下是可以待的

在炎热的夏季，为了保暖，有些新妈妈穿着长裤，不敢开空调而导致长痱子，甚至中暑。其实，新妈妈是可以待在空调房间的，但有一定的条件限制。

1. 温度在 22 ~ 26℃为宜，相对湿度为 50% ~ 60%，且新妈妈和宝宝都要穿薄的长衣、长裤。

2. 最好选择健康型的空调，如有负离子、光触媒等功能的空调。

3. 注意不要让空调的冷风直接对着新妈妈和宝宝吹。

此外，睡觉时最好不要开空调，如果一定要开，就要盖好被子，避免着凉。

金牌月嫂告诉你

牢记“动作放缓”，避免晕倒

- 新妈妈下床前应先在床头坐 5 分钟，确定没有不舒服再起身。
- 下床排便前要先吃点东西恢复体力，避免晕倒在厕所内。此外，上厕所的时间不要太久，蹲下、站起动作要慢。
- 一旦出现头晕现象，新妈妈要立刻坐下来，在原地休息并喝点热水，等不适感消失后再回到床上。

* 剖宫产妈妈：练习翻身坐起

剖宫产妈妈拔掉导尿管后要及时排尿

剖宫产妈妈在手术前会被放置导尿管，一般在术后 24 ~ 48 小时，待膀胱肌恢复排尿功能后将其拔出。导尿管拔出后，新妈妈要尽快排尿，以降低排尿困难的可能性，以及因长时间使用导尿管而引起尿路感染的危险。

剖宫产妈妈不要一直静卧，要练习翻身坐起

剖宫产手术后，新妈妈恢复知觉即可以适当进行肢体活动，24 小时后就要在家人或护士的帮助下多做翻身动作，甚至在身体允许的情况下练习坐起，以促进肠道功能的恢复，同时帮助肠道尽快排气，不但可以缓解腹胀，还能预防肠粘连及血栓形成而引起的其他部位的栓塞。

要穿大号内裤，避免摩擦伤口

剖宫产后，新妈妈可以选择穿大一号的内裤或平脚内裤，这样可以更好地保护伤口。因为术后的新妈妈抵抗力比较弱，所以内裤要每天更换，且要放在太阳下曝晒，这样可以有效杀菌，防止伤口感染。

新手爸爸课堂

不同情况下，缓解伤口疼痛的方法

- 咳嗽时：新爸爸可以用双手紧按新妈妈的伤口，这样有利于减少震动，从而减轻新妈妈伤口的疼痛。
- 侧躺时：可在其腰下放一个枕头（或者在腹部放一条毛毯）作为支撑，也可减轻疼痛。
- 翻身时：在帮助剖宫产妈妈翻身时需缓慢进行，先翻成平躺的姿势，休息片刻，再继续往另一边翻身。这样可以大大减轻翻身时的疼痛。

产科主任重点提示

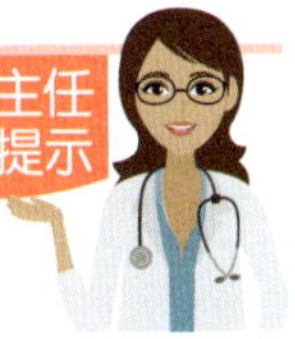

剖宫产妈妈要尽早使用止痛药

术后麻醉药的药效逐渐消失，腹部伤口的痛楚越来越难以忍受。一般在产后 12 小时内，伤口就会传来剧烈的疼痛。为了能够好好休息，令新妈妈身体尽快恢复，可以请医生在手术当天或当夜使用一些止痛药物。如果条件允许，可以应用术后镇痛泵。镇痛泵分为静脉和硬膜外两种，由新妈妈自行控制。如果疼痛难忍，也可以口服止痛药，不影响喂奶和肠蠕动。不要等到疼痛难忍再用口服止痛药，会影响休息、睡眠和心情，妨碍产后恢复。

喂奶姿势正确，妈妈更轻松

* 新妈妈需要注意的事情

正确的喂奶姿势

选择合适的哺乳姿势，既可以避免新妈妈出现腰酸背痛等问题，还能让新妈妈轻松喂奶，宝宝吃得顺利。

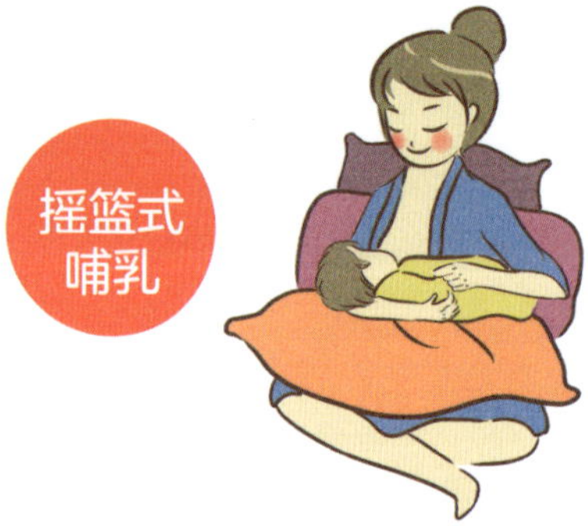

靠在床头坐直，把宝宝抱在怀里，胳膊肘弯曲，宝宝后背靠着新妈妈的前臂，用手掌托着宝宝的头颈部（喂右侧时用右手托，喂左侧时用左手托），不要弯腰或者探身。另一只手放在宝宝臀后部支撑其身体，让宝宝贴近乳房，喂奶。这是早期喂奶比较理想的方式。

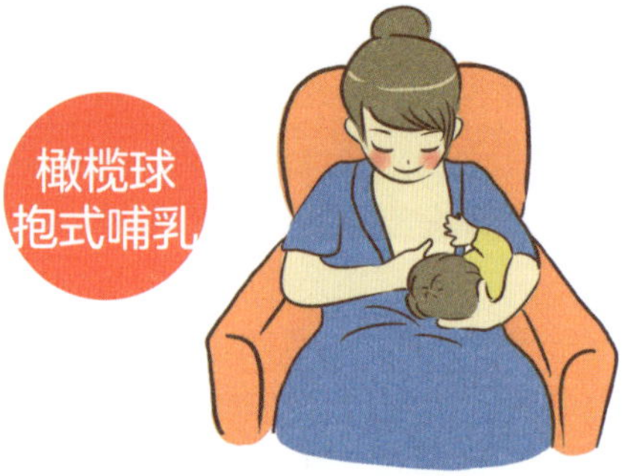

将宝宝抱在身体一侧，胳膊肘弯曲，用前臂和手掌托着宝宝的身体和头部，让宝宝面对乳房，另一只手帮助将乳头送到宝宝嘴里。新妈妈可以在腿上放个垫子，宝宝会更舒服。剖宫产、乳房较大的新妈妈适合这种喂奶方式。

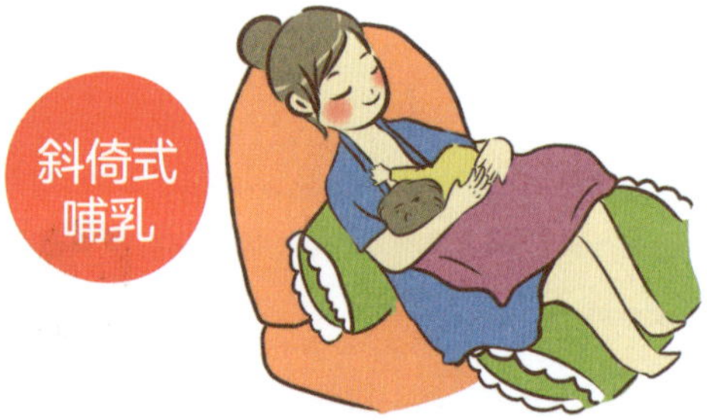

宝宝躺在新妈妈的臂弯里，有需要时可用软垫支撑，新妈妈的下臂应托着宝宝的背部，身子应稍微前倾，让宝宝靠近乳房。开始喂哺后，新妈妈便可放松，将身体后倾。这种姿势能让宝宝吸吮下半部乳房的乳汁。

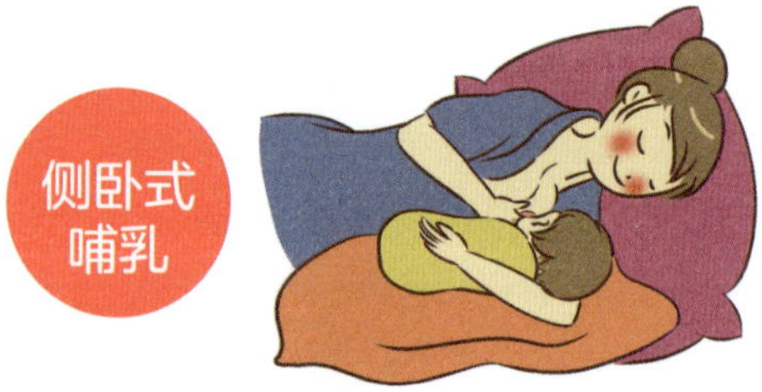

新妈妈侧卧在床上，让宝宝面对乳房，一只手揽着宝宝的身体，另一只手将乳头送到宝宝嘴里，然后微托住乳房哺乳，以免堵住宝宝口鼻。这种方式适合新生儿以及新妈妈疲倦时喂奶，也适合剖宫产妈妈喂奶。

顺产妈妈：正常情况下，可以出院了

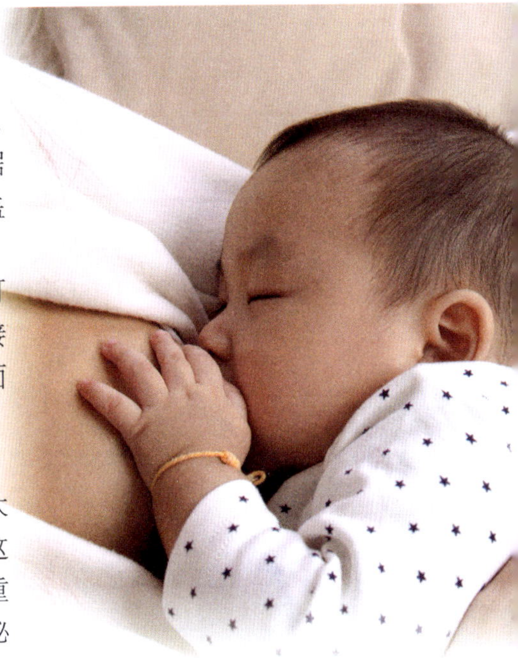

提前准备，从容出院

家人需将新妈妈出院的衣物和鞋提前准备好，接到医生的出院通知时，可以从容地回家。要根据季节的不同，选择合适的衣服，要保证衣服能遮盖住身体重要部位。

此外，上衣尽量选择开襟的，因为回家途中可能会给宝宝哺乳，开襟的衣服比较方便。上衣会接触宝宝娇嫩的皮肤，最好选择刺激性小的、棉质面料的衣服。

奶水是心头大事

对于生完宝宝的新妈妈来说，喂奶是一件心头大事，尤其是产后这几天都担心自己不下奶、奶少。这里要提醒新妈妈的是，坚定信心是实现母乳喂养的重要因素，坚信自己能成为一头大奶牛，这对乳汁分泌是有促进作用的。如果此时奶水还是比较少，可以让宝宝勤吸，记住，宝宝的小嘴是最好的催乳剂。

新手爸爸课堂

新妈妈的居室——好的休养环境很重要

新妈妈月子里大多数时间是在居室内度过的。空间有限，但要安静、舒适，好的环境是休养、恢复的前提条件。

- 保持室内空气清新。新妈妈要避风寒和潮湿，但不等于要紧闭窗户。不管什么季节，都要适时开窗，保持空气流通和干燥，以免室内滋生细菌，侵害新妈妈和宝宝的健康。
- 温湿度要适宜。做到“寒无凄怆，热无出汗”，冬天室内温度为 18 ~ 25℃，相对湿度 40% ~ 60%；夏天温度为 23 ~ 26℃，相对湿度为 50% ~ 60%。
- 保持室内安静。减少噪声，不大声喧哗。避免过多亲朋好友探望或其他人来回走动，以免造成空气污染和影响新妈妈休息。
- 要清洁卫生。出院前，家里最好用 84 消毒液湿擦或喷洒地板、家具和 2 米以下的墙壁，卧室家具也要消毒。注意消毒后，要通风去味。

* 剖宫产妈妈：尽早下床活动

早下床活动，有利于瘀血排出

剖宫产后，新妈妈消耗了大量的体力，感到非常疲劳，确实需要好好休息。但长期卧床休息不活动也不好，一般来说，新妈妈无特殊情况，剖宫产术后无特殊原因，产后 6 ~ 8 小时就可以下床活动了。

早下床活动可以促进瘀血排出，减少感染的发生，还可以促进肠蠕动和排气，防止肠粘连，这对剖宫产的新妈妈是很重要的。另外，早活动还有利于防止便秘、尿潴留的发生。

保持腹部伤口清洁

在术后 1 周内，剖宫产妈妈要避免弄湿腹部的伤口，所以这个时候不宜进行淋浴或盆浴，可以采用擦浴。剖宫产 1 周后在伤口隔水措施的情况下就可以淋浴了，不过恶露没有排尽之前一定要禁止盆浴。

适当多吃促进伤口愈合的食物

蛋白质

促进组织细胞再生，促进伤口愈合，减少伤口感染。

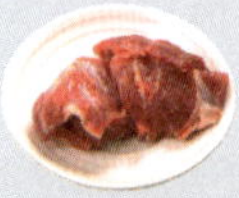

瘦肉

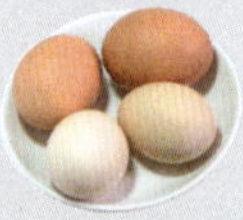

蛋类

维生素 A 胡萝卜素

促进伤口愈合和胶原蛋白合成。

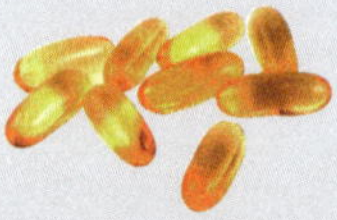

鱼肝油

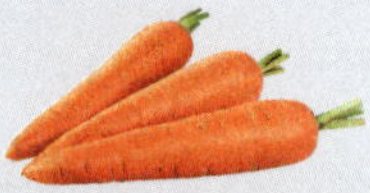

胡萝卜

维生素 C

促进伤口愈合和铁吸收。

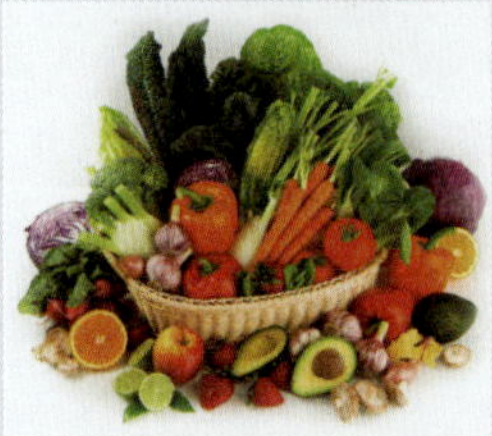

新鲜蔬果

B 族维生素

参与物质代谢，增加食欲和抵抗力，促进伤口愈合。

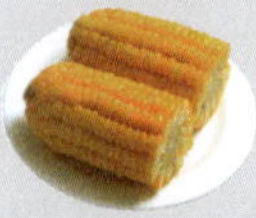

玉米

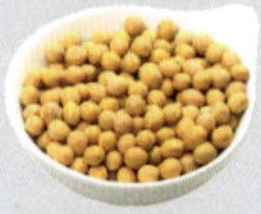

黄豆

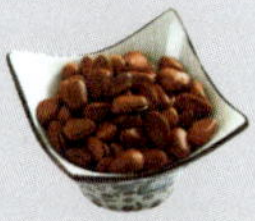

坚果

好睡眠胜过大补，奶水自然足

＊ 新妈妈需要注意的事情

作息尽量与宝宝同步

新妈妈夜间会起来给宝宝喂几次奶，所以晚上往往睡不好觉，而睡眠不足会导致奶水减少，所以，新妈妈要尽量根据宝宝的生活规律调整休息时间，当宝宝白天睡觉的时候，新妈妈也抓紧时间躺下休息。保证自己有充足的休息时间，不仅能让新妈妈保持充足的精力和体力，还会让新妈妈的奶量增加。

纸尿裤和传统尿布交替使用

新妈妈可以将纸尿裤和传统尿布交替使用。比如白天大人精力充沛的时候，给宝宝用传统尿布，勤洗勤换，晚上为了保证大人好好休息，也为了宝宝睡得舒服，给宝宝使用纸尿裤。另外，白天外出的时候最好使用纸尿裤，更方便卫生。

坚持 6 月龄内纯母乳喂养

《中国居民膳食指南》中指出：6 月龄内是一生中生长发育的第一个高峰期，对热量和营养素的需要高于其他任何时期。母乳喂养能满足 6 月龄内婴儿全部液体、热量和营养素的需要，母乳中的营养素和多种生物活性物质构成一个特殊的生物系统，为婴儿提供全方位呵护，助其在离开母体保护后，能顺利地适应大自然的生态环境，健康成长。

母乳的主要营养成分

蛋白质：大部分是容易消化的乳清蛋白，且含有代谢过程中所需要的酶以及抵抗感染的免疫球蛋白和溶菌素脂肪，含有较多的不饱和脂肪酸，并且脂肪球较小，容易吸收。

糖类：主要是乳糖，在消化道内转变成乳酸，能促进消化，帮助钙、铁、锌等的吸收，也能促进肠道内乳酸杆菌的大量繁殖，提高消化道的抗感染能力。钙、磷含量不高，但比例适当，容易被宝宝吸收利用。

预防乳头皲裂，使哺乳更顺利

1. 保证正确哺乳姿势，让宝宝吸吮住大部分乳晕，更易吸出奶，避免乳头皲裂。

2. 软化乳头，喂奶前挤出一些奶来，这样乳晕就会变软，方便宝宝吸吮。

3. 如果乳头已皲裂，可以先用损伤轻的一侧哺乳。如果疼痛难以忍受，可以使用吸奶器把乳汁吸出来或用乳头保护罩把乳头保护起来后再喂奶，加快伤口愈合。

4. 可用云南白药加香油涂抹在乳头皲裂处，每天 3 次，连续用 3 天，但在宝宝吃奶前要用温水清洗干净。

* 顺产妈妈：可以喝催奶汤了

正式泌乳了，可适当喝些催奶汤

一般产后第 4 天，新妈妈开始正式分泌乳汁了，也有的会稍晚些。开始泌乳后，新妈妈可适当多喝点汤（比如花生鸡爪汤、木瓜鲫鱼汤等），但要将汤内的浮油去除，以免摄入过多脂肪阻塞乳腺管，而且过早进食太多的脂肪也会使乳汁内脂肪含量过高，易引起宝宝腹泻。

金牌月嫂告诉你

如何缓解涨奶的痛

- 奶量多的时候，如果不能及时哺喂，会导致乳房充血，乳腺组织膨胀，乳汁堆积在乳腺管内，引起涨奶。涨奶时可以先轻揉一下乳头，让宝宝吸一吸，能及时缓解。如果宝宝吃不了，就用手挤出来或用吸奶器吸出来，以免引起急性乳腺炎。
- 可以通过按摩缓解涨奶。洗净双手，均匀用力、轻轻地从乳房四周向乳头的方向按摩、挤压，以疏通乳腺管，如果发现乳房的某一部位胀痛明显，可稍稍用力挤压，排出乳汁，以防此处乳腺管堵塞。

侧切妈妈要多吃富含膳食纤维的蔬菜，促进排便

侧切妈妈易因术后肛门不适而出现排便困难，因此建议产后新妈妈选择的食物应以易消化的半流食为主，并注意多吃一些芹菜、菠菜等富含膳食纤维的新鲜蔬菜，可适量食用加温后的猕猴桃、梨子等水果，或是将水果榨汁，适当加温后连渣饮用。

产后 4 天一直未排便，可尝试这些方法：

1. 适当做腹部按摩，有利于排便。
2. 使用开塞露，帮助排便。

哺乳妈妈一定要远离回奶食物

如果新妈妈没有身体方面的不适，建议最好母乳喂养，这也是大多数妈妈的选择。对于母乳喂养的新妈妈来说，在饮食方面要注意远离易导致回奶的食物。

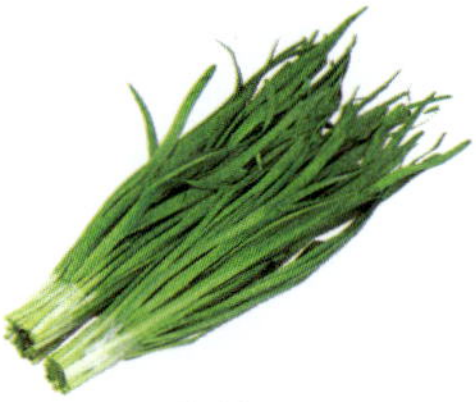

韭菜

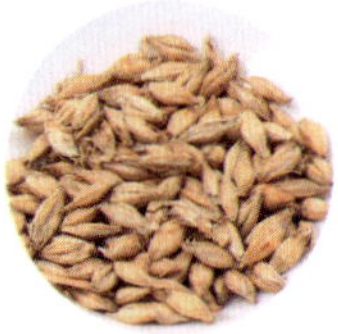

炒麦芽

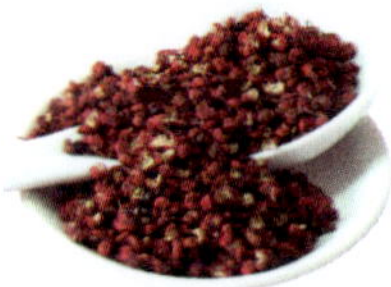

花椒

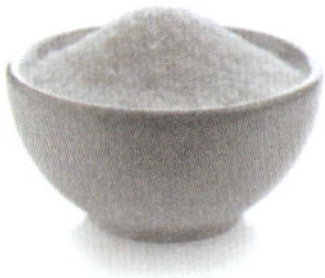

味精

✻ 剖宫产妈妈：不吃易产气的食物

不要吃易产气和难消化的食物

受剖宫产手术的刺激，肠道功能会受到抑制，使肠蠕动减慢，肠腔内有积气，容易在术后产生腹胀。若术后过多食用牛奶、糖类、黄豆、豆浆、红薯等胀气食物，会加重腹胀，也不利于伤口愈合。

进餐按照蔬菜、汤、主食、肉类、水果的顺序，减轻胃部负担

新妈妈在进餐时可先吃蔬菜类的食物，增加饱腹感，然后再喝汤，接着吃主食，吃富含蛋白质的肉类食物，最后少吃些水果。这样既能保证营养需要，又能减少进食量，有利于控制体重。

1

吃蔬菜

提供膳食纤维、维生素、矿物质。

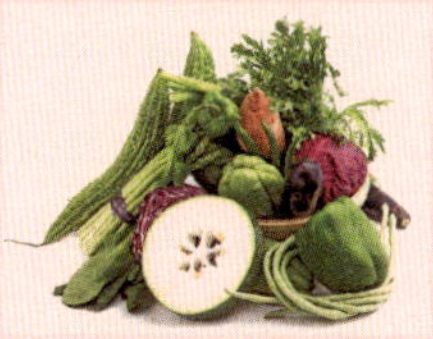

2

喝汤

先吃下的蔬菜遇到汤水能增加饱腹感。

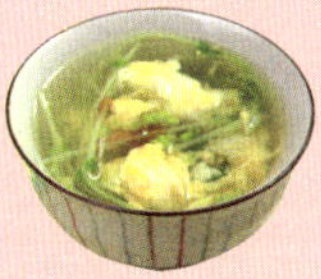

3

吃米饭、馒头等主食

米饭富含碳水化合物，此时摄入又不会摄入过多；若能把米饭换成五谷饭等，对体重控制更有帮助。

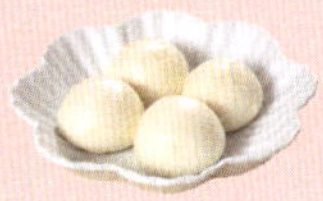

4

吃肉、鱼、蛋等

补充每日所需的蛋白质。

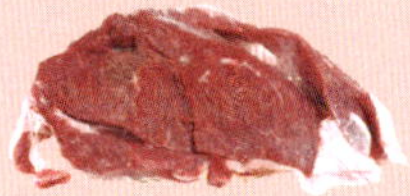

5

吃水果

提供矿物质、维生素；多选择甜度低的水果，如苹果、草莓等，有利于减肥。

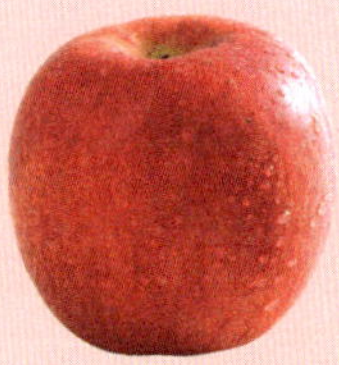

剖宫产妈妈注意保护好伤口

术后一定要注意保护好伤口，咳嗽时最好用双手压住伤口，同时采取平卧位，以免突然增大的压力将伤口的缝线崩开。

此外，大笑、弯腰、起床等日常行为都会牵拉扯动伤口而引起疼痛。为了伤口的良好恢复，建议新妈妈要尽量避免大笑，弯腰、起床时最好有人在身边帮忙。

产后
第5天

奶水开始增多，注意乳房保养

* 新妈妈需要注意的事情

奶水开始增多，注意进行乳房保养

宝宝的吸吮能力不断增强，奶水的分泌也开始增多。新妈妈应注意每天进行乳房保养。

1. 喂乳前轻柔地按摩乳房，有利于刺激泌乳反射。

2. 注意乳房卫生。经常用温水擦洗，不要用肥皂、酒精等擦洗，以免引起局部皮肤皲裂。

3. 用正确的姿势喂奶。让宝宝含着乳头和大部分乳晕。每次哺乳，最好能两侧乳房交替进行。

4. 喂乳结束后不要强行用力拉出乳头，以免引起乳头损伤。可轻轻按压宝宝下颌，待宝宝嘴巴松开后再取出乳头。

5. 学会正确的挤奶方法，避免乳房疼痛和损伤。

6. 哺乳期要戴合适的哺乳内衣以改善乳房的血液循环。

如果还没有奶水，可自行开奶或请催乳师

新妈妈要及时关注乳汁分泌情况。如果此时新妈妈还不分泌乳汁，应经常热敷、按摩通乳，用中指点按乳根穴（在乳头直下，乳房根部，左右乳房各一穴）1分钟，以局部有酸胀感为宜。在尝试自行开奶失败后，应该找专业催乳师帮助按摩。因为新妈妈顺畅地分泌乳汁，不仅能为宝宝提供充足的“粮食”，还能预防乳腺炎的发生。

按摩催奶后应注意什么

当按摩催奶结束后，新妈妈可以对乳房进行热敷，能增强按摩效果。首先，可以用热毛巾将乳房包裹起来，由于乳头比较娇嫩，热敷时要避开乳头，避免乳头皲裂。其次，热敷时可以轻拍乳房，持续3～5分钟。最后，在热敷结束后喝一杯温热的白开水，也能增强按摩效果。

金牌月嫂告诉你

按摩后仍有痛感的缓解小方法

- 葱白切段，把水烧开后放入葱白，煮几分钟后，凉凉至40℃左右，倒入盆里，然后把乳房浸入水中，轻轻摇晃乳房，借着重力促使乳汁流出。

＊ 顺产妈妈：可以做提肛运动、可以洗头

做提肛运动，改善阴道松弛现象

提肛运动就是有规律地往上提收肛门，然后放松，通过一提一松的运动锻炼盆底肌肉，可改善尿失禁，还能促进局部血液循环，预防痔疮。收缩、放松肛门，每次 3 秒，重复 10 次，此为一组。可以用坐、站、躺三种不同的体位分别做一组，每天至少重复练习 2 次。

恢复正常的新妈妈可以洗头了，但要避免着凉

产后新妈妈新陈代谢旺盛，汗液分泌多，容易导致头皮和头发变脏，所以新妈妈应该及时洗头，保持个人卫生。今天大多数顺产妈妈可以洗头了，剖宫产妈妈最好一周后再洗，洗头的方法还是很重要的，需要注意以下几点：

1. 洗头的水温最好控制在37℃左右。
2. 产后头发较油腻，也容易脱发，所以洗发用品最好选择温和、无刺激的。
3. 洗头时要注意清洗头皮，且用指腹按摩头皮，有利于促进头皮的血液循环。
4. 洗后要及时把头发擦干、吹干，避免着凉。
5. 如果头发未干不要急着扎起来，也不要马上躺下睡觉，否则容易引起头痛、颈痛。

金牌月嫂告诉你

给宝宝洗澡，让爸爸代劳一部分

给宝宝洗澡时，大人难免要沾到凉水，且长时间蹲着。一般情况下，这样的事对正常人来说不会产生什么不良影响，但对于月子期间的新妈妈来说则会落下月子病。

因此，可以让爸爸给宝宝洗澡，新妈妈可以辅助爸爸，比如递毛巾、沐浴液等。

＊ 剖宫产妈妈：多下床走走

多下床走动，有利于身体恢复

剖宫产妈妈的伤口虽然还没有完全愈合，但也不必每天躺在床上。产后第 5 天，可以在身体条件允许的情况下多下床走动走动，这样有利于身体恢复。

剖宫产妈妈多吃富含维生素的食物

剖宫产妈妈应多吃一些蔬菜、水果等富含维生素的食物，这些食物不但能够促进血液循环、改善皮肤代谢功能，还有助于伤口修复。

术后 7 天内可以使用腹带，但不是必需的

剖宫产的新妈妈在手术后 7 天内可以使用腹带包裹腹部，这样可以促进伤口愈合。另外，如果新妈妈内脏器官有下垂症状，有这种状况最好绑上腹带，可对内脏进行举托，防止内脏下垂。

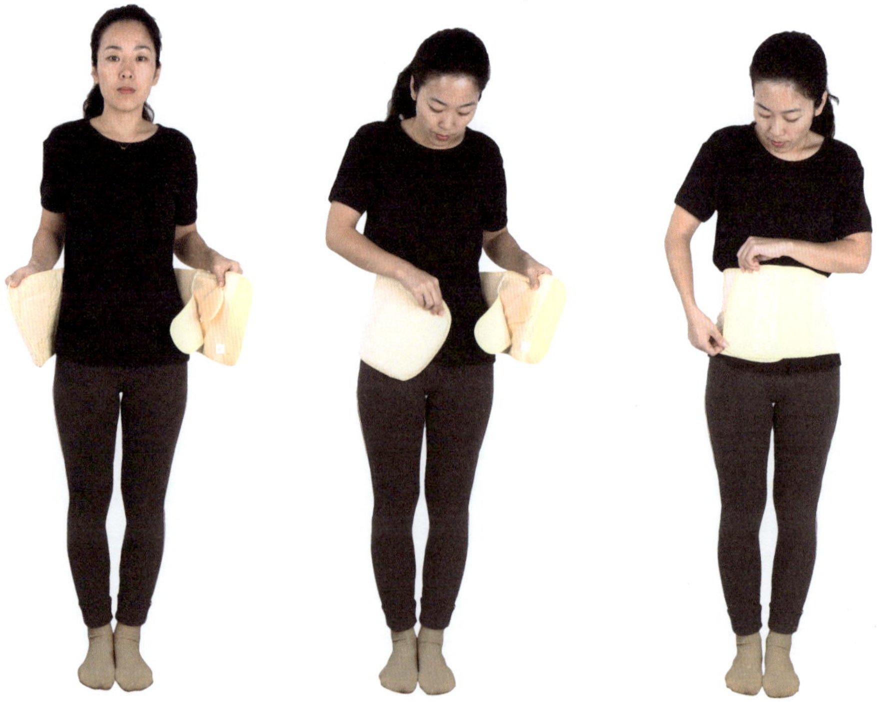

1 把腹带展开，双手拿住腹带两端，里面贴近身体，使正中位置位于腰后。

2 将腹带没有魔术贴的一端围到腹部。

3 将带魔术贴的一端也围过来，两端贴合在一起。

注重细节调养，不留月子病

＊ 新妈妈需要注意的事情

爱护眼睛，不要伤心流泪

月子里偶尔流泪没什么，但也要尽量避免。如果是经常性流泪，则会给新妈妈和宝宝造成不良影响：

1. 不利于新妈妈身体恢复。
2. 影响血液循环从而加重眼疲劳，甚至有损眼睛健康。
3. 影响乳汁分泌。情绪低落很容易造成回奶，甚至影响乳汁的营养含量。
4. 影响宝宝情绪，诱发宝宝哭闹不止。

金牌月嫂告诉你

月子里护眼有妙招

- 改掉坏习惯。要改掉眯眼、不停眨眼、用手揉眼等不良习惯。
- 经常闭目养神。白天在照料宝宝之余，要经常闭目养神，减少看书、看电脑、玩手机等，以免引起视疲劳。
- 热敷。用热毛巾敷在眼睛上，对缓解眼睛疲劳很有帮助。
- 合理补充营养。多吃富含维生素A的食物，如胡萝卜、瘦肉、绿叶蔬菜等，可防止角膜干燥、退化。
- 良好的睡眠也有利于缓解视疲劳和抑制郁闷情绪。

每天热水泡脚

月子里新妈妈每天用热水泡脚，既可以消除一天的疲惫，又有加速体力恢复、促进血液循环、催乳的作用，所以对新妈妈大有益处。需要注意的是，在泡脚的时候，按摩脚趾和脚心，效果会更好。

泡脚时，可以在水中加入艾叶。艾叶具有温经散寒的作用，能驱除新妈妈体内的寒邪，与此同时还能够调经活血，促进产后瘀血的排除。

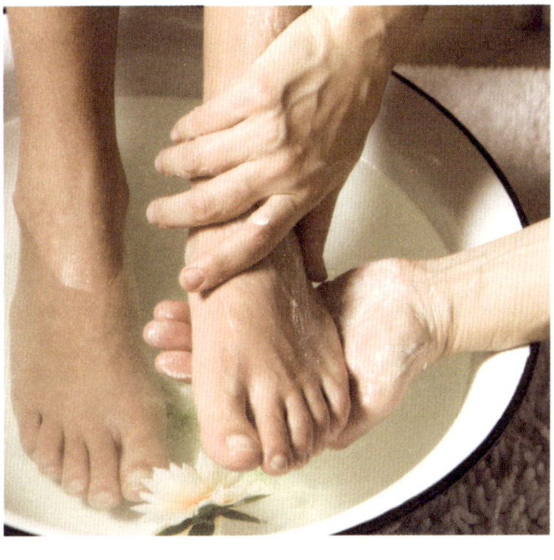

顺产妈妈：多吃些促进食欲的食物

新妈妈产后可能会上火，进而影响食欲，所以产后应该多吃些促进食欲的食物，促进身体的恢复。

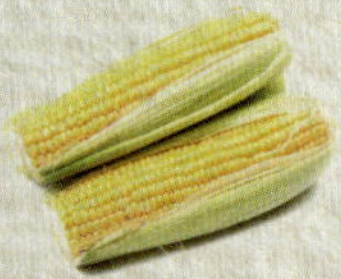

玉米

调中开胃、增进食欲

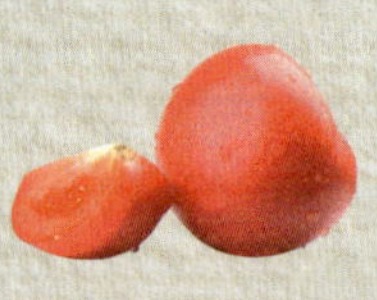

番茄

开胃、促消化

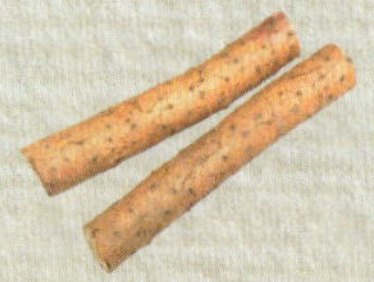

山药

健脾益肺

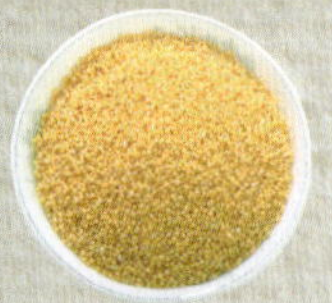

小米

补益脾胃、滋阴养血

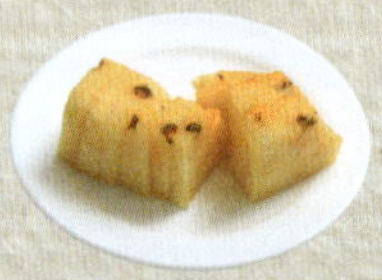

菠萝

消暑解渴、消食止泻

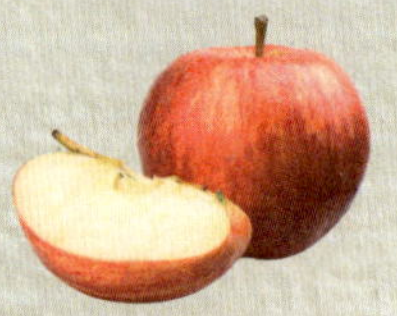

苹果

促进食欲

不要过多食用营养保健品

新妈妈经过分娩，伤了元气，经过几天的调整，身体还没有完全恢复，若此时用营养保健品来给新妈妈补身体，是错误的。因为保健品一般滋补性较强，且含有多种添加剂，新妈妈身体虚弱，容易虚不受补，吃多了不利于身体恢复。所以，月子里新妈妈最好以天然食物为主，尽量少食用各种营养保健品。

尤其注意保护腰背和防寒保暖

事实证明，顺产妈妈的身体会比剖宫产妈妈恢复得快一些。值得注意的是，顺产妈妈会耗费很多体力和精力照顾宝宝，从而比较容易出现腰酸背痛的情况，也比较容易遭受风寒的侵袭。

因此，顺产妈妈月子里一定不要太过劳累，照顾宝宝的事情让家人多分担，以免腰背酸痛；还要注意防寒保暖，哪怕是在夏天，待在空调房里也要时刻注意添加衣物。

剖宫产妈妈：多吃含铁的食物

多吃富含铁、维生素 C 的食物

剖宫产的新妈妈失血较多，容易患上产后贫血，因此需要多进食含铁丰富的食物。食物中铁的存在形式一般有两种：血红素铁和非血红素铁。

身体能很好吸收的是血红素铁，它主要存在于动物组织中，如牛肉、猪瘦肉、肝、肾、蛋黄等；身体不能很好吸收的是非血红素铁，它主要存在于植物性食物中，如谷类、豆类、西蓝花、木耳等。

因此，剖宫产妈妈应适量补充维生素 C，多吃富含维生素 C 的食物，以促进铁的吸收。

剖宫产妈妈如何不留下又丑又硬的瘢痕

剖宫产后留下的伤口痕迹就是瘢痕，刚开始瘢痕会有红、肿、痛、痒等反应，如果养护得好，3 ~ 6 个月之后，瘢痕会慢慢变平，颜色变淡，最后变得不明显。那么该怎样养护呢？

1. 术后要保持伤口清洁，避免感染，术后一个月避免做剧烈运动，也不要过度伸展或侧屈，以减少腹壁的张力。

2. 当瘢痕开始增生时，会出现痛痒感，特别是在夏天大量出汗时，痒感会加重，但一定不要用手抓，可在医生指导下涂抹一些外用药物止痒，如氟轻松、地塞米松等。

3. 刀口结痂后不要过早地去揭它，最好让其自行脱落。另外，由于新生皮肤受到紫外线刺激后容易使黑色素沉着，因此，应避免阳光照射。

4. 在饮食上要注意加强营养，多吃新鲜蔬菜、水果、蛋、奶、瘦肉等富含维生素 C、维生素 E 和人体必需氨基酸的食物，以促进血液循环、改善表皮代谢功能，忌吃辛辣刺激的食物。

金牌月嫂告诉你

排便不要太用力，避免撕裂伤口

术后新妈妈很容易出现排便困难的情况，再加上上火，排便就更吃力，这时千万不要太用力，否则会导致伤口撕裂。可以用些开塞露、香油等润滑肛门，促进粪便排出。平时适当增加富含膳食纤维和水分的食物。

重视夜间喂奶

* 新妈妈需要注意的事情

夜间喂奶别迷糊，坐起来

宝宝刚出生可能含不住乳头，这时新妈妈可以让宝宝的头部尽量往乳房上方靠一靠，让宝宝的鼻子和乳房有一定的距离，这样可以避免压到宝宝的鼻子而影响其呼吸。夜间喂奶时，新妈妈躺着喂奶容易挡住宝宝的鼻孔，所以最好坐着抱起宝宝喂奶，让宝宝仰着头，下颌紧贴乳房，前额和鼻子离乳房远一些。

夜间新妈妈的身体处于休息状态，而泌乳素却在夜间分泌旺盛，经常喂奶，可以刺激母乳的分泌，也可有效预防乳腺炎的发生。

一个人的钙两个人用，新妈妈要多喝牛奶和酸奶，并多吃高钙食物

乳汁中的钙含量相对稳定，为保证乳汁中的钙含量，新妈妈每天需要提供 300 毫克的钙，而一旦体内的钙质不足，就要动用母体骨骼中的钙，因此新妈妈要增加钙的摄入量，才能满足自身和宝宝的需求。

牛奶是最好的补钙食物，月子期的新妈妈每天一杯热牛奶是很好的习惯。酸奶也是补钙的佳品，而且还有润肠通便的效果，能防止便秘。此外，还可以多摄入一些豆制品、虾皮等高钙食物来补充。

哺乳期完美补钙

- 500 毫克钙
  - 每天 250 毫升牛奶
  - 150 毫升酸奶
  - 豆类、豆腐、鸡蛋、绿色蔬菜
- 补充维生素 D 或经常晒太阳（隔窗晒太阳无效）
  - 建议新妈妈在阳光好、无风的日子，到阳台、花园里晒晒太阳。如果实在没办法晒太阳，则应每天补充维生素 D。

金牌月嫂告诉你

促进补钙的几个小妙招

- 加热牛奶时应不断搅动，以免牛奶中磷酸钙沉积在锅底浪费掉。
- 熬骨头汤时加点醋，有利于骨质中的钙释出。
- 菠菜等富含草酸的食物容易影响钙的吸收，将其与含钙高的豆腐同食时，事先入沸水中焯烫一下即可避免。

✻ 顺产妈妈：注意清洗会阴

侧切妈妈会阴缝合部位愈合

此时，侧切妈妈的会阴缝合部位基本愈合，子宫缩小到拳头大小，大概 2 周会完全愈合。愈合慢的，需要 1 个月左右才能完全恢复。愈合前切忌用力，如提重物、下蹲等，也应避免性生活。

有些恢复状况比较好的新妈妈，伤口已经没有疼痛感了，只是稍微会有些胀。不过大部分新妈妈可能还是会疼，这和个人体质有关，不用太过担心。

可以用盆清洗会阴，时间控制在 5 分钟为宜

到了产后第 7 天，新妈妈的宫颈口已经闭合，可以用盆清洗会阴，但也要注意水温和时间的控制。一般来说，水温应控制在 37 ~ 42℃，时间控制在 5 分钟为宜，不宜太长，以免导致会阴部疼痛，不利于伤口的恢复。

夜间喂奶谨防感冒

很多新妈妈和宝宝夜间哺乳时容易感冒，其实只要多留心，是可以避免的。新妈妈在较冷的天气喂奶时，要披上外套，可以先让爸爸关上窗户，准备一条较厚的毛毯。喂奶时，新妈妈要用毛毯裹好宝宝，不要让宝宝的手脚伸出；喂奶后，不要过早将宝宝放入被窝，避免骤冷骤热增加感冒的概率。

给宝宝选择一个舒服的睡袋

新生宝宝夜间睡觉可能会踢被子，而宝宝代谢旺盛，出汗较多，不适合穿太厚的衣服，这时可以给宝宝准备一个睡袋。

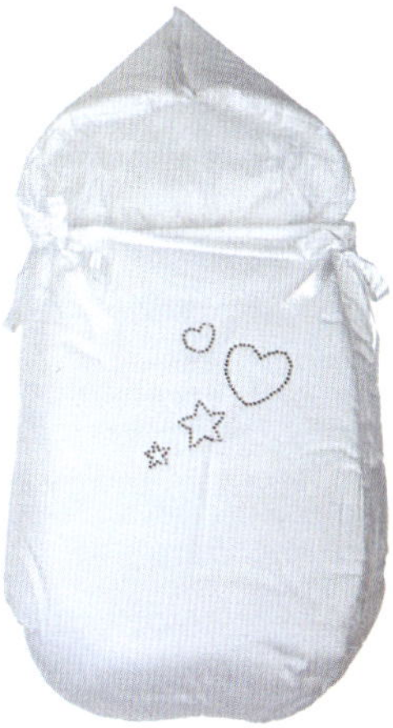

饮食均衡胜过大补

很多新妈妈这时食欲有所增加，就大肆地吃喝，只要自己喜欢就疯狂地吃。殊不知，不挑食、不偏食比大补更重要。因为产后新妈妈和宝宝均需要均衡的饮食，讲究粗细搭配、荤素搭配，这样既可以保证各种营养的摄取，还能提高食物的营养价值，有利于新妈妈身体的恢复。

金牌月嫂告诉你

喝汤的时候别忘了吃肉

鸡汤、鱼汤、排骨汤含有易于人体吸收的蛋白质、维生素、矿物质，而且味道鲜美，可刺激胃液分泌，提高食欲、促进泌乳，还能补虚补血。可许多人认为营养都在汤里，所以只喝汤不吃肉，其实肉比汤的营养要丰富得多，新妈妈在喝汤的时候也一定要吃肉。

* 剖宫产妈妈：可以出院了

仔细检查母婴出院物品，以免遗漏

正常情况下，今天剖宫产妈妈就可以出院了。为避免出院时手忙脚乱，家人应该一早起来就检查一下接母婴出院的物品，这些物品多是分娩住院前就准备好了。为了避免遗漏，最好事先记录下来，更为保险。

剖宫产妈妈不需要担心拆线问题

现在剖宫产多是选择可吸收的线缝合，所以是不需要拆线的。由于伤口愈合产生新的结缔组织，会出现伤口瘙痒的情况，这时千万不要搔抓、不要用衣服摩擦、不要用热水烫洗伤口，以免加重瘙痒感或导致伤口感染，以致延缓伤口愈合。新妈妈可以用看书、听音乐等方式转移一下自己的注意力，来缓解伤口的瘙痒感。

哺乳内衣的选择

哺乳内衣专为哺喂母乳的新妈妈所设计，减少喂母乳时必须穿脱内衣的麻烦。购买时，要选择柔软的纯棉材质，尺寸合适的款式。宜购买 2 ~ 3 件内衣，以便换洗。

选对哺乳内衣

纯棉乳罩	可以防止化纤织品的纤维尘粒进入乳腺管，避免由此导致的乳汁分泌、排泄障碍。
尺寸合适	戴过于宽松的内衣，乳房可能会出现下垂的情况；过紧则会阻碍血液循环，易致乳腺管不畅。
选择浅色	浅色不易褪色，容易观察乳汁情况等。

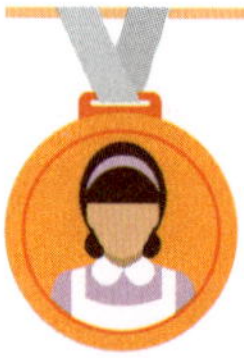

金牌月嫂告诉你

出院了，还是要多注意休息

月子期间，新妈妈要经常给宝宝喂奶，很少能睡个安稳觉，那么就要在宝宝睡觉的时间里尽量躺下来休息，照料宝宝的任务可以让家人帮助分担一些。

美味佳肴，吃出幸福感

顺产妈妈 7 天幸福餐

Day 1 营养菜谱推荐

小米粥……………………健脾开胃、促进睡眠
多彩蔬菜羹………………提高抵抗力、促进恢复
蛋花汤……………………补水、补气
红枣桂圆粥………………滋补气血
糖水煮荷包蛋……………补血、恢复体力

8:00 早餐

小米粥

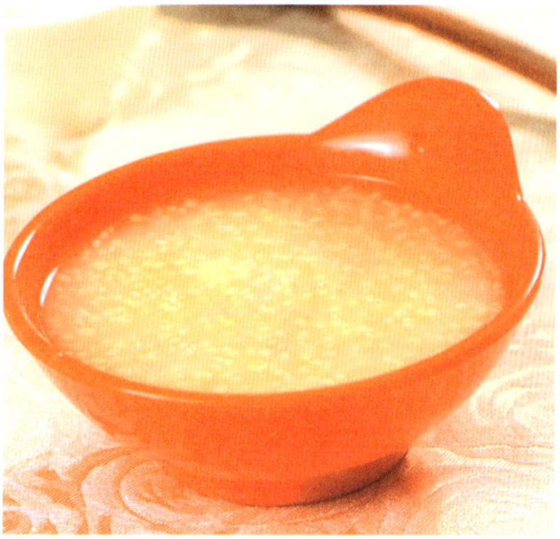

材料 小米 100 克。

做法

1. 将小米淘洗干净。
2. 锅置火上，倒入适量清水烧开，放小米大火煮沸，再转小火，煮至小米开花即可。

12:00 午餐

多彩蔬菜羹

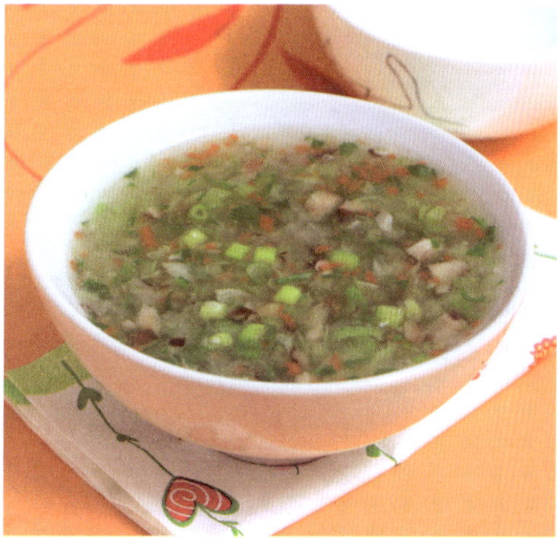

材料 大白菜 100 克，胡萝卜 50 克，油菜 100 克，鲜香菇 3 朵。

调料 葱末 3 克，盐 1 克，水淀粉、植物油各适量。

做法

1. 大白菜、油菜、胡萝卜择洗干净，切末；鲜香菇洗净，去蒂，焯熟，捞出，切末。
2. 油烧至七成热，炒香葱末，放入胡萝卜末略炒后倒入适量清水，煮至八分熟，放大白菜末和油菜末煮至断生，加香菇末，用盐调味，用水淀粉勾薄芡即可。

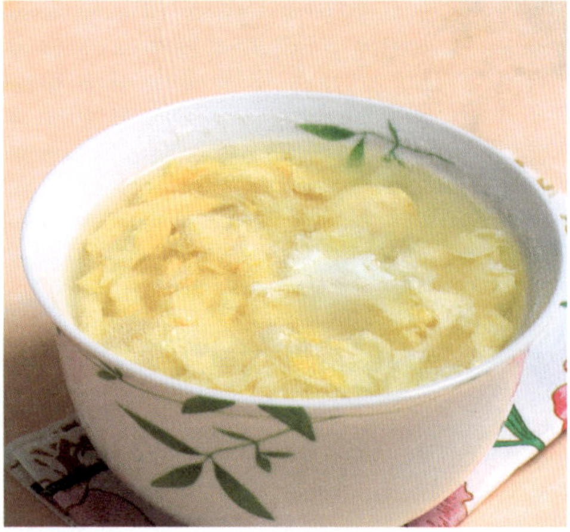

15:00
加餐

蛋花汤

材料 鸡蛋1个。

调料 盐1克。

做法

1. 鸡蛋打入碗中，加盐搅匀。
2. 锅置火上，放适量清水煮开，放入鸡蛋液，煮开即可。

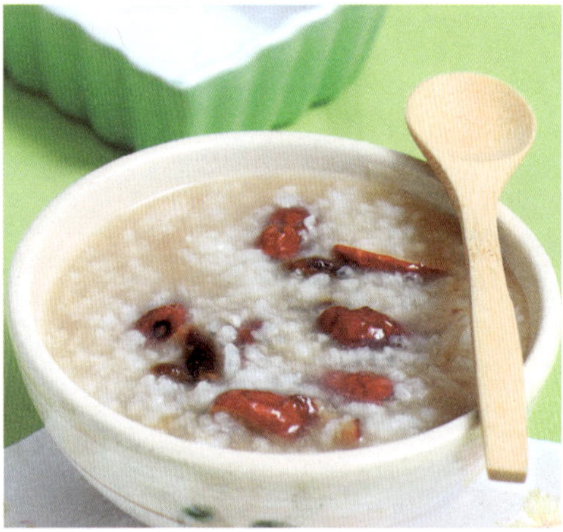

18:00
晚餐

红枣桂圆粥

材料 桂圆20克，红枣8枚，糯米100克。

调料 红糖5克。

做法

1. 糯米淘洗干净，用冷水浸泡2小时；桂圆去皮、子，洗净；红枣洗净，去核。
2. 锅置火上，加入适量冷水煮沸，加入糯米、红枣、桂圆，用大火煮沸，再用小火慢煮成粥，加入适量红糖即可。

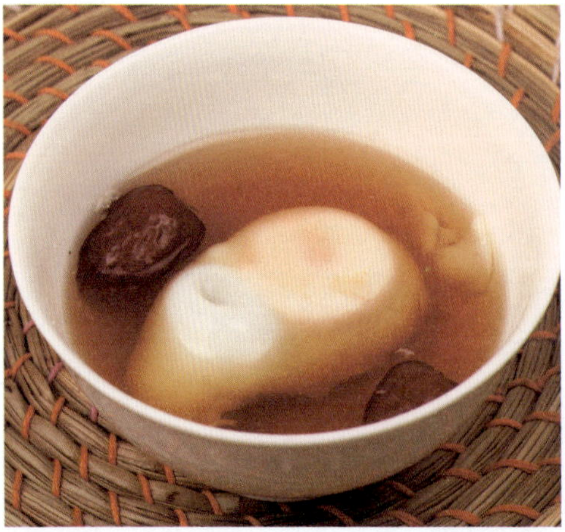

21:00
加餐

糖水煮荷包蛋

材料 鸡蛋1个，红糖20克，红枣2枚。

做法

1. 红枣洗净，去核。
2. 锅置火上，放入适量清水和红糖、红枣，打入鸡蛋，煮约10分钟即可。

Day 2

营养菜谱推荐

8:00
早餐

疙瘩汤

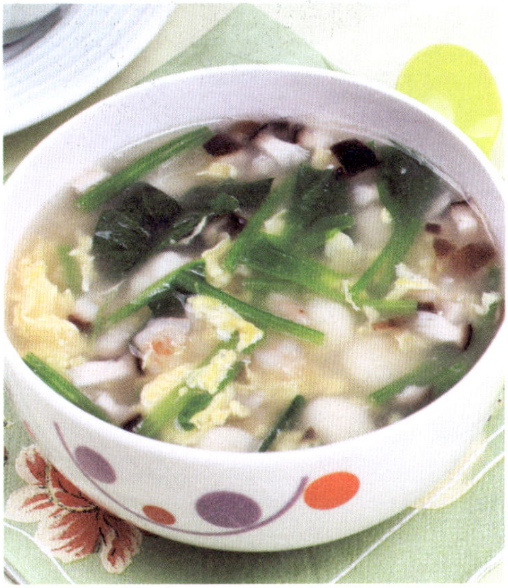

材料 面粉 50 克，鲜香菇 30 克，鸡蛋 1 个，虾仁、菠菜各 20 克。

调料 盐 1 克，香油少许，高汤适量。

做法

1. 虾仁洗净，切碎；鲜香菇洗净，切丁；蛋清加水倒入面粉中，用筷子搅拌成面球；蛋黄打散；菠菜洗净，焯水，切段。
2. 锅中放高汤、虾仁碎、面球煮熟，加蛋黄液、香菇丁、菠菜段煮熟，再加盐、香油即可。

12:00
午餐

香菇胡萝卜面

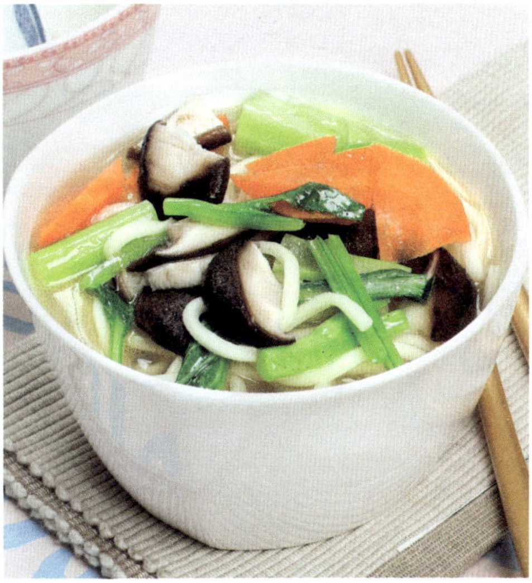

材料 拉面 150 克，鲜香菇、胡萝卜各 30 克，菜心 100 克。

调料 盐 1 克，葱花少许，植物油适量。

做法

1. 菜心洗净，切断；香菇、胡萝卜洗净，切片。
2. 锅内倒油烧热，爆香葱花，加足量清水大火烧开，放入拉面煮至软烂，加入香菇片、胡萝卜片和菜心段略煮，加盐调味即可。

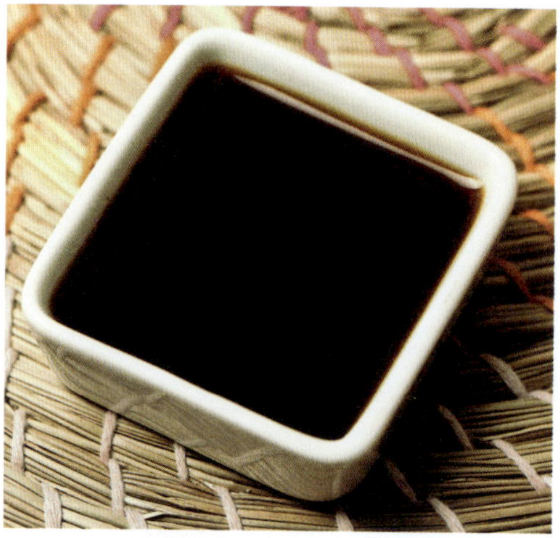

15:00
加餐

生化汤

材料 当归20克，川芎15克，炮姜、炙甘草各1克，桃仁（去皮、尖）10克。

调料 黄酒少许。

做法

将桃仁敲碎后与当归、川芎、炙甘草、炮姜一起放入锅中，加入黄酒和水（以没过药材为宜），煎成一碗。每天正餐前空腹喝50克（生化汤最好按医嘱服用）。

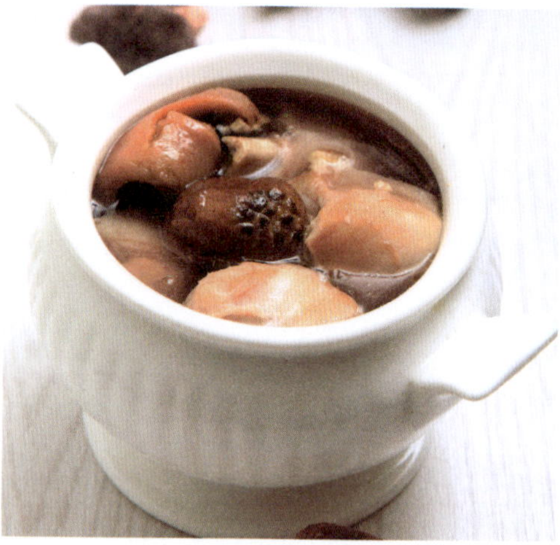

18:00
晚餐

红菇炖蒸鸡

材料 净土鸡300克，干红菇15克。

调料 姜片8克，盐2克。

做法

1. 净土鸡洗净，切小块，放入开水中焯去血水，然后放入锅中，加入适量清水和姜片，上锅蒸30分钟。
2. 干红菇去蒂，用水泡发，洗净，然后放入炖鸡锅中，继续蒸炖10分钟，加盐调味即可。

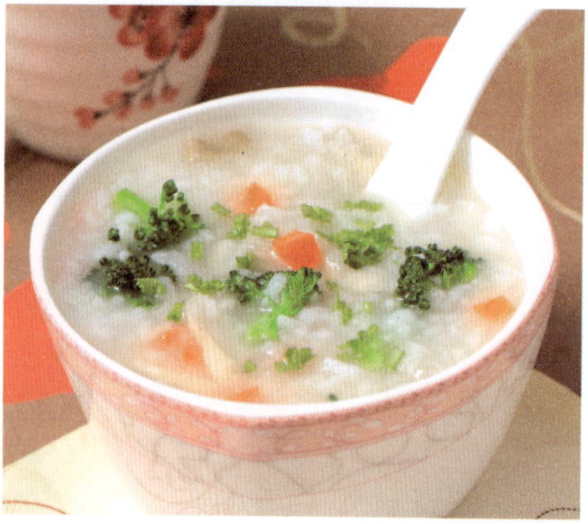

21:00
加餐

田园蔬菜粥

材料 大米100克，西蓝花、胡萝卜、蘑菇各40克。

调料 香菜末、盐各适量。

做法

1. 西蓝花洗净，掰小朵；胡萝卜去皮，洗净，切丁；蘑菇去蒂，洗净，切丁。
2. 大米放入锅中，加适量清水，煮至快熟时，下入胡萝卜丁、蘑菇丁煮至熟烂，倒入西蓝花煮3分钟，加盐、香菜末拌匀即可。

Day 3
营养菜谱推荐

8:00
早餐

红枣莲子粥

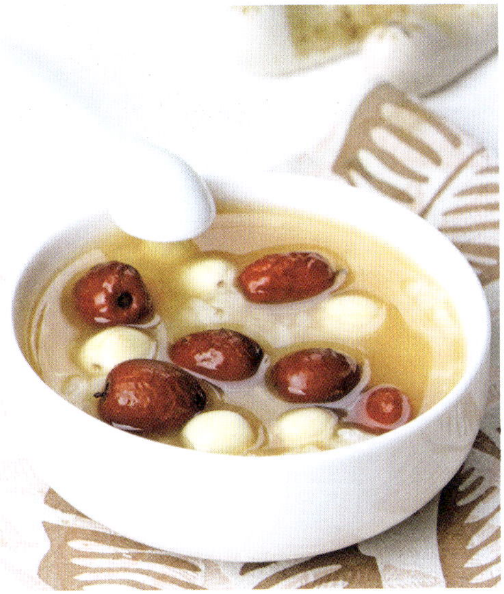

材料　大米 70 克，红枣 6 枚，莲子 10 克。

做法

1. 大米洗净；红枣、莲子洗净，红枣去核，莲子去心。
2. 锅内倒水烧开，加大米、红枣和莲子烧沸，待所有食材煮熟即可。

12:00
午餐

红薯玉米面糊

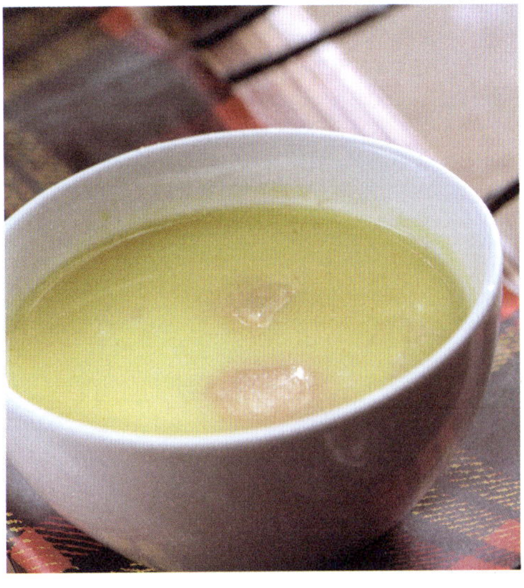

材料　红薯 80 克，玉米面 100 克。

做法

1. 红薯去皮，洗净，切块，放入锅中，加适量水大火煮沸，转小火熬煮。
2. 玉米面中加少量清水，搅匀后倒入煮熟的红薯汤中，待汤浓稠煮沸即可。

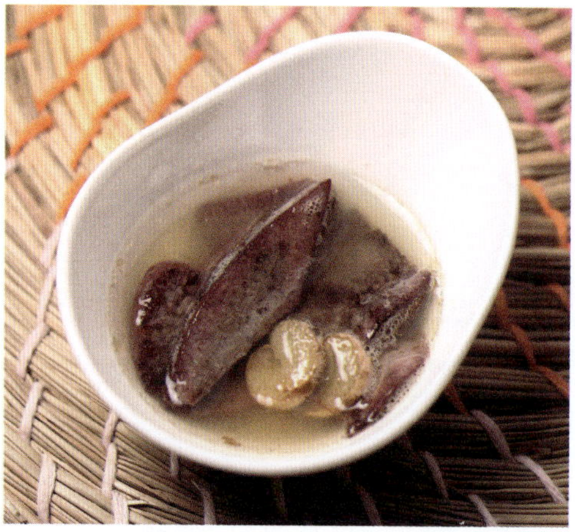

麻油猪肝

15:00 加餐

材料 猪肝 100 克，黑芝麻油 30 克。

调料 姜片 5 克，米酒少许。

做法

1. 猪肝洗净，切片。
2. 锅内倒黑芝麻油烧热，放入姜片，转小火爆香至姜片发皱；再转大火，放入猪肝片炒至变色。
3. 最后放入米酒煮开关火，趁热食用。

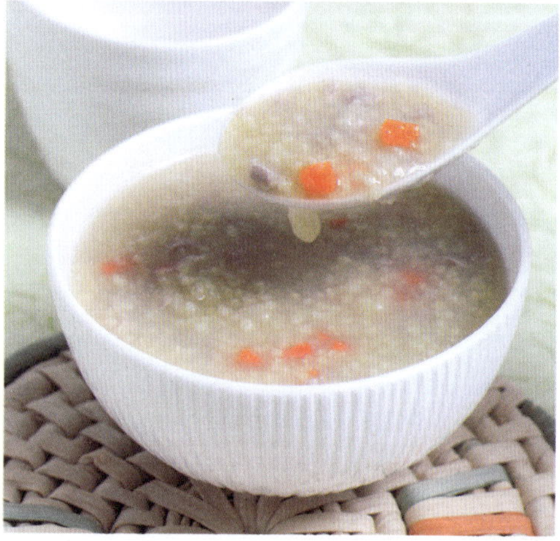

牛肉小米粥

18:00 晚餐

材料 小米 100 克，牛瘦肉 50 克，胡萝卜 20 克。

调料 姜末 5 克，盐 1 克。

做法

1. 小米洗净；牛瘦肉洗净，切碎；胡萝卜去皮，洗净，切小丁。
2. 锅置火上，加适量清水烧沸，放入小米、牛肉碎、胡萝卜丁，大火煮沸后转小火煮至小米开花，加入姜末，再加盐调味即可。

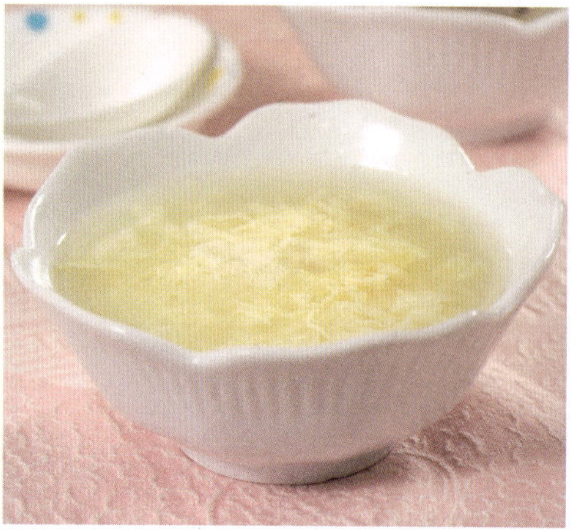

米酒蛋花汤

21:00 加餐

材料 米酒 150 克，鸡蛋 1 个。

调料 白糖 5 克。

做法

1. 鸡蛋打散，搅匀成蛋液。
2. 锅中倒入米酒和适量清水，大火烧开，倒入蛋液，快速搅拌至煮开，加白糖调味即可。

Day4

营养菜谱推荐

花生红枣蛋花粥……………补血、补充体力
木瓜鲫鱼汤………………………补虚、下乳
红豆百合莲子汤……………缓解水肿
山药木耳炒莴笋……………促进排便
花生鸡脚汤………………………催乳、美容

8:00
早餐

花生红枣蛋花粥

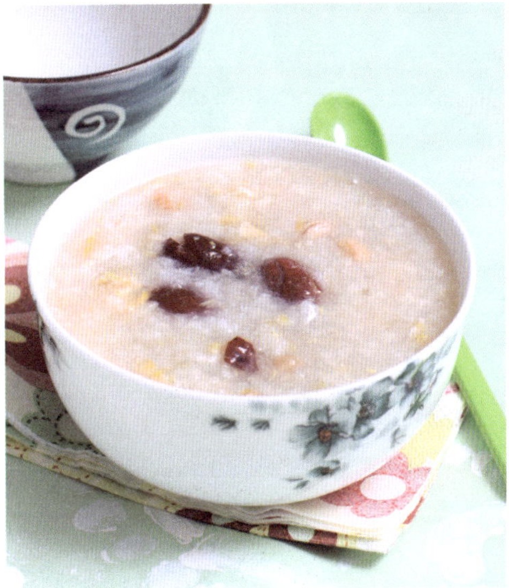

材料 糯米60克，大米40克，花生米25克，红枣4枚，鸡蛋1个。

调料 蜂蜜适量。

做法

1. 花生米去皮，糯米洗净，分别用水浸泡4小时；红枣洗净，去核；大米洗净；鸡蛋搅成蛋液。
2. 水烧开，放入花生米、糯米、大米，煮20分钟，放红枣继续煮15分钟，将蛋液浇入粥中，粥温凉后调入蜂蜜即可。

12:00
午餐

木瓜鲫鱼汤

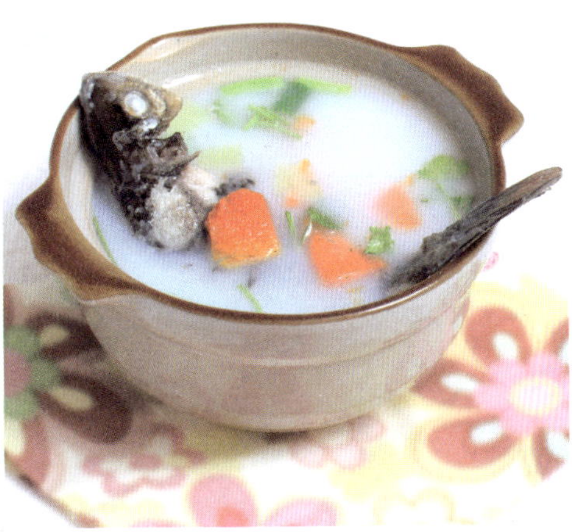

材料 木瓜250克，鲫鱼300克。

调料 盐2克，植物油各适量，葱段、姜片各5克，香菜段3克。

做法

1. 将木瓜去皮、子，洗净，切片；鲫鱼除去鳃、鳞、内脏，洗净。
2. 油烧热，放入鲫鱼煎至两面金黄，盛出。将煎好的鲫鱼、木瓜片放入汤煲内，加入葱段、姜片，倒入适量水，大火烧开后，转小火煲40分钟，加入盐调味，撒入香菜段即可。

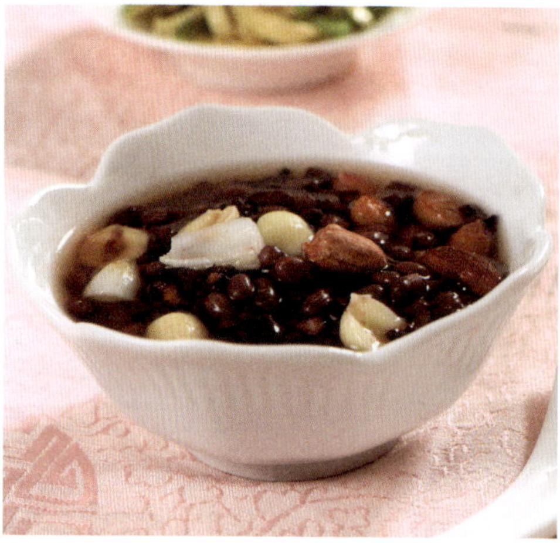

15:00
加餐

红豆百合莲子汤

材料 红豆 30 克，莲子（去心）、百合各 10 克，花生 5 克，陈皮 2 克。

调料 冰糖少许。

做法

1. 红豆、莲子和花生分别洗净，浸泡 2 小时；百合泡发，洗净；陈皮洗净。
2. 锅中倒水，放入红豆煮约 30 分钟，放入莲子、花生、陈皮煮约 40 分钟，加百合继续煮约 10 分钟，加冰糖煮至化开，搅匀即可。

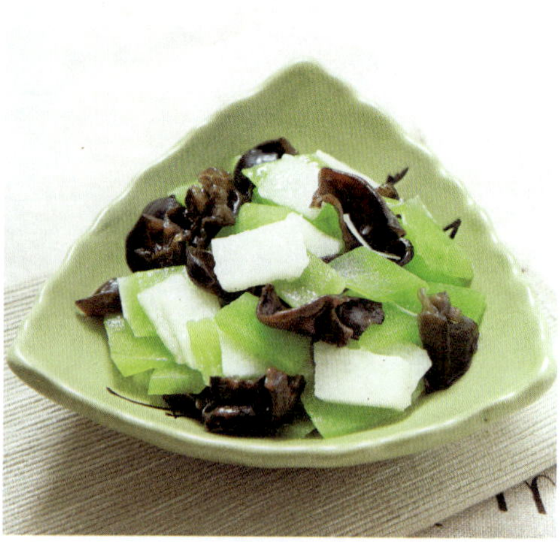

18:00
晚餐

山药木耳炒莴笋

材料 莴笋 200 克，山药、水发木耳各 50 克。

调料 醋、葱丝各 3 克，盐 2 克，植物油适量。

做法

1. 莴笋去叶和皮，切片；木耳洗净，撕小朵；山药去皮洗净，切片；山药片和木耳分别焯烫捞出。
2. 锅内倒油烧热，爆香葱丝，倒入莴笋片、木耳、山药片炒熟，放盐、醋调味即可。

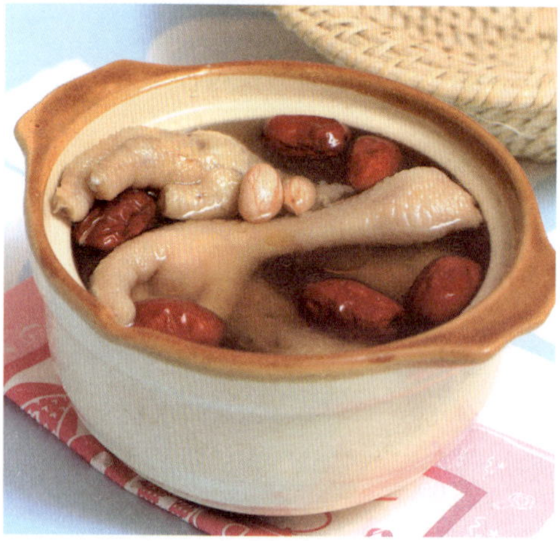

21:00
加餐

花生鸡脚汤

材料 鸡脚 5 只，花生 50 克，红枣 6 枚。

调料 盐 2 克，香油适量。

做法

1. 鸡脚洗净，切去爪尖，用沸水焯烫；花生、红枣洗净，用清水浸泡。
2. 砂锅置火上，倒入适量清水，放入鸡脚、花生、红枣，大火煮开后转小火炖 1 小时，加盐调味，淋入香油即可。

Day 5 营养菜谱推荐

8:00 早餐

南瓜红米粥

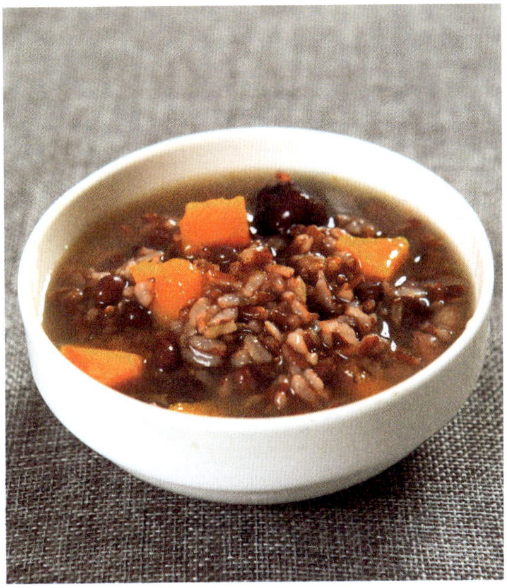

材料 红米 50 克，南瓜 100 克，红枣 5 枚，红豆 40 克。

做法

1. 红米、红豆洗净后用水浸泡 4 小时；南瓜去皮、去瓤，洗净，切小块；红枣洗净，去核。
2. 锅内加适量清水烧开，加入红米、红豆大火煮开后转小火煮 40 分钟，加入红枣、南瓜块，煮至米烂豆软即可。

12:00 午餐

鲫鱼豆腐汤

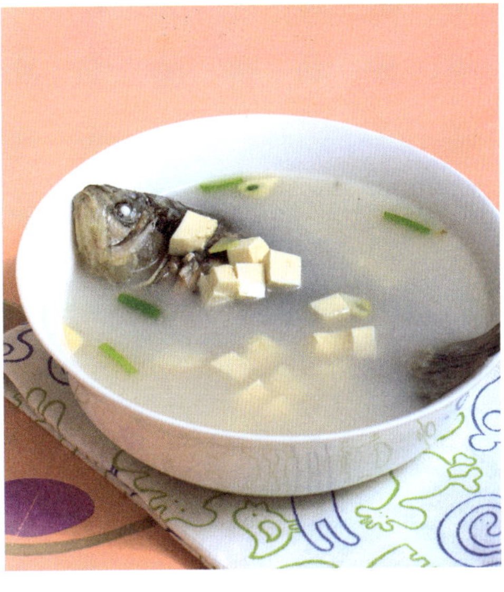

材料 鲫鱼 1 条，豆腐 100 克。

调料 盐 2 克，姜片、葱段、蒜片各 5 克。

做法

1. 鲫鱼处理干净，洗净，在鱼身两边各划花刀，分别用盐涂抹均匀；豆腐洗净，切小块。
2. 油烧热，放入鲫鱼，煎至两面金黄，倒入水，放入葱段、姜片、蒜片，转大火烧开，待汤汁变白时加入豆腐块，小火慢炖至汤汁浓稠，加盐再炖 3 分钟即可。

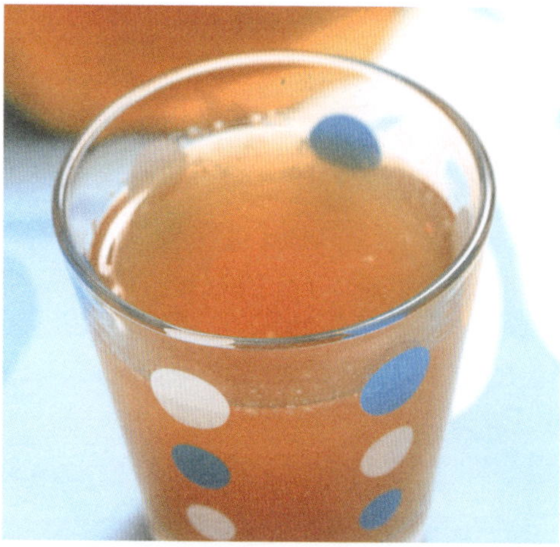

15:00
加餐

苹果汁

材料 苹果 250 克。

做法

1. 苹果洗净，去皮、去核，切小块。
2. 将苹果块放入榨汁机中，加入适量饮用水，搅打均匀即可。食用时可稍烫温。

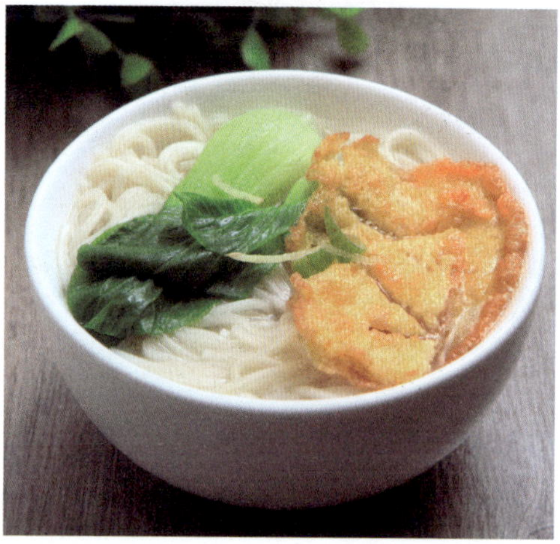

18:00
晚餐

鸡蛋面线

材料 面线 100 克，鸡蛋 1 个，油菜 80 克。

调料 盐 1 克，葱花、姜丝各 5 克，植物油适量。

做法

1. 油菜洗净；鸡蛋打散，煎至两面金黄。
2. 锅留底油，爆香葱花和姜丝，放入适量水和油菜，烧开后放入面线烧开，放入煎鸡蛋，加盐调味即可。

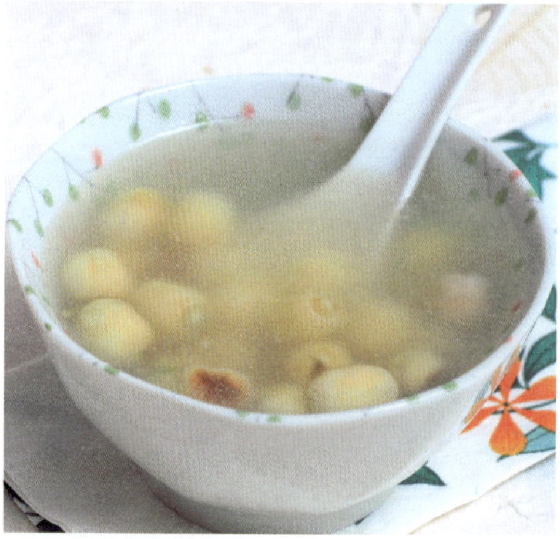

21:00
加餐

冰糖莲子羹

材料 莲子 50 克。

调料 冰糖 5 克，水淀粉适量。

做法

1. 莲子洗净，去心，放清水中浸泡半小时。
2. 锅内倒入适量清水，放入去心的莲子，大火煮开后改小火煮至莲子熟烂，加入冰糖，用小火煮至冰糖化开，搅拌均匀，用水淀粉勾芡成羹即可。

Day 6

营养菜谱推荐

滑蛋牛肉粥……………………增强免疫力、促进身体恢复
清蒸冬瓜排骨…………………消暑健胃、利水消肿
牛奶蒸蛋………………………补钙、补蛋白质
香菇瘦肉粥……………………增强免疫力
琥珀核桃………………………补脑消疲，安神助眠

8:00
早餐

滑蛋牛肉粥

材料 牛里脊肉 50 克，大米 100 克，鸡蛋 1 个。

调料 姜末、葱花、香菜各适量，盐 2 克。

做法

1. 牛里脊肉洗净，切片，加 1 克盐腌 30 分钟；大米淘净。
2. 锅置火上，加适量清水煮开，放入大米煮至将熟，将肉片下入锅中煮至变色，将鸡蛋打入锅中搅散，粥熟后加盐、葱花、姜末、香菜末即可。

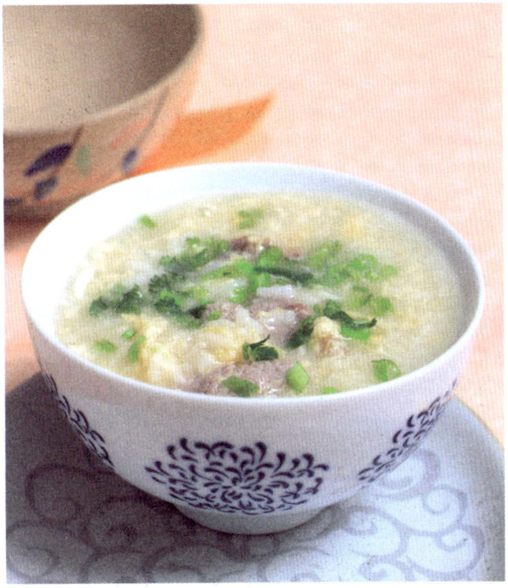

12:00
午餐

清蒸冬瓜排骨

材料 猪排骨 500 克，冬瓜 300 克。

调料 盐 2 克，姜丝、葱段各 5 克，鲜汤 20 克。

做法

1. 猪排骨洗净，剁成段，焯透；冬瓜去皮除子，洗净，切成片。
2. 鲜汤加盐烧沸，倒入装有猪排骨的碗中，加葱段、姜丝，上蒸锅蒸至排骨熟透；将冬瓜放入盛猪排骨的碗中，再蒸 5 分钟，撇去浮沫即可。

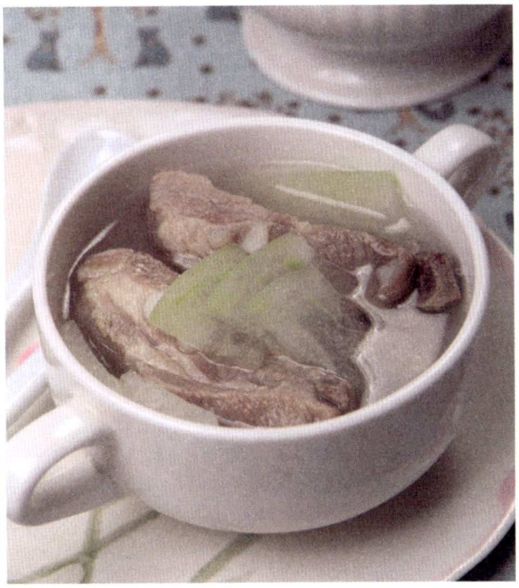

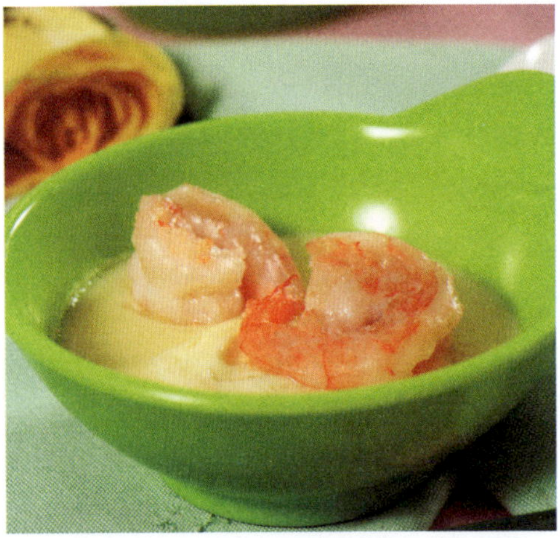

15:00
加餐

牛奶蒸蛋

材料 鸡蛋 2 个，脱脂牛奶 200 克，虾仁 2 个。

调料 香油 1 克，白糖 4 克。

做法

1. 鸡蛋打入碗中制成蛋液，加脱脂牛奶、白糖搅匀；虾仁洗净。
2. 盛有鸡蛋液的碗入蒸锅，大火蒸约 2 分钟，此时蛋羹已略成形，将虾仁摆放在上，续蒸 5 分钟，出锅淋入香油即可。

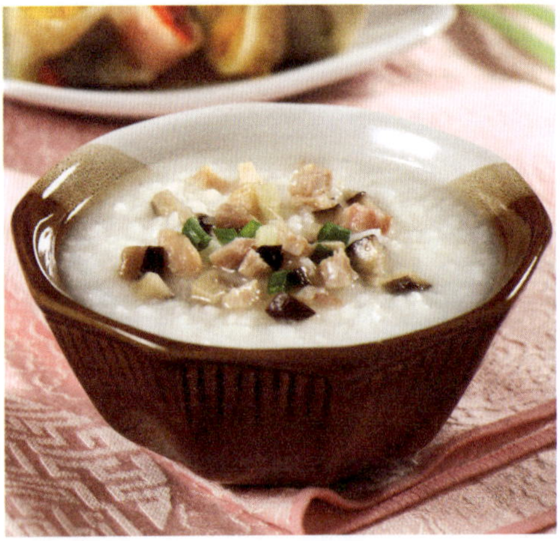

18:00
晚餐

香菇瘦肉粥

材料 大米、猪瘦肉各 50 克，鲜香菇 3 朵。

调料 葱花 2 克，盐 1 克。

做法

1. 香菇洗净，去蒂，切丁；猪瘦肉洗净，切丁，用盐腌渍 10 分钟；大米淘洗干净，待用。
2. 锅内加入清水、大米，大火煮沸后，加入猪瘦肉丁、香菇丁煮沸，转小火煮 20 分钟，撒上葱花即可。

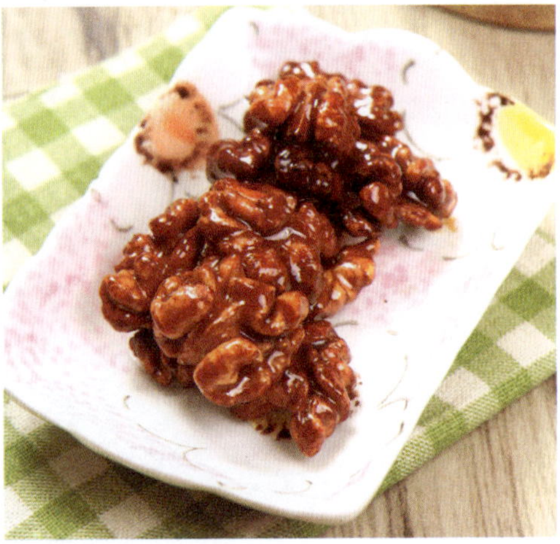

21:00
加餐

琥珀核桃

材料 核桃仁 100 克。

调料 冰糖、蜂蜜、植物油各适量。

做法

1. 锅中加少量油，放入核桃仁，不停翻炒，至核桃仁颜色变为金黄即可。
2. 另起锅，冰糖放入锅中，加少许水小火慢熬至快融化时，放少许蜂蜜，继续熬至起泡，放入核桃仁，翻炒至快干时关火盛盘。

Day 7

营养菜谱推荐

三丁豆腐羹……………………富含优质蛋白质
番茄鸡蛋面……………………促进身体恢复
皮蛋瘦肉粥……………………滋阴润燥、消除疲劳
鸡肉虾仁馄饨…………………补虚强体
糖醋胡萝卜丁…………………补充胡萝卜素

8:00
早餐

三丁豆腐羹

材料 豆腐200克，鸡胸肉、番茄、鲜豌豆各50克。

调料 盐2克，香油1克。

做法

1. 豆腐洗净，切成丁，在沸水中煮1分钟；鸡胸肉洗净，切丁；番茄洗净，去皮，切丁；鲜豌豆洗净。
2. 将豆腐丁、鸡肉丁、番茄丁、豌豆放入锅中，大火煮沸后转小火煮10分钟，加盐调味，淋上香油即可。

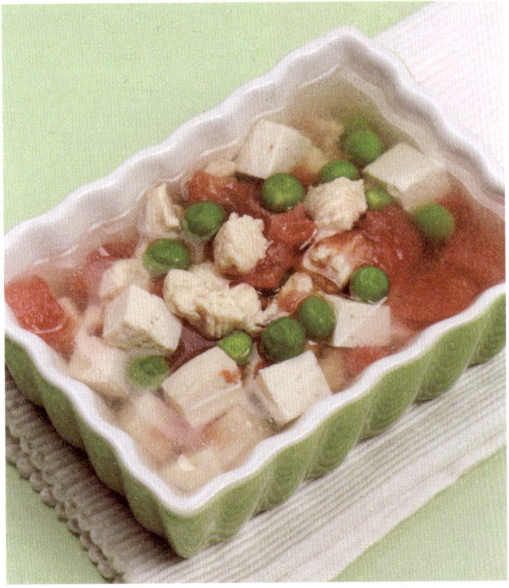

12:00
午餐

番茄鸡蛋面

材料 宽面条200克，番茄80克，鸡蛋2个。

调料 盐2克，葱花、蒜片各5克，植物油、香油各适量。

做法

1. 番茄洗净，沸水中焯烫一下，去皮，切块；鸡蛋打散；锅内倒油烧热，倒入鸡蛋液炒至两面焦黄，盛出备用。
2. 用油爆香蒜片，放入番茄块翻炒2分钟，加适量水，大火烧开，倒入宽面条煮熟，倒入鸡蛋块搅匀，加盐调味，撒上葱花，淋上香油即可。

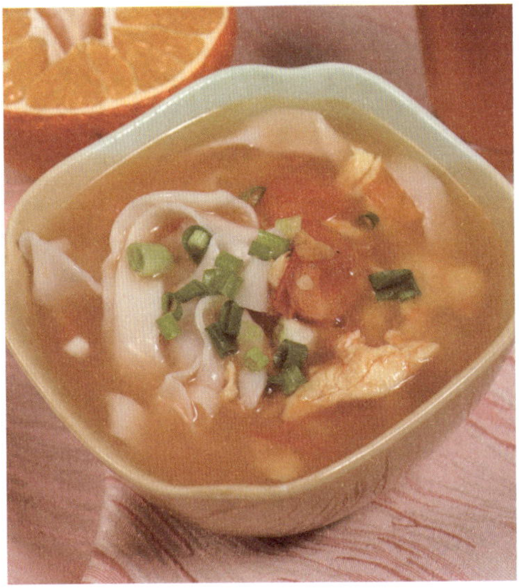

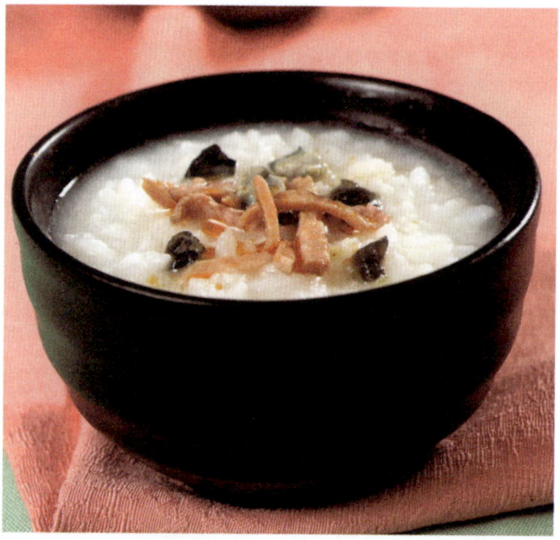

15:00
加餐

皮蛋瘦肉粥

材料 大米100克，皮蛋1个，里脊肉50克。

调料 姜丝5克，盐1克。

做法

1. 大米洗净；皮蛋去壳，切丁；里脊肉放入沸水锅中焯烫，变色后捞出，切丝。
2. 大米放入锅中，加适量清水煮成稀粥；往锅中放皮蛋丁、里脊肉丝煮熟，加姜丝、盐煮至入味即可。

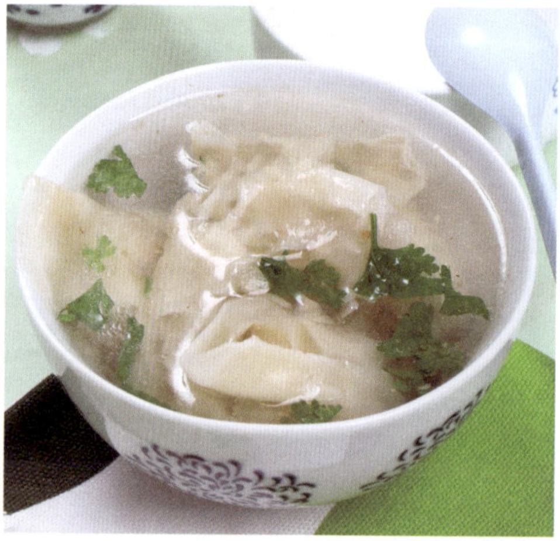

18:00
晚餐

鸡肉虾仁馄饨

材料 馄饨皮200克，鸡胸肉150克，虾仁50克。

调料 香菜末、葱末、姜末、白糖各5克，盐2克，香油、生抽各1克。

做法

1. 虾仁洗净，切丁。
2. 鸡胸肉洗净，切末，加入虾仁丁、白糖、盐顺时针搅打成糊，加葱末、姜末、生抽、香油调匀，制成馅。
3. 馄饨皮放馅，制成馄饨生坯，煮熟；加香菜末、盐调味即可。

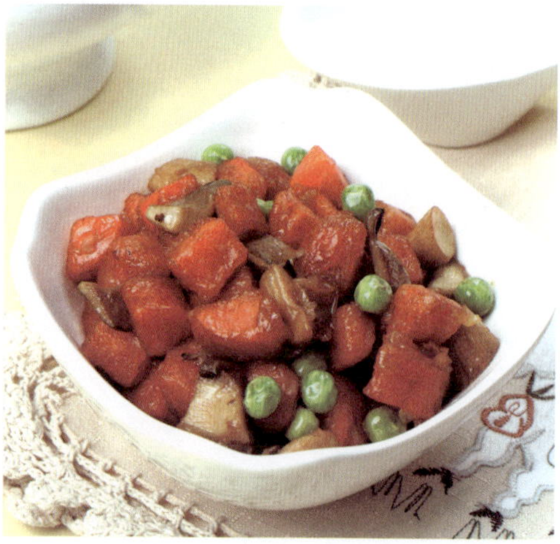

21:00
加餐

糖醋胡萝卜丁

材料 胡萝卜200克，香菇100克，鲜豌豆20克。

调料 醋、白糖、酱油、淀粉各10克，植物油适量。

做法

1. 胡萝卜洗净，切丁；香菇洗净，去蒂，切块；鲜豌豆洗净。
2. 锅中加油烧热，下胡萝卜丁、香菇块、豌豆煸炒至快熟时，淋上醋、白糖、淀粉和酱油兑成的糖醋汁即可。

剖宫产妈妈 7 天幸福餐

Day 1
营养菜谱推荐

藕粉粥……………………气血双补
花生红枣小米粥……………活血化瘀
姜糖水……………………促进身体恢复
挂面卧鸡蛋………………补充体力
三角面片…………………补充水分、利小便

8:00
早餐

藕粉粥

材料 藕粉、大米各 25 克。
调料 白糖 2 克。
做法
1. 大米洗净，放入锅中。
2. 大米煮至黏稠时，加入藕粉和白糖调匀即可。

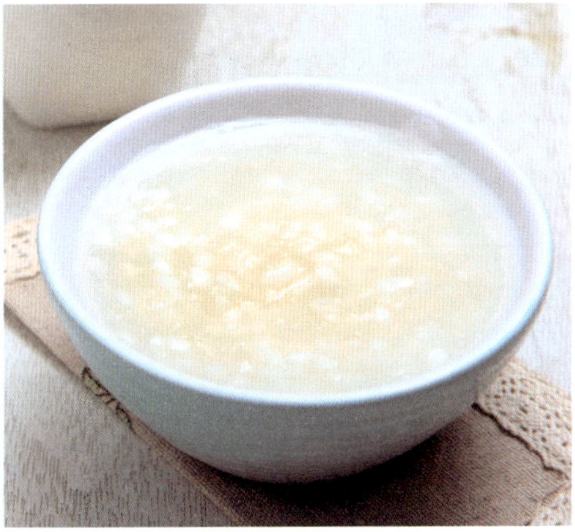

12:00
午餐

花生红枣小米粥

材料 小米、花生米各 30 克，红枣 2 枚。
调料 白糖 5 克。
做法
1. 红枣去核，洗净，剁碎；小米洗净；花生米洗净，剁碎。
2. 锅置火上，加入适量清水煮沸，加入红枣碎和花生碎，大火煮开，加入小米，煮至小米熟烂，加入白糖调匀即可。

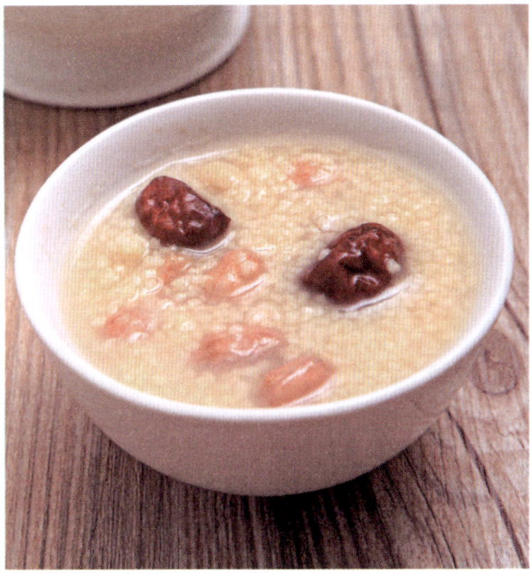

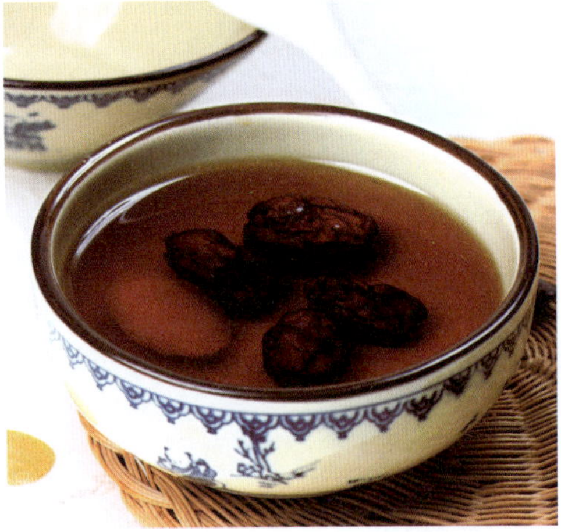

15:00
加餐

姜糖水

材料 生姜20克，红枣4枚，红糖10克。

做法

1. 红枣洗净；生姜洗净，切片。
2. 锅置火上，放入红糖、姜片、红枣和适量清水，大火烧开后转小火煎煮20分钟，盛入碗中，趁热饮用即可。

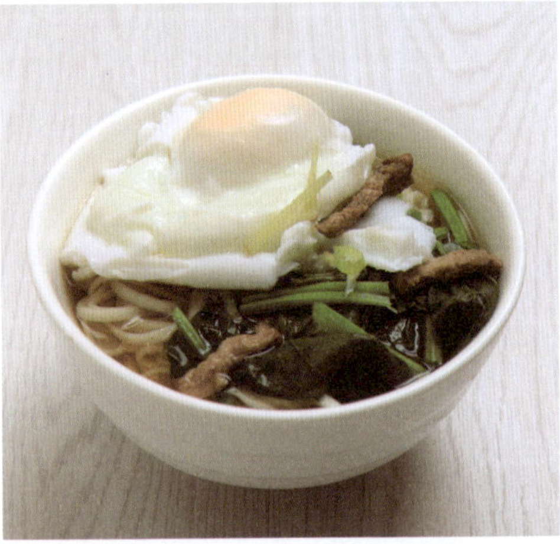

18:00
晚餐

挂面卧鸡蛋

材料 挂面80克，猪瘦肉50克，鸡蛋1个，菠菜30克。

调料 姜丝5克，酱油、香油、盐各适量。

做法

1. 猪瘦肉洗净，切丝，用酱油、盐、姜丝和香油腌渍5分钟；菠菜洗净，切段。
2. 锅内倒水烧开，下入挂面，待水将开时，将鸡蛋整个下入汤中烧开，加入肉丝和菠菜段略煮即可。

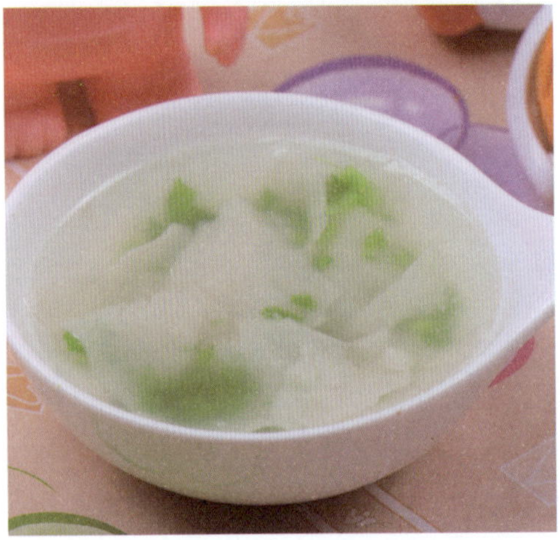

21:00
加餐

三角面片

材料 小馄饨皮50克，青菜15克，高汤100克。

调料 盐1克。

做法

1. 青菜洗净，切碎；小馄饨皮用刀拦腰切成两半，制成三角面片。
2. 锅中放高汤煮开，放入三角面片，煮开后放入青菜碎，煮至沸腾，放入盐即可。

Day 2
营养菜谱推荐

8:00
早餐

猪肝菠菜粥

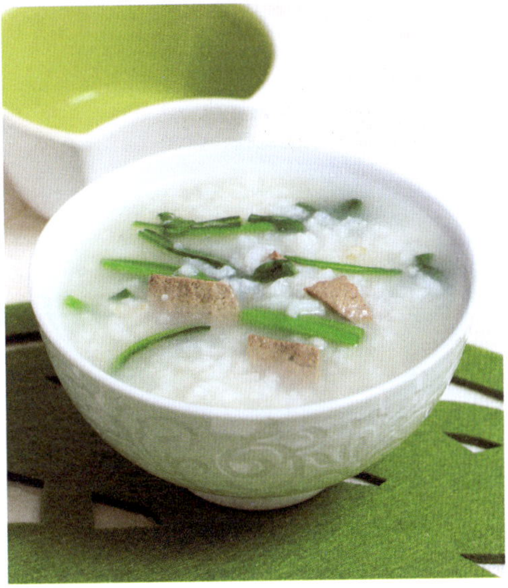

材料 大米 80 克，猪肝 50 克，菠菜 30 克。

调料 盐 1 克。

做法

1. 猪肝洗净，切片，入锅焯水，沥水；菠菜择洗干净，焯水，切段；大米洗净。
2. 锅内倒水烧开，放大米煮熟，再放猪肝煮熟后，加入菠菜稍煮片刻，加盐调味即可。

12:00
午餐

猪血大米粥

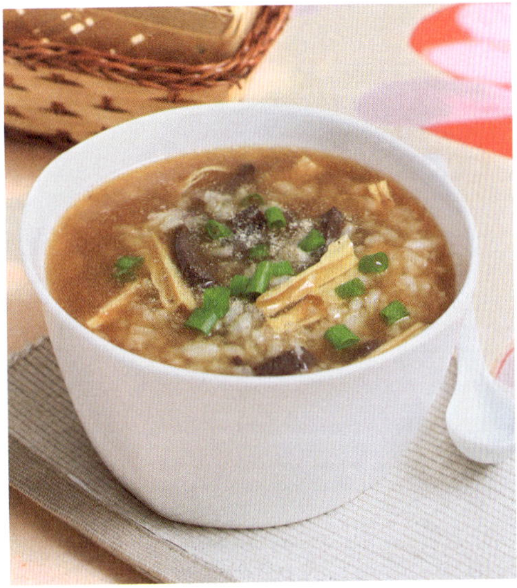

材料 大米 100 克，猪血 50 克，水发腐竹 35 克。

调料 葱花 5 克，酱油、盐各 1 克。

做法

1. 大米、猪血、腐竹分别洗净，猪血切条，腐竹切段。
2. 锅内倒水烧沸，加大米煮熟后放腐竹稍煮片刻，再放入猪血煮熟，加盐、酱油调味后，撒上葱花即可。

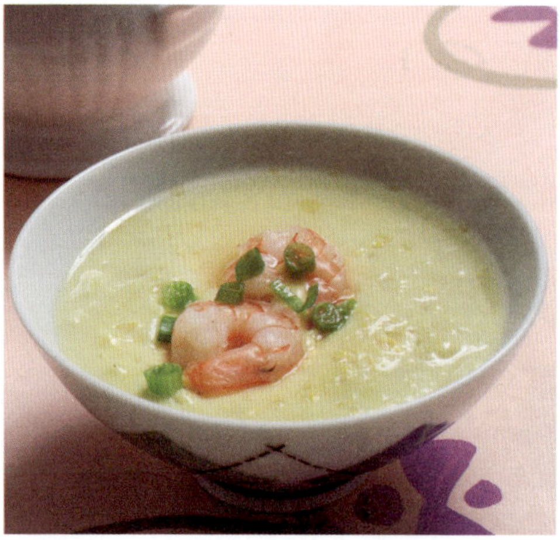

15:00
加餐

鲜虾蒸蛋

材料 鸡蛋 1 个，鲜虾 2 只。

调料 植物油适量，盐 1 克，葱末 5 克。

做法

1. 把鲜虾处理干净，取虾仁；鸡蛋打散，加入盐和温水，搅拌均匀。
2. 先在容器的内壁抹上一层植物油，然后把蛋液倒入容器，加入虾仁、葱末，隔水蒸熟即可。

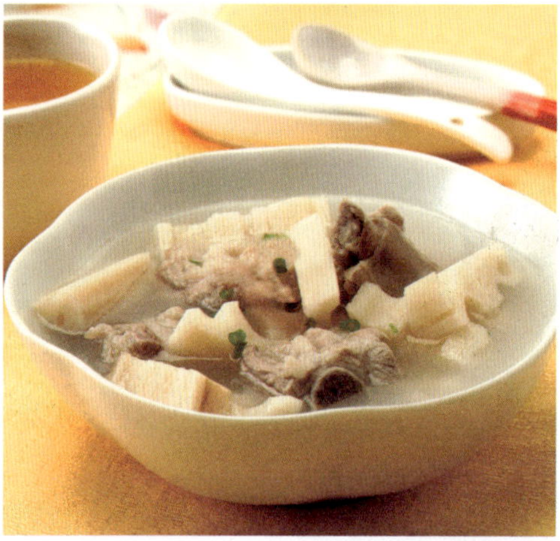

18:00
晚餐

莲藕排骨汤

材料 猪排骨 100 克，莲藕 150 克。

调料 盐 2 克，葱花、姜片各少许。

做法

1. 猪排骨洗净，切段；莲藕去皮，洗净切块。
2. 锅中注水，把猪排骨段放入锅中，待煮沸后，捞出排骨段，洗去表面血沫。
3. 锅中放入猪排骨段、莲藕块及姜片，煮 1.5 小时，加盐调味，最后撒上葱花即可。

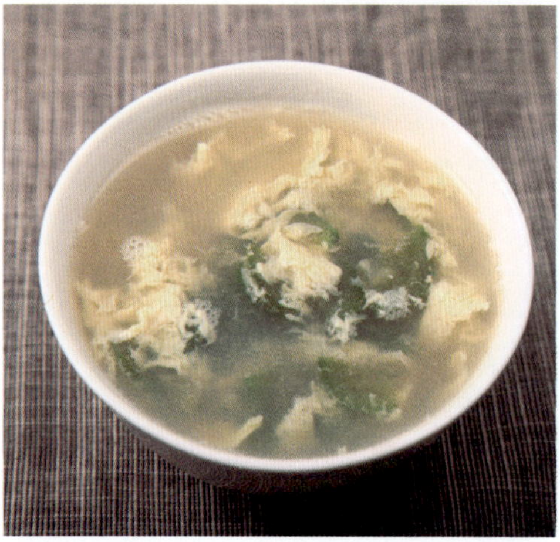

21:00
加餐

丝瓜蛋汤

材料 鸡蛋 1 个，丝瓜 30 克。

调料 盐 1 克。

做法

1. 鸡蛋打散；丝瓜洗净，去皮，切成小片。
2. 锅内倒水，放入丝瓜片煮开，再倒入鸡蛋液，出锅前加盐调味即可。

Day 3
营养菜谱推荐

鸡蛋红糖小米粥……………滋阴养血
牛奶肉末白菜汤……………补虚、健骨
鸽子汤……………………加快伤口愈合
苹果什锦饭………………开胃醒脾
益母草煮鸡蛋……………促进恶露排出

8:00
早餐

鸡蛋红糖小米粥

材料 小米 50 克，鸡蛋 2 个，红糖 10 克。

做法

1. 小米洗净；鸡蛋打散。
2. 锅中加适量清水烧开，加小米大火煮沸，转小火熬煮，待粥煮烂时加鸡蛋液搅匀，稍煮，加红糖拌匀即可。

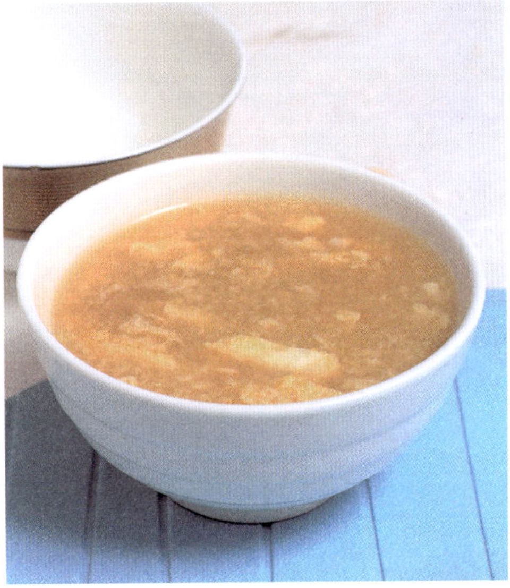

12:00
午餐

牛奶肉末白菜汤

材料 小白菜 400 克，猪瘦肉 200 克，牛奶 200 克。

调料 植物油适量，盐 2 克，酱油 5 克，淀粉 15 克，蒜蓉少许。

做法

1. 猪瘦肉洗净，切末，加入酱油、淀粉，拌匀腌渍 5 分钟；小白菜洗净，切段。
2. 锅置火上，加油烧热，放入蒜蓉爆香，倒入肉末炒散，至肉色发白。
3. 倒入适量水，水烧开后倒入牛奶，调入盐，煮沸后放入小白菜，煮 2 分钟，菜叶变软即可。

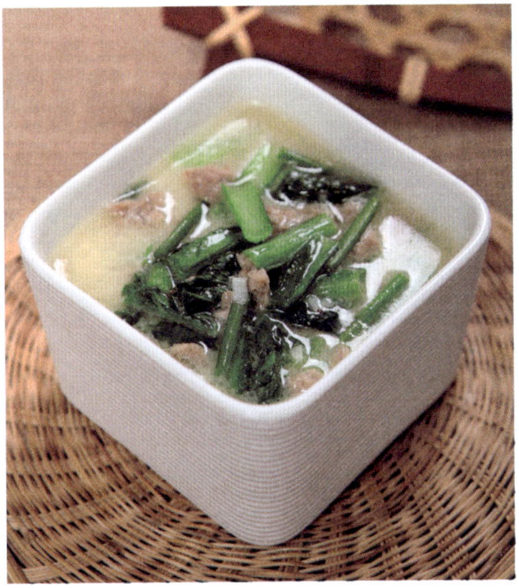

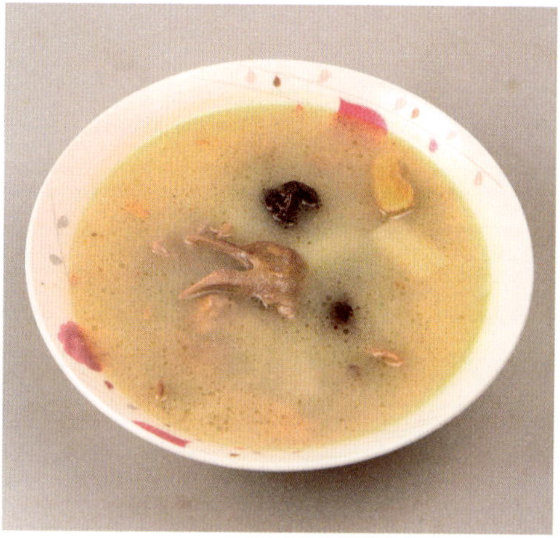

15:00
加餐

鸽子汤

材料 鸽子1只，红枣5枚。

调料 姜片、葱段各5克，盐2克。

做法

1. 鸽子处理干净，放入水中煮沸，去血水后洗净；红枣洗净。
2. 锅内倒水烧沸，放入姜片、葱段、红枣、鸽子，小火炖1.5小时，加盐调味即可。

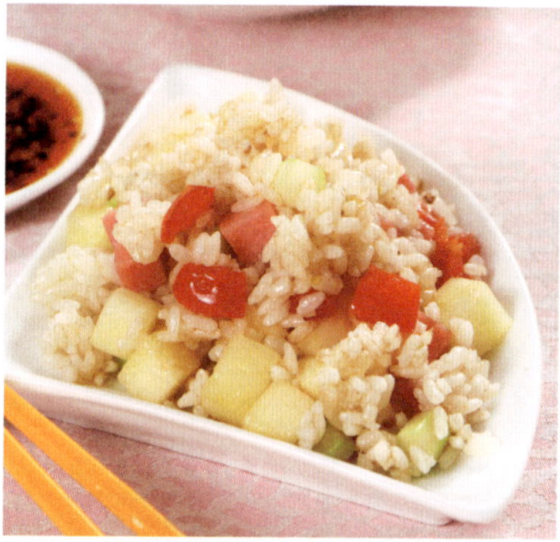

18:00
晚餐

苹果什锦饭

材料 米饭100克，苹果、番茄各1个，火腿2片。

调料 盐1克。

做法

1. 苹果洗净，去核和皮，切丁；番茄洗净，切丁；火腿切小丁。
2. 锅内倒油烧热，加入所有食材丁翻炒片刻，加盐调味，放入米饭炒匀即可。

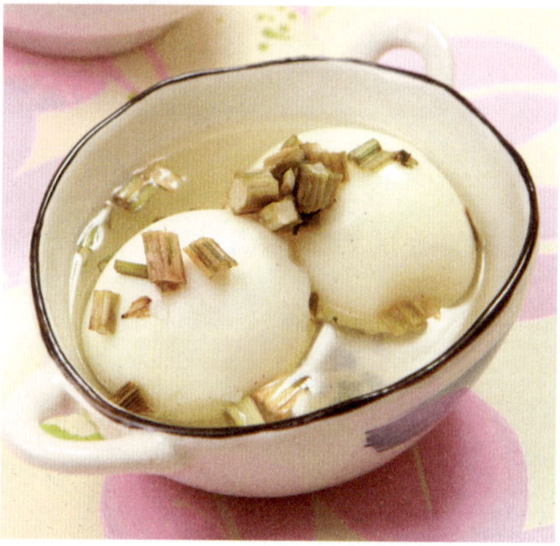

21:00
加餐

益母草煮鸡蛋

材料 益母草30克，鸡蛋2个。

做法

1. 将益母草去除杂质，洗净，切成段，沥干；鸡蛋冲洗干净。
2. 将益母草、鸡蛋下入锅内，加水同煮10分钟，鸡蛋熟后，把外壳剥掉，再放入此汤中煮15～20分钟即可。

Day4
营养菜谱推荐

蛋黄大米粥……温补、养脑
鲈鱼豆腐汤……补钙、促进伤口愈合
红枣党参牛肉汤……加速伤口愈合
牛奶小米粥……养心安神，促进睡眠
蛋香萝卜丝……健胃消食

8:00
早餐

蛋黄大米粥

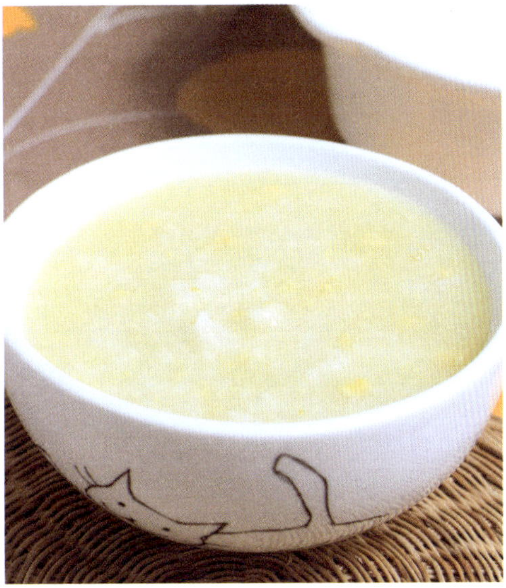

材料 大米 50 克，鸡蛋 1 个。

调料 白糖 5 克。

做法

1. 大米淘洗干净，用水浸泡 30 分钟；鸡蛋煮熟，取蛋黄放入碗里，研碎。
2. 锅置火上，倒入适量清水烧开，放入大米，大火煮沸，再转小火熬至黏稠。
3. 将蛋黄碎加入粥锅内，同煮几分钟，加入白糖拌匀即可。

12:00
午餐

鲈鱼豆腐汤

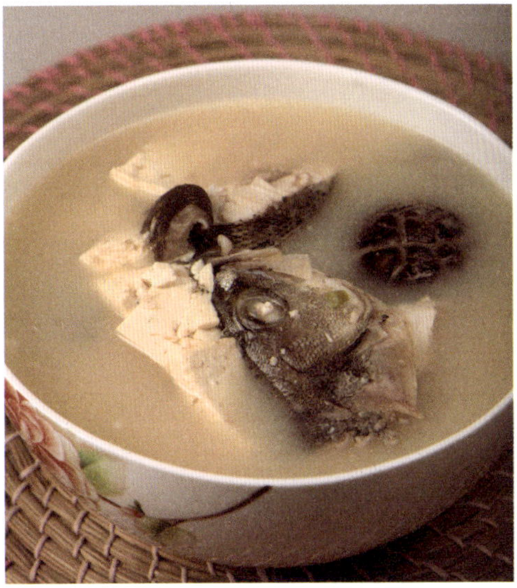

材料 鲈鱼 1 条，豆腐、鲜香菇各 50 克。

调料 姜片 5 克，盐 2 克。

做法

1. 鲈鱼处理干净，切块，入锅略煎，盛出；豆腐洗净，切块；香菇去蒂，划上十字刀。
2. 锅置火上，放入适量清水，加入姜片烧开，放入豆腐块、鱼块、香菇，炖煮至熟，加盐调味即可。

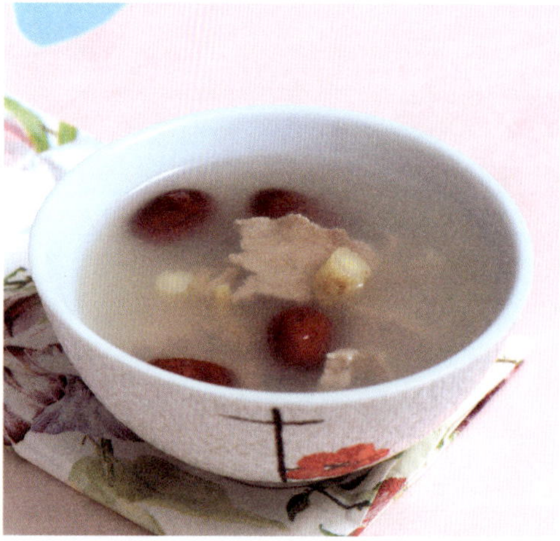

红枣党参牛肉汤

15:00
加餐

材料 红枣4枚，党参15克，牛肉250克。

调料 盐3克，姜片、香油少许，牛骨高汤适量。

做法

1. 红枣洗干净，去核；党参、牛肉分别洗净，切片。
2. 将红枣、党参片、牛肉片放入锅中，放入牛骨高汤，加姜片，大火烧沸，然后改用中火煲1小时，出锅前加盐、香油即可。

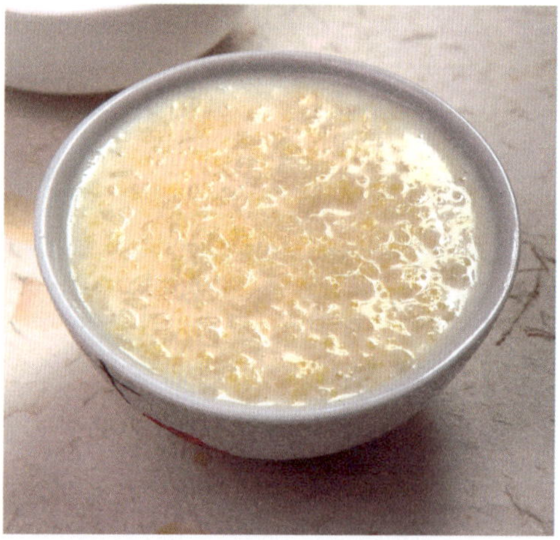

牛奶米粥

18:00
晚餐

材料 大米、小米各30克，鲜牛奶60毫升。

做法

1. 大米、小米分别淘洗干净，大米浸泡30分钟。
2. 锅置火上，倒入适量清水煮沸，分别放入大米和小米，先以大火煮至米涨开，转小火将米煮开花，再倒入牛奶，不停搅拌至开锅即可。

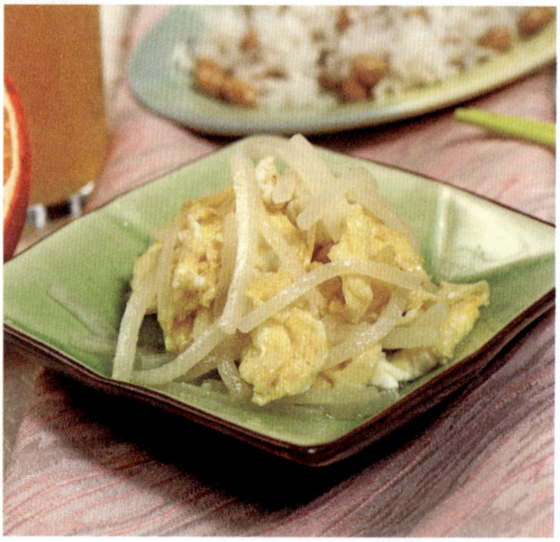

蛋香萝卜丝

21:00
加餐

材料 白萝卜300克，鸡蛋1个。

调料 盐2克，植物油适量。

做法

1. 白萝卜洗净，切丝，加少许盐、凉开水腌渍；鸡蛋打散，再倒入少许凉开水、少许盐打成蛋液。
2. 锅置火上，注油烧热，放入白萝卜丝，大火翻炒，待萝卜丝将熟时，淋入蛋液，炒散即可。

Day5

营养菜谱推荐

绿豆薏米粥……………………除烦健胃
开洋白菜………………………清火润燥
虾仁蒸蛋………………………补充体力
益母鱼腥苦瓜排骨汤………清热去火
香菇油菜………………………增强体力、促进恶露排出

8:00
早餐

绿豆薏米粥

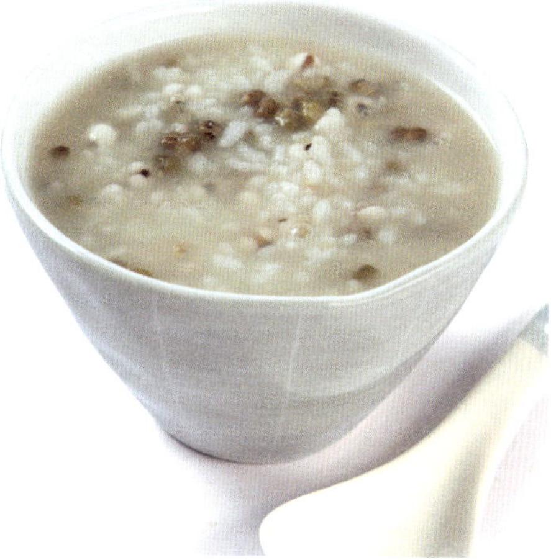

材料 大米 50 克，绿豆、薏米各 30 克。

做法

1. 绿豆、薏米分别洗净，浸泡 4 小时；大米洗净。
2. 锅内放入适量清水，大火烧开，加绿豆和薏米煮沸，转小火煮至六成熟，放入大米，大火煮沸后转小火继续熬煮至熟即可。

12:00
午餐

开洋白菜

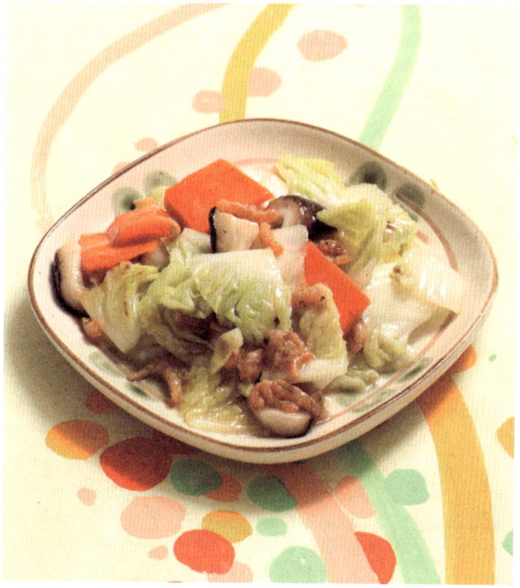

材料 白菜 200 克，香菇、海米、胡萝卜各 30 克。

调料 盐 2 克，高汤 50 克，水淀粉 10 克。

做法

1. 白菜洗净，片成片；海米洗净，泡发；香菇洗净，去蒂，切块；胡萝卜洗净，去皮，切片。
2. 锅内倒油烧热，炒香海米和香菇块，放入白菜片和胡萝卜片，倒高汤炒熟，加盐，用水淀粉勾芡即可。

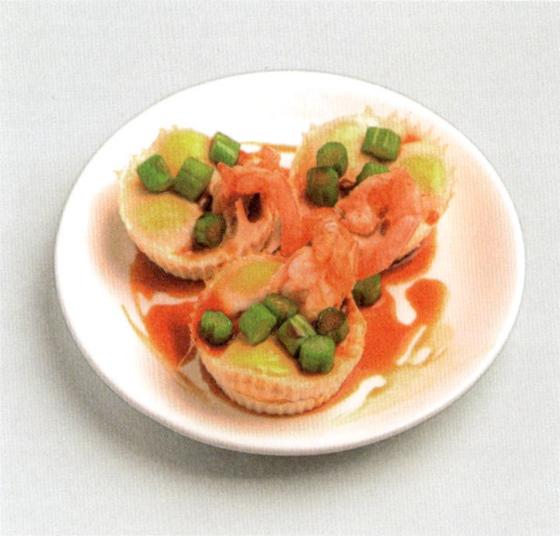

虾仁蒸蛋

15:00
加餐

材料 大虾100克，鹌鹑蛋6个，芦笋50克。

调料 胡椒粉、盐、生抽各适量。

做法

1. 大虾只留尾部壳，背部划一刀但不划断，去虾线，洗净，用盐和胡椒粉腌渍15分钟；芦笋洗净切丁，煮熟后捞出，沥干。
2. 在模具上刷油防粘，将腌渍好的虾放入模具，每个模具中放入一只虾，再打入2个鹌鹑蛋。
3. 将模具放入蒸锅，大火蒸3分钟左右出锅，放上芦笋丁，再浇上生抽即可。

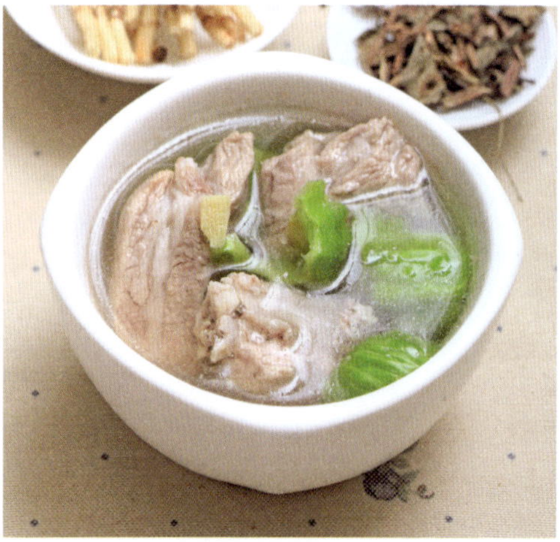

益母鱼腥苦瓜排骨汤

18:00
晚餐

材料 益母草、鱼腥草各15克，苦瓜、排骨各200克。

调料 姜片5克，盐2克。

做法

1. 将益母草、鱼腥草洗净，放入纱布袋中；苦瓜除子，洗净，切块，加盐腌渍片刻后洗净；排骨洗净，切段。
2. 将纱布袋、排骨段、苦瓜块、姜片放入砂锅中煲熟后，加盐调味即可。

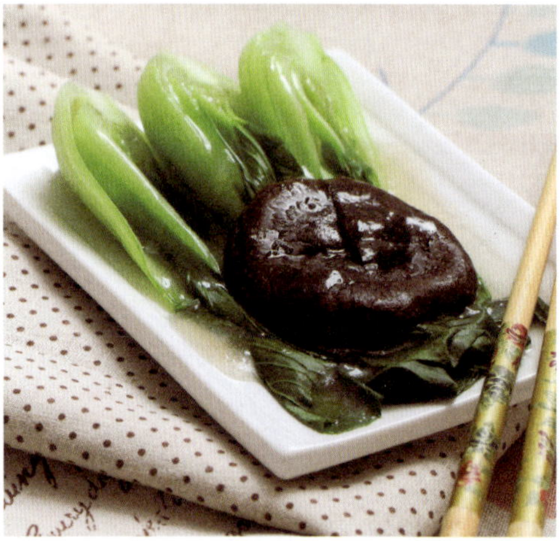

香菇油菜

21:00
加餐

材料 油菜200克，干香菇10克。

调料 白糖3克，水淀粉5克，盐2克。

做法

1. 油菜洗净，备用；干香菇用温水泡发，洗净，去蒂，挤干，在菇面上切花刀。
2. 锅内倒油烧热，放入香菇翻炒，加白糖翻炒至熟，再放入油菜略炒，用水淀粉勾芡，加盐炒匀即可。

Day6 营养菜谱推荐

肝黄粥……………………增强体力
红豆鲤鱼汤………………利尿、催乳
原味蔬菜汤………………催乳、通便
甜糯米粥…………………健脾胃、促进恶露排出
生滚鱼片粥………………补血催乳、利水消肿

8:00 早餐

肝黄粥

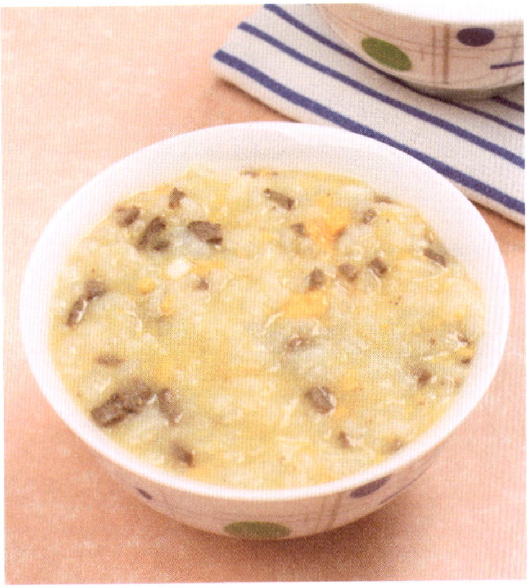

材料 小米 100 克，猪肝 50 克，鸡蛋 1 个。
调料 盐 2 克。
做法

1. 小米洗净；猪肝去筋，洗净，切碎，放入碗内，加盐腌渍约 10 分钟；鸡蛋煮熟，取蛋黄，碾成泥。
2. 锅置火上，倒适量清水烧开，加小米大火煮沸，转小火煮至将熟，加猪肝碎、蛋黄泥煮至粥熟烂，加盐调味即可。

12:00 午餐

红豆鲤鱼汤

材料 鲤鱼 1 条，红豆 50 克。
调料 姜片 5 克，盐 2 克。
做法

1. 将鲤鱼处理干净，在鱼身上切花刀；红豆洗净，浸泡 30 分钟。
2. 将鲤鱼放入锅中，加入适量水，烧开后加入红豆及姜片，继续熬煮至红豆熟烂时，加入盐调味即可。

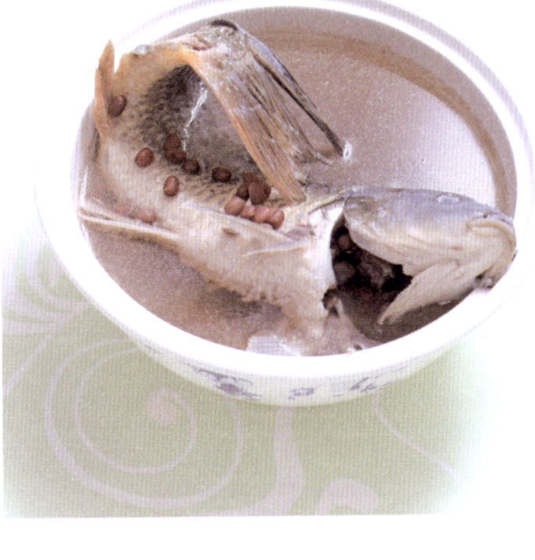

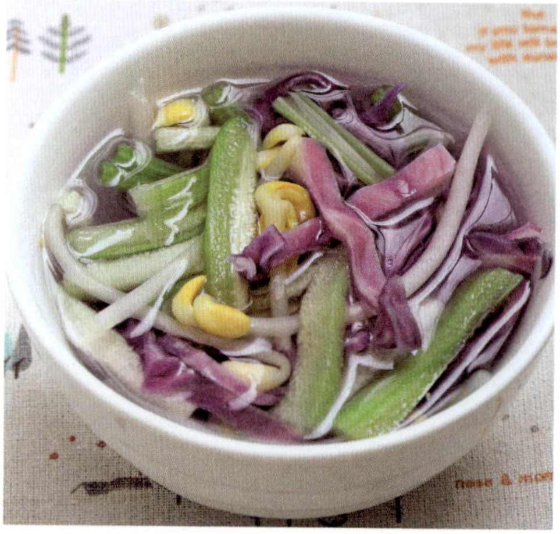

15:00
加餐

原味蔬菜汤

材料 黄豆芽、紫甘蓝各100克，丝瓜、西芹各50克。

调料 盐2克。

做法

1. 黄豆芽洗净，掐去根部；紫甘蓝洗净，切丝；丝瓜洗净，去瓤，切小条；西芹洗净，切段。
2. 将黄豆芽、紫甘蓝丝、丝瓜条和西芹段放入锅中，加入适量水煮熟后，加入盐调味即可。

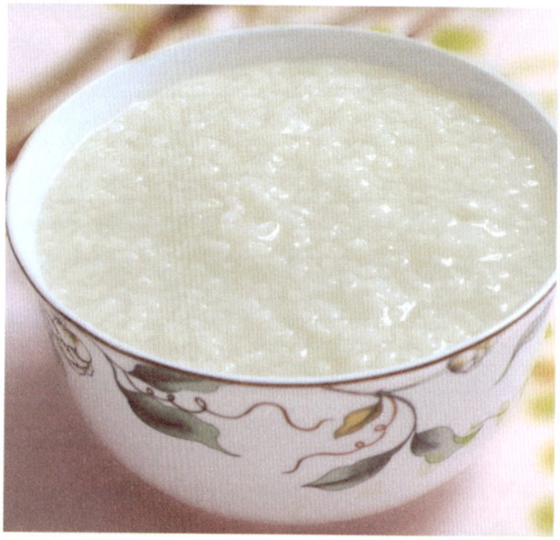

18:00
晚餐

甜糯米粥

材料 糯米100克。

调料 白糖3克。

做法

1. 糯米淘洗干净，用水浸泡4小时。
2. 锅置火上，倒入适量清水烧开，放入糯米大火煮沸，再转小火熬煮为稀粥，放入白糖即可。

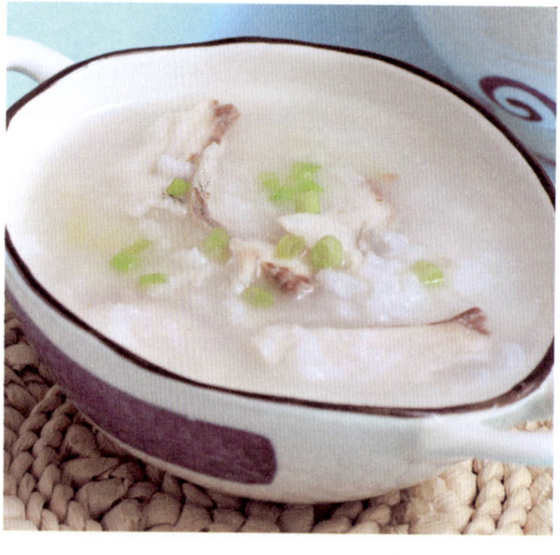

21:00
加餐

生滚鱼片粥

材料 黑鱼片50克，大米100克。

调料 葱花、姜末各5克，盐1克。

做法

1. 大米洗净；黑鱼片洗净，加姜末拌匀，腌渍15分钟。
2. 锅内倒水烧沸，放大米煮软，倒入黑鱼片煮3分钟，加葱花、盐调味即可。

Day 7
营养菜谱推荐

8:00
早餐

红枣蒸南瓜

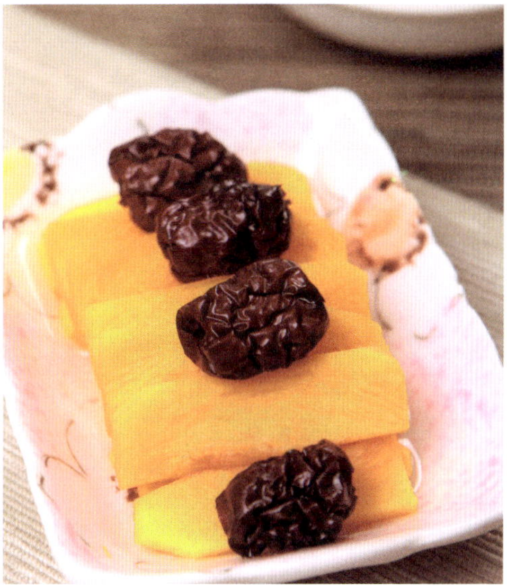

材料 南瓜 200 克，红枣 5 枚。

调料 白糖 5 克。

做法

1. 南瓜削去硬皮，去瓤后切成薄厚均匀的片；红枣泡发洗净。
2. 南瓜片装入盘中，加入白糖拌均匀，摆上红枣。
3. 蒸锅置于火上，放入南瓜片和红枣，蒸约 30 分钟，至南瓜熟烂即可。

12:00
午餐

番茄炒鸡蛋

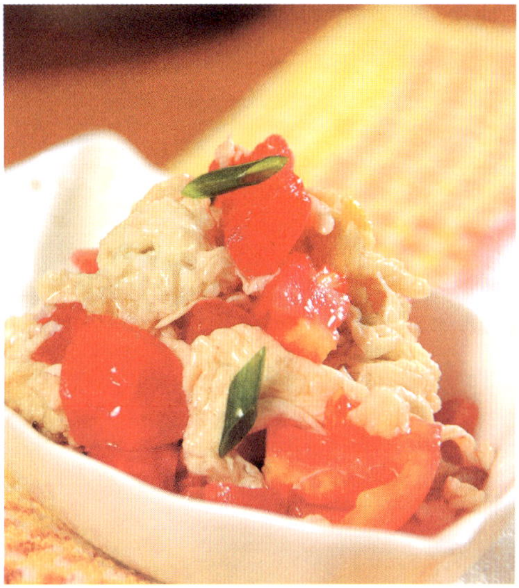

材料 番茄 250 克，鸡蛋 2 个。

调料 葱花少许，白糖 6 克，盐 3 克，植物油适量。

做法

1. 鸡蛋打散；番茄洗净，划十字刀，用沸水焯烫一下，去皮，切块。
2. 锅置火上，放油烧热，下蛋液炒至表面焦黄，盛出备用。
3. 锅中再次放油烧热，爆香葱花，放入番茄块翻炒，待番茄出沙，放白糖、盐和炒好的鸡蛋，翻炒均匀即可。

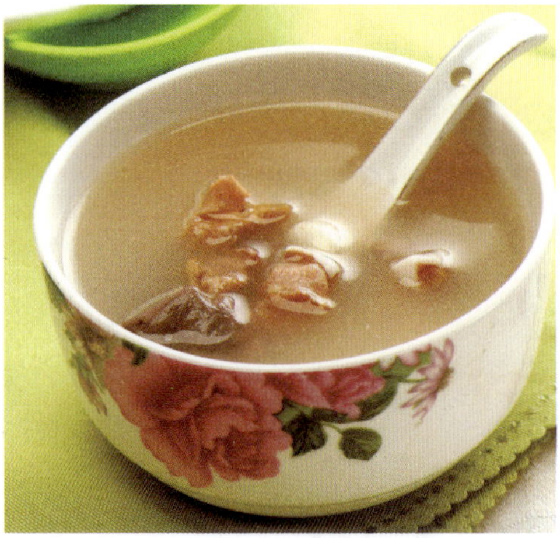

15:00
加餐

莲子炖猪肚

材料 猪肚 1 个，水发莲子（去心）15 克，面粉适量，姜丝 5 克。

调料 盐 4 克。

做法

1. 猪肚放面粉里揉搓，反复清洗干净；水发莲子放猪肚内缝合好，蒸至猪肚熟烂，取出凉凉后切块。
2. 用油爆香姜丝，放猪肚块、莲子翻炒，加适量水煮 30 分钟，加盐即可。

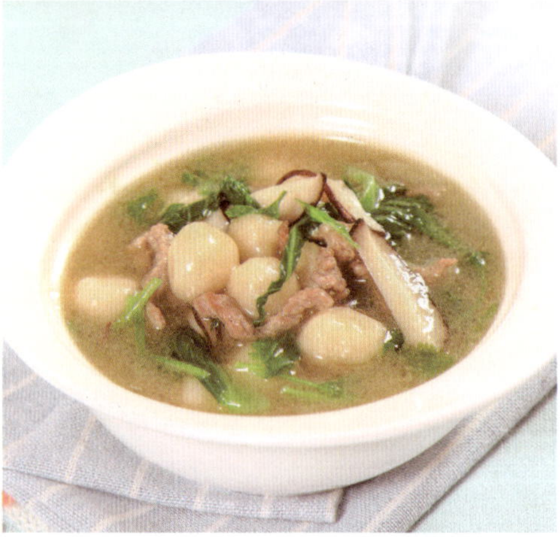

18:00
晚餐

香菇猪肉圆子汤

材料 油菜、珍珠小汤圆各 100 克，猪里脊肉 60 克，鲜香菇 2 朵。

调料 葱末、姜丝、香菜末各少许，盐、植物油各适量。

做法

1. 油菜洗净，切段；猪里脊肉切丝；鲜香菇洗净，去蒂，切片。
2. 锅热放油，爆香葱末、姜丝，放入猪里脊肉丝翻炒，加鲜香菇片，略翻炒后加适量水烧开，放入珍珠小汤圆煮至浮起，加油菜段、盐略煮，撒入香菜末即可。

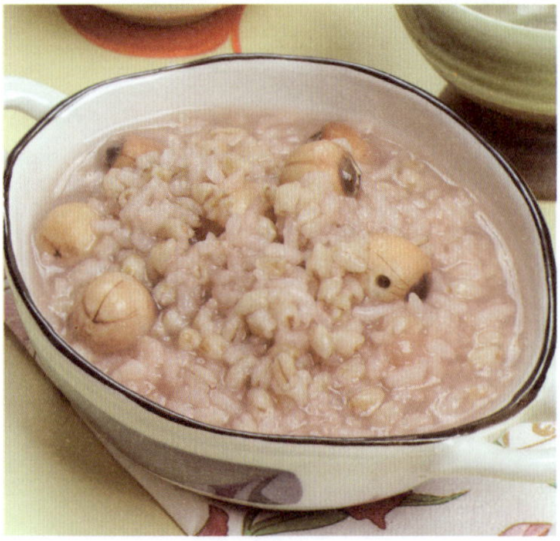

21:00
加餐

红莲子燕麦粥

材料 水发红莲子、燕麦、大米各 50 克。

做法

1. 水发红莲子、燕麦、大米洗净，燕麦用清水浸泡 30 分钟。
2. 将红莲子、燕麦和大米一起放入锅中，加适量清水用大火烧开，转小火煮 20 分钟，关火后再闷 10 分钟即可。

新生儿护理注意事项

第一口食物——初乳，不可替代

* 坚持吸吮，争取第一口食物是母乳

正常分娩情况下，新生儿的第一口食物应该是母乳，而不宜添加糖水和配方奶，以免降低新生儿吸吮的积极性，也可以预防宝宝过敏，并减轻新生儿黄疸、体重下降和低血糖发生的概率。坚持让宝宝吸吮，是确保成功纯母乳喂养的关键。

* 怎样判断宝宝是有效吸吮还是无效吸吮

宝宝开始吃奶后，如果进行有效吸吮，就能吃得饱，有助于及时排空新妈妈乳房内的奶水；如果是无效吸吮，就吃不饱，不利于身体发育，还会导致新妈妈出现涨奶。

有效吸吮	无效吸吮
吸吮慢而深，有停顿	吸吮快而浅
吸吮时面颊鼓起，能听到吞咽声	吸吮时面颊内陷，基本无吞咽声
吃饱后嘴才会松开乳房	随时都能轻松地把宝宝和乳房分开
新妈妈有泌乳反射指征	新妈妈无泌乳反射指征

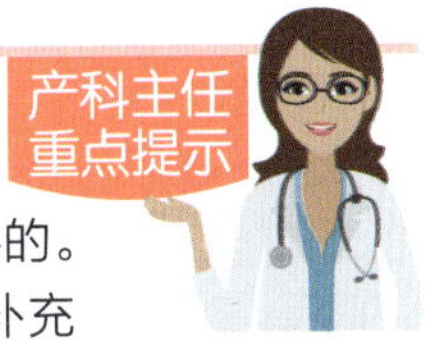

喝配方奶的宝宝需要喝水

一般来说，只要按照比例冲调奶粉，其水分是完全可以满足宝宝需要的。但喝配方奶的宝宝相较母乳喂养的宝宝容易缺水，建议家长适当为宝宝补充些水分。因为宝宝肝脏的代谢功能和肾脏的浓缩稀释功能尚在不断完善中，渗透压过高或过低都会给宝宝的肾脏增加额外的负担，还可能引起便秘、口唇干燥等症状。因此，吃配方奶的宝宝一定要按时喝水，这点一定要引起新妈妈的重视。

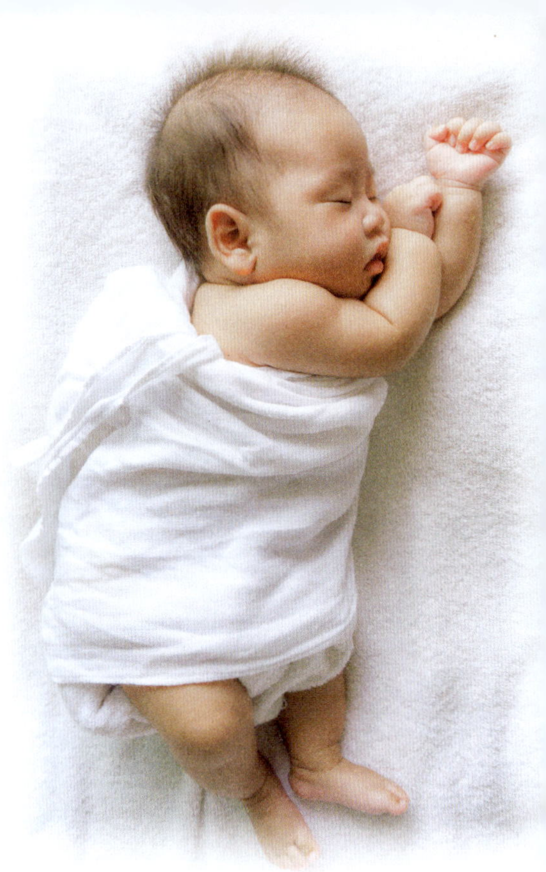

小小瞌睡虫

＊ 出生三个月内宝宝不用枕枕头

刚出生的宝宝一般不需要枕枕头。刚出生的宝宝平躺睡觉时，背部和后脑勺在同一平面上，颈、背部肌肉自然松弛，加上婴儿头大，几乎与肩同宽，侧卧时头与身体也在同一平面上，因此可以不用枕枕头。

＊ 宝宝大部分时间在睡觉

新生儿出生后的大部分时间都处于睡眠中，此时每天睡眠时间在 18 ～ 20 小时。有少数的宝宝在最初几个月里格外易惊醒，若精神看上去较好，父母也不必多虑。

＊ 睡觉时呈现青蛙腿

新生儿睡觉时，尤其是仰着睡或趴着睡时，腿会像青蛙腿一样蜷缩起来，很多妈妈会担心宝宝的腿是不是有问题，或以后会不会一直像这样弯着。其实婴幼儿睡觉时喜欢蜷缩着身体是很正常的，完全不用担心。

＊ 睡醒就吃

刚刚出生不久的新生儿胃容量只有 30 毫升，每次能吸吮到的奶量也只有 20 毫升左右。奶量少，加上在胃中停留时间短，宝宝很快就饿了。刚开始时，婴儿吃奶的次数和时间很不规律，尤其在最初两天，可能吃奶的次数很多。其实初期不必给新生儿定时喂奶，1 ～ 2 星期后，其会自然而然地形成一定的吃奶规律。

新手爸爸课堂

让宝宝慢慢适应灯光

宝宝在子宫中度过了黑暗的 9 个月，现在，外面强烈的光线对他来说还有些刺眼，他可能会感觉到很不舒服，所以家长需要把房间里的光线稍微调暗一些，可以在白天阳光最强烈的时候拉上一层薄透窗帘，避免阳光直射眼部；夜晚则使用暖色调的灯让其慢慢适应。

* 形成固定的睡前仪式

新妈妈要在每天晚上睡觉前建立一套睡前仪式，这有助于宝宝早日形成睡眠规律。比如，洗澡、唱歌或听舒缓的音乐、讲故事、换舒适的衣服和干净的尿布、调暗灯光等，使其睡前有一段安静的时间，时间控制在 20 ~ 25 分钟。

金牌月嫂告诉你

不要抱着宝宝睡觉

- 很多宝宝非常磨人，非得让大人抱着才肯入睡，这主要是因为父母没有给宝宝自己入睡的机会。在宝宝清醒时或已经犯困的状态下就把宝宝放在小床上，让宝宝逐渐学会自己入睡。

* 穿连体衣，先穿袖子还是先穿裤腿？

应该先穿裤腿再穿袖子。正确穿连体衣的方法如下：

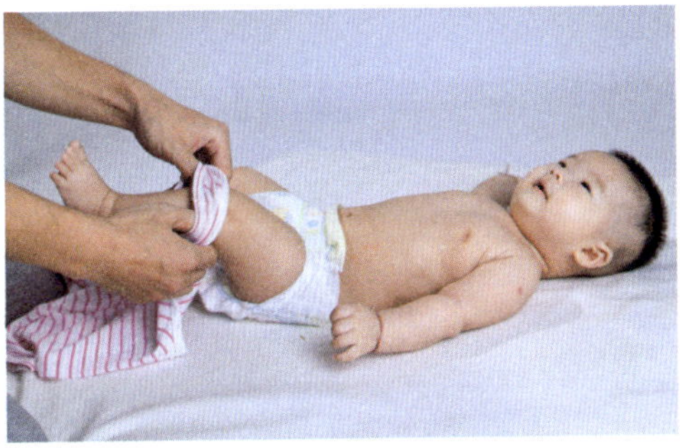

1 穿连体衣要从脚下穿起。父母可以将一条裤腿卷起来，套入宝宝的一只脚上，然后展开裤腿，另一只裤腿也用同样方法穿好。

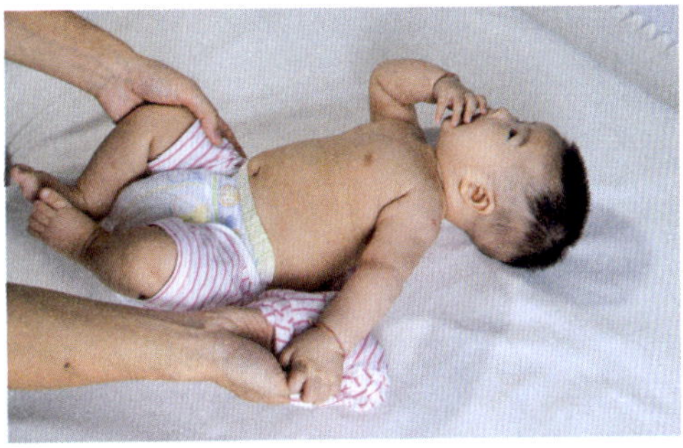

2 一只手托起宝宝的屁股，另一只手把连体衣拉到宝宝腰部以上，然后放下宝宝的屁股使之平躺，就可以把连体衣套过宝宝的屁股了。

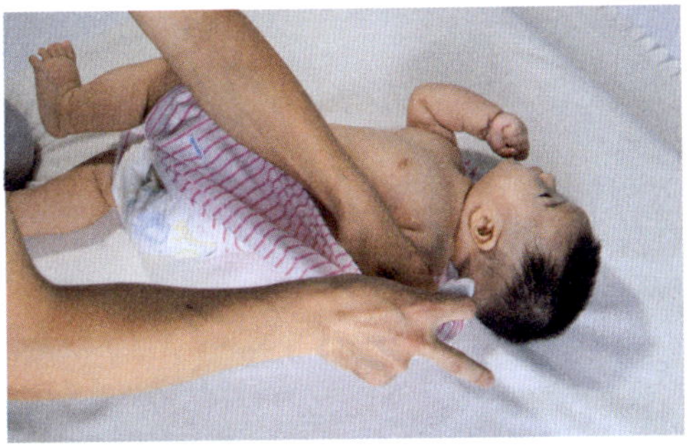

3 将袖管卷起来，套入一只胳膊，然后展开袖子，另一只胳膊也用同样方法穿好。

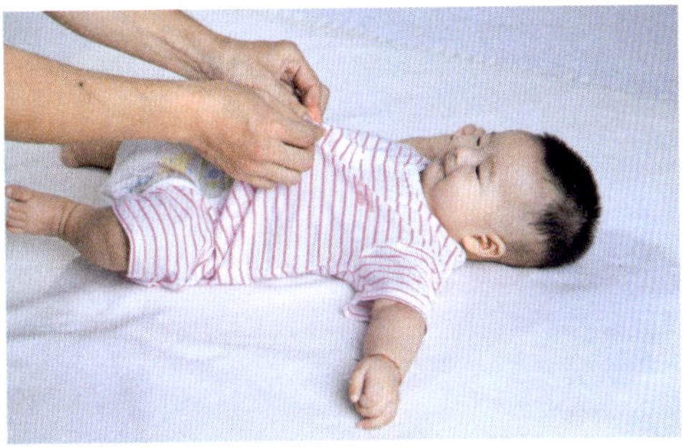

4 最后系好扣子。

请别破坏有菌喂养

＊ 母乳喂养要注意有菌喂养，别着急消毒

新妈妈总是在研究，如何喂养才是最卫生、最安全的。很多新妈妈认为，消毒是重中之重，于是在母乳喂养之前，用含有消毒剂的湿纸巾擦洗乳房，或者先挤压乳房，排掉一些乳汁再开始喂养宝宝，其实，这么做是不可取的。母乳喂养是一个有菌喂养的过程，新妈妈乳房上、乳汁中的这些细菌能够帮助宝宝建立肠道菌群。使用湿纸巾擦拭等方法，会阻碍宝宝接触新妈妈乳头及周围皮肤的正常菌群，不但妨碍了自然的有菌母乳喂养过程，而且极大地削弱了母乳对宝宝独特的作用和优势，从而影响宝宝正常肠道菌群的建立及未来的健康。

新妈妈在给宝宝喂奶之前，只需要用温水擦拭乳房即可。

＊ 奶瓶及时消毒，远离病菌

奶瓶不同于母乳，由于奶瓶残留奶液，暴露在空气中容易滋生细菌，如果不注意奶瓶的卫生，会导致宝宝生病，所以定期消毒奶瓶非常重要。下面介绍一下用蒸汽锅消毒奶瓶的方法。

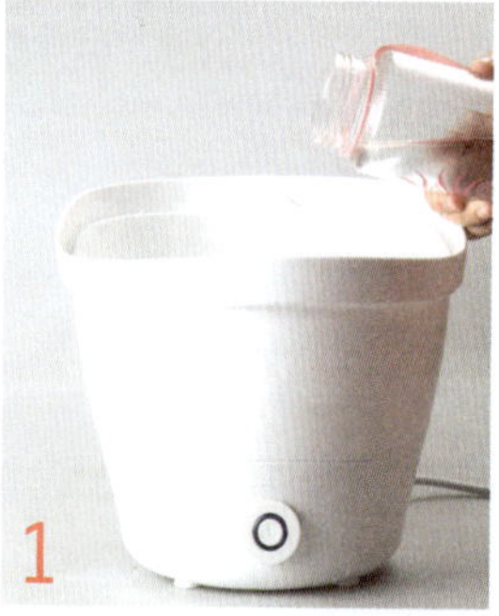

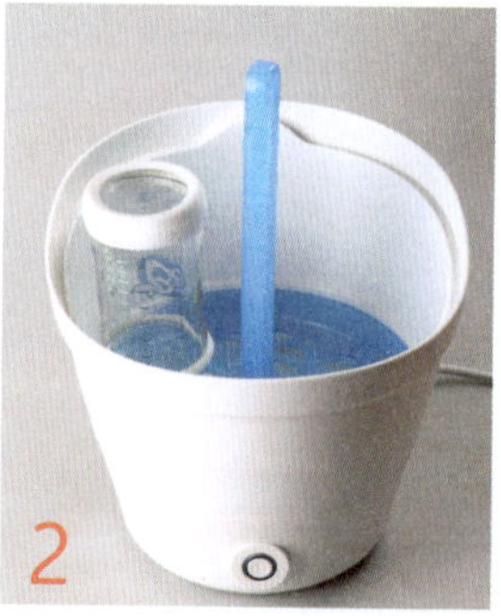

1 使用前拿掉盖子，取出配件筐、支架和奶瓶筐，然后用奶瓶取80毫升水倒入奶瓶筐中。

2 将去掉奶嘴的奶瓶倒置于奶瓶筐，再将奶瓶筐放回蒸汽锅中。

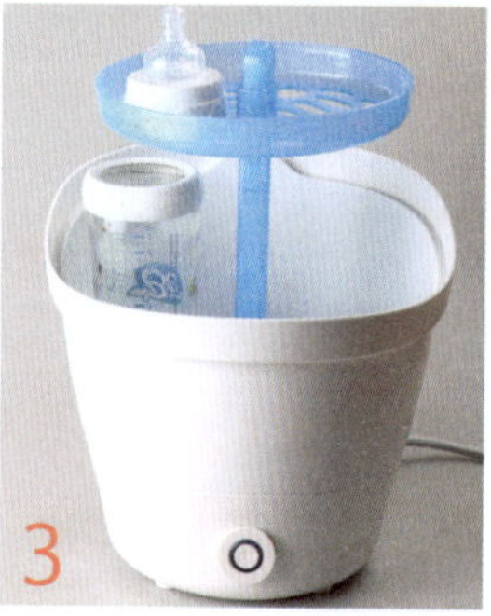

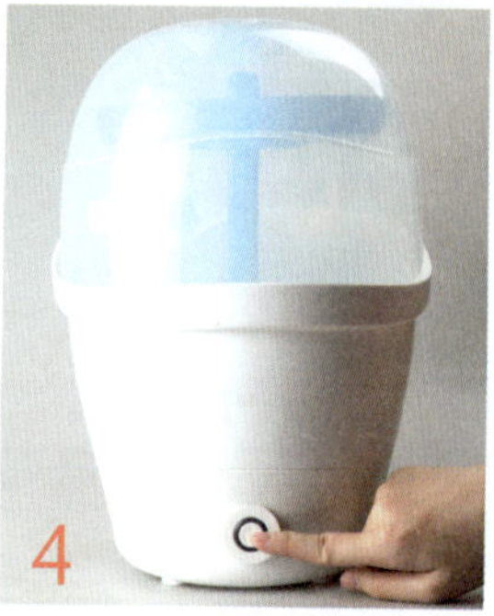

3 将奶嘴放到配件筐中。

4 盖好盖子，按下开关键，进行消毒，大约9分钟即可。

乳汁够宝宝吃吗

＊ 仔细观察，就知道宝宝吃得够不够

母乳喂养时，不可能将乳汁挤出称重来估算宝宝的摄入量，所以一般会通过观察宝宝的情绪和尿量加以判断。新妈妈可以参照以下 5 点来判断乳汁分泌量够不够宝宝吃：

1. 每天 8 ~ 12 次母乳喂养。

2. 每次哺乳完，至少一侧乳房已经排空。

3. 哺乳时，宝宝有节律地吸吮，伴有听得见的吞咽声（如果宝宝光吸吮不吞咽或吞咽得少，说明母亲奶量不足）。

4. 出生后前 2 天，宝宝至少排尿 1 ~ 2 次（如果存在粉红色尿酸盐结晶的尿，应该在出生后第 3 天消失）。出生后第 3 天开始，每天排尿应在 6 ~ 8 次。

5. 宝宝体重稳定增加，第一个月增重不少于 600 克。

＊ 别让推荐量限制喂养

母乳喂养时间依个人而定。父母不要太纠结于宝宝的吃奶量是否与推荐量相同，所有的建议只是参考，每个宝宝各有特点，不是所有的推荐量都一定适合自己的宝宝。

金牌月嫂告诉你

吃完奶拍拍嗝，能防止宝宝吐奶、溢奶

吐奶、溢奶是很多新妈妈遇到的最头疼的事儿。宝宝喝完奶后，由于胃下部是奶，上部是空气，所以就会造成胃部压力，出现吐奶、溢奶现象。新妈妈每次喂完宝宝，可以给宝宝拍拍嗝，让宝宝把吸入的空气排出来，就不容易吐奶、溢奶了。

- 给宝宝拍嗝的方法：可将宝宝竖抱起来，让宝宝趴在大人肩膀上，然后用空掌由下往上拍打宝宝背部。也可以让宝宝侧坐在大人腿上，大人一手托住宝宝的下巴和脖子，一手用空掌由下向上轻轻拍打。

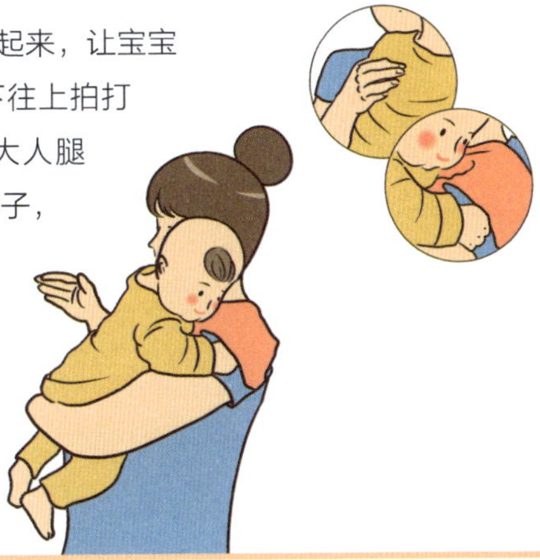

做好宝宝眼部的护理

* 宝宝眼部护理不容忽视

新生儿的眼睛十分脆弱，平时护理宝宝眼部时，要把棉棒蘸湿，从内眼角向外眼角轻轻擦拭。如果新生儿的眼睛流泪，或有较多黄色黏液使眼皮粘连，应请医生诊治。

1. 保持宝宝周围环境清洁、湿润。

打扫室内卫生要把宝宝抱开。当宝宝躺在床上时，不要清理床铺，避免灰尘进入宝宝眼内。

2. 给宝宝洗澡时要避免洗发露、沐浴液等进入宝宝的眼睛。一旦有异物进入眼睛，不要用手揉擦，要用干净的棉签蘸温水轻拭眼睛。

* 避免异物进入宝宝的眼睛

瞬目反射是眼睛的一种保护性反射，可以使角膜始终保持湿润，防止异物进入眼睛，但此时宝宝的瞬目反射尚不健全，不能自动阻止异物进入眼内，所以，日常生活中要注意避免异物进入宝宝的眼睛。

新手爸爸课堂

宝宝会干哭无泪

有的新生宝宝哭的时候可能会干哭不流泪，新爸爸妈妈不用担心或奇怪，这是正常的现象。因为新生儿出生时泪腺是部分或全部封闭的，仅能产生很少的液体，让眼球湿润，要等几个月后泪腺完全打开时，才能看见眼泪流下来。

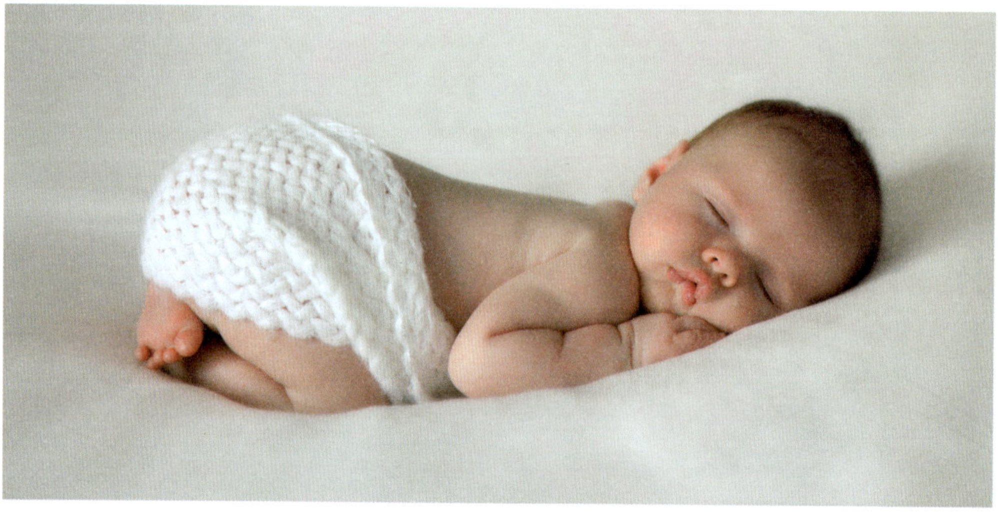

脐带护理要细心

＊ 脐带脱落前要小心护理

脐带是胎儿连接母体的通道，胎儿在子宫里通过脐带从母体获得营养。宝宝出生后，脐带就完成了它的使命。宝宝脐带脱落的时间会有差异，一般 3 ~ 7 天脐带干燥后，颜色会慢慢变深、变硬，然后自然脱落，有的宝宝可能 2 周或更长的时间脐带才脱落。在脐带脱落前要小心护理：

1. 每天清洁肚脐部位。重点清洁白色的脐带根部，宝宝的肚脐处痛觉不敏感，新妈妈可以放心清洁。

2. 用棉花棒蘸碘伏，一只手轻轻提起脐带的顶端，另一只手用碘伏棉签仔细清洁脐带根部，然后用干棉签擦干水分。一般一天 1 ~ 2 次即可，这样可以保持脐部干燥，加快愈合速度。

3. 清洁完毕，要用干净的毛巾将肚脐处的水分擦干。

4. 每次换尿布或纸尿裤时，需要检查脐部是否干燥。如发现脐部潮湿，就用碘伏再次擦拭。碘伏的作用是使肚脐加速干燥，干燥后易脱落，也不易滋生细菌。脐带脱落后，也可按此方法护理。

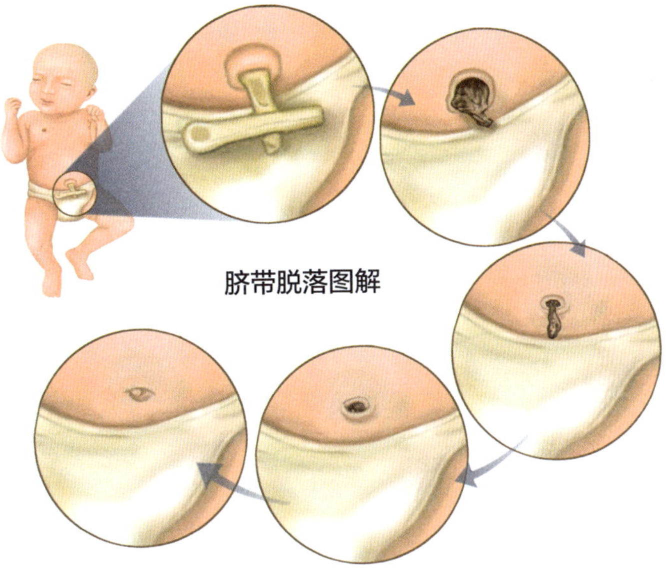

脐带脱落图解

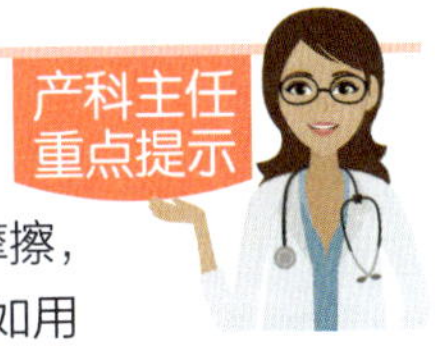

别让脐带受到摩擦

尚未脱落的脐带残端会越来越干、越来越硬，如果经常被触碰或受到摩擦，容易导致脐带根部出血，所以，家长要避免衣服和尿布蹭到宝宝的脐部。如用纸尿裤，应选择柔软的纸尿裤，而且要将纸尿裤的上端往下翻一点。消毒脐带时，不能太用力，避免擦伤。

护理好宝宝的“天窗”——囟门

* 什么是囟门

刚出生的宝宝头顶有两块没有骨头的“天窗”，医学上称为“囟门”。前囟门一般会在宝宝 1 ~ 1.5 岁时闭合，而后囟门是顶骨和枕骨形成的较狭小的“人”字形间隙，会在宝宝出生后 6 ~ 8 周闭合。

* 前囟门是反映宝宝健康与否的窗口

一般来说，前囟门能在一定程度上反映宝宝的健康状况，新妈妈要多留心：

1. 囟门鼓起可能是颅内感染、颅内肿瘤或积血、积液等。
2. 囟门凹陷多见于因腹泻等原因导致脱水，或者营养不良、消瘦的宝宝。
3. 囟门早闭指前囟门提前闭合。此时必须测量宝宝的头围，如果明显低于正常值，则可能是脑发育不良。
4. 囟门迟闭指宝宝一岁半后前囟门仍未关闭，多见于佝偻病、呆小症等。
5. 囟门过大可能是先天性脑积水或者佝偻病。
6. 囟门过小很可能是小头畸形。

* 日常护理注意事项

1. 囟门缺少颅骨保护，闭合前一定要防止硬物触碰。
2. 不要给宝宝用材质过硬的枕头。
3. 夏季外出时给宝宝准备遮阳帽，冬季外出戴棉帽子。

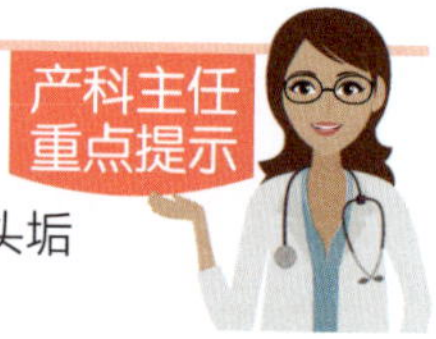

清理头垢有技巧

头垢是每个新生儿都会有的，如果头垢过多，对宝宝健康不利。因为头垢内有大量污垢，一旦宝宝抓破头皮，很容易导致感染。

清洗时，可在长头垢的位置擦一点橄榄油或婴儿油，10 ~ 20 分钟后头垢会变得松软，再用软硬适度的刷子把大块的头垢刷松，厚的头垢就会自行脱落，然后用温水洗净头部的油污即可，切不要用指甲硬抠，更不要用梳子刮，处理头垢的动作要轻柔，以免损伤头皮而引发感染。

拉便便是头等大事

宝宝的便便可以说是反应宝宝健康的信号灯。因此，学会观察宝宝的便便也是新妈妈需掌握的本领。

＊ 正常便便

次数：母乳喂养的宝宝每天 2 ~ 5 次，混合喂养和人工喂养的宝宝次数稍少。

颜色：土黄色或金黄色，有时也会带点绿色。

气味：无臭味，也可能带有酸甜气味。

性状：母乳喂养的宝宝，便便整体比较稀，呈糊状或水样，可能有黏液或奶瓣；非母乳喂养的宝宝，便便呈土黄色或黄中带绿，稍硬如膏状。

＊ 需引起注意的便便

蛋花汤样便便：黄色，水分多、粪质少，出现此类便便可能暗示宝宝有病毒性肠炎了。

豆腐渣样便便：黄绿色带黏液的稀便，有时呈“豆腐渣”样，表示宝宝可能有霉菌性肠炎了。

灰白色便便：如果大便呈灰白色，看上去像白陶土，这说明宝宝的胆道阻塞，胆汁不能流入肠道，要立即就医。

血色便便：便便呈暗红色或鲜红色等。宝宝出生一周至加辅食（通常 4 个半月至 6 个月）期间，不存在饮食所导致的颜色异常，因此如果便便中夹带血丝、血块、血黏膜等要引起重视，尤其是伴有哭闹、不安等状况时，需及时就医。

新手爸爸课堂

宝宝的小屁股要勤清洗

宝宝出生后的几天内，排便次数较多且没有规律。由于宝宝皮肤娇嫩，被纸尿裤包裹之后，皮肤容易出现皮疹甚至溃烂，所以，在宝宝排完大小便之后，要用温水冲洗臀部，且勤换纸尿裤，减少潮湿的纸尿裤对皮肤的刺激，保持皮肤清洁且干燥。此外，洗完之后，可以在皮肤发红的地方涂抹护臀霜，可起到保护臀部皮肤的作用。

产科主任重点提示

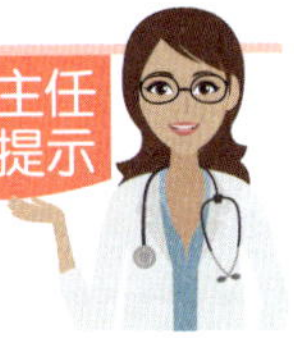

宝宝便秘怎么办

无论是母乳宝宝还是吃配方奶的宝宝，如果大便比较干燥或较硬，说明宝宝体内缺水了，或者是因为疾病而导致身体失去了太多水分。

一般情况下，母乳宝宝出现便秘的情况比较少见。

轻捏慢揉做抚触，宝宝更健康

＊ 抚触前的准备

1

取下戒指、手镯、手表等容易划伤宝宝的饰品，剪短指甲，用温水洗净双手。

2

抚触前，家长可以为宝宝涂抹按摩油，如橄榄油、婴儿润肤油等，在保护并滋润宝宝娇嫩皮肤的同时，宝宝也可以更舒适地享受抚触。

3

在做抚触的过程中，可以播放节奏舒缓、曲调优美的古典音乐，既可营造舒适温馨的氛围，又可以通过音乐来激发宝宝的音乐欣赏能力、创造能力、认知能力和语言能力。

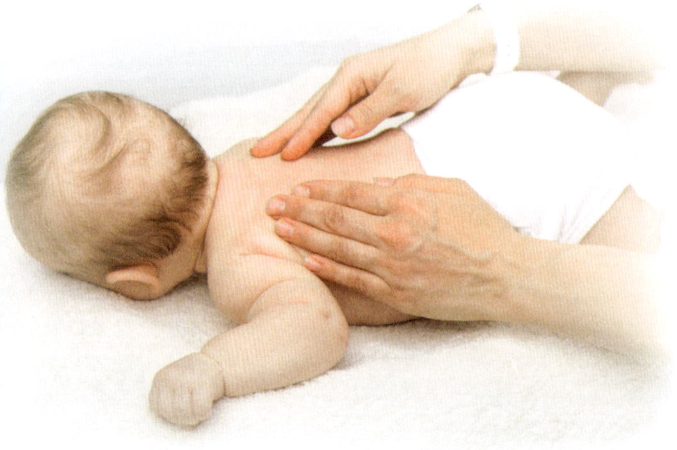

＊ 抚触时间和环境

抚触最好选择在晚上宝宝洗澡后，两次喂奶之间进行。将宝宝衣物脱掉，在身下铺上柔软的毛巾被，使用婴儿润肤油或乳液，对宝宝进行按摩，记住要保持手掌温热。

室内温度最好在 23 ～ 25℃，光线要柔和，通风状况要良好，尽量保证抚触期间不要有人走来走去打扰。

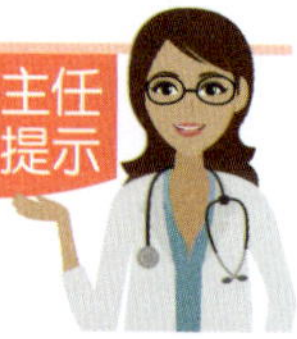

抚触由轻到重

最开始抚触时，动作要轻柔。特别要注意宝宝的眼睛周围，以免引起宝宝的反感。抚触是通过刺激宝宝皮肤中的神经元，增强宝宝的心理安全感和舒适感。随着宝宝月龄的增加，逐渐适应了抚触，可以慢慢加大力度，以宝宝舒适不反抗为度，促进宝宝的肌肉协调性，在做全身抚触的时候，可以重点按摩宝宝身上的几个穴位，以起到保健作用。

* 全身抚触

上肢抚触

搓手臂

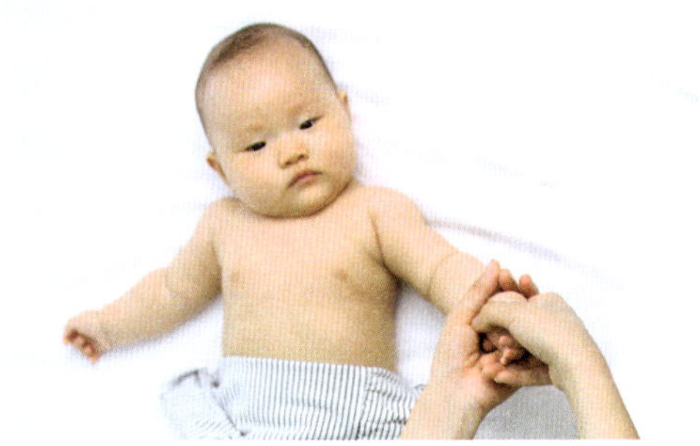

1 右手握住宝宝的小手，固定。左手拇指与其余四指握住，呈环状，松松地套在宝宝的手背上。

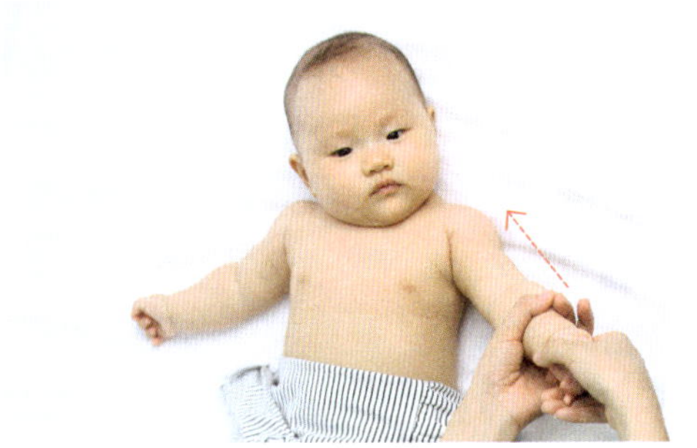

2 左手手掌从宝宝的腕关节开始绕圈，揉按至宝宝的肩关节。揉按时，以腕关节用力。

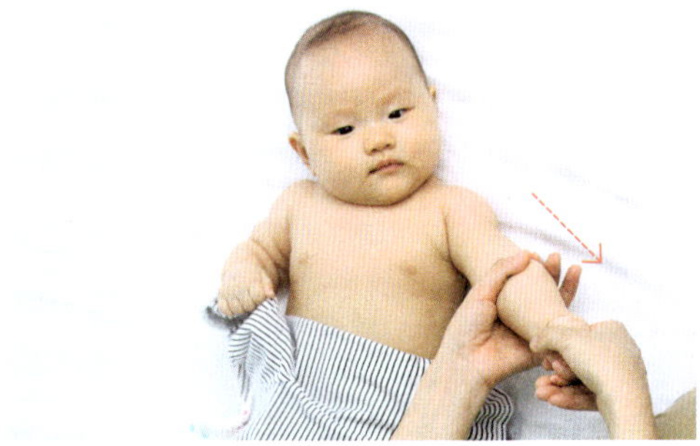

3 再从肩关节绕圈回到宝宝的腕关节。

下肢抚触

双腿上举运动

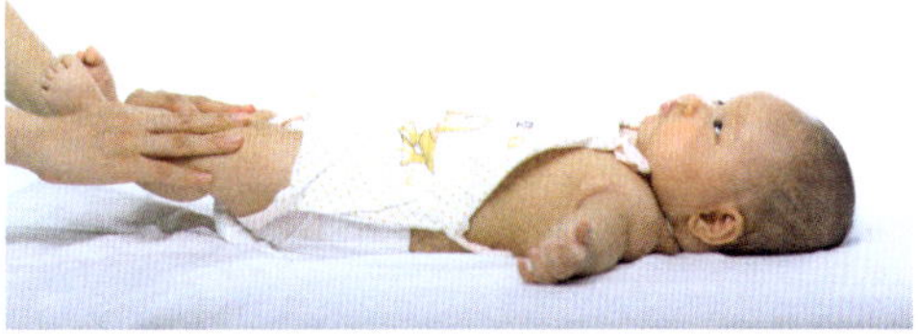

1 新爸爸或新妈妈的双手四指紧贴在宝宝的膝关节，两拇指按在宝宝的腓肠肌上，使宝宝的双腿伸直。

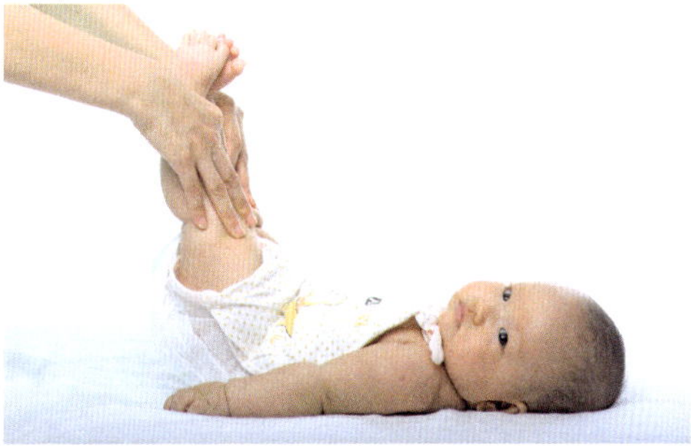

2 缓缓上举，使宝宝的双腿与身体呈 90 度角。

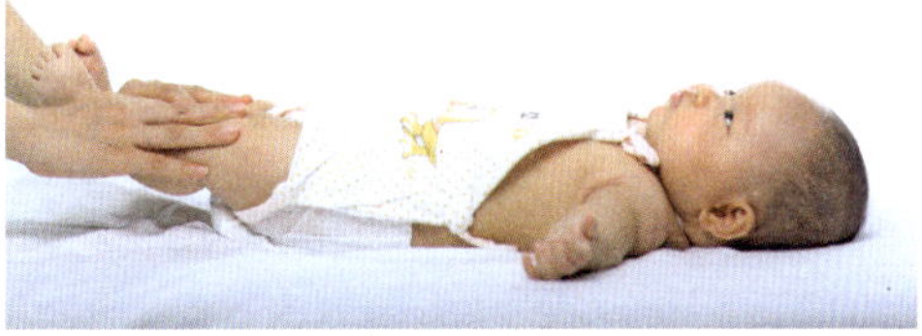

3 慢慢还原，再重复做。

辣妈养成记

尽快恢复元气

* 坐月子≠卧床不动

刚生完宝宝的新妈妈身体虚弱，所以需要坐月子来充分调理身体，帮助身体复原。但是，月子期间一味地卧床休息对新妈妈身体恢复不利。不能卧床不动，也不能过早、过量地运动，要劳逸结合、适当锻炼，稍有累感就躺下休息。

* 早期不适宜产后体操的一些情况

产后体操不仅能让新妈妈较快地恢复生理功能，还有助于减少子宫脱垂、痔疮等症的发生。但并不是所有新妈妈产后都适宜做产后体操，有以下情况的新妈妈就不适宜做操。

产后体虚、发热者

盲目锻炼容易造成头晕或脱水。

产褥感染者

容易致使感染加重。

会阴严重撕裂者

会阴未恢复前就开始锻炼，容易造成产后出血或恶露增多。

剖宫产妈妈

伤口愈合前就开始锻炼，不利于伤口的愈合和子宫的恢复。

贫血者

盲目锻炼会导致产后出血或产后恶露的增多，不利于子宫的恢复。

血压持续升高者

身体没有恢复就开始锻炼，容易造成心脏负担过大，导致产后高血压。

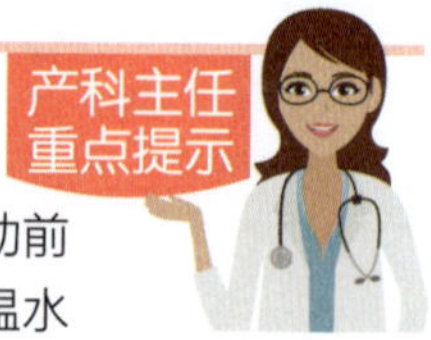

运动时要补充充足的水分

月子期新妈妈身体还比较虚弱、易出汗，所以运动时要及时补水。运动前先喝点温水，运动 30 分钟后再补充点温水。不要喝凉白开，40℃左右的温水最佳，不仅不会刺激肠胃，更容易让身体吸收。

床上小动作，促进产后恢复

＊ 呼吸运动

1. 仰卧，双手枕在脑后，用鼻子缓缓吸气，感觉腹壁下陷，内脏向上牵拉。
2. 慢慢呼气，恢复至初始状态。

＊ 屈手、转肩、翻腕运动

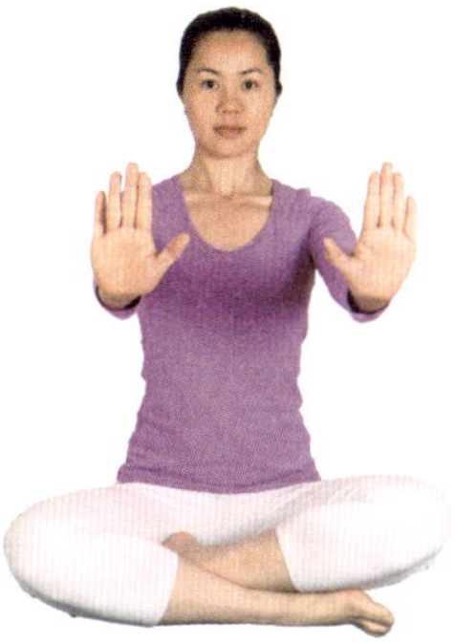

1 坐直身体，双手向前伸直，掌心向前。先向外画圈20次，再向内画圈20次。循环做3组。

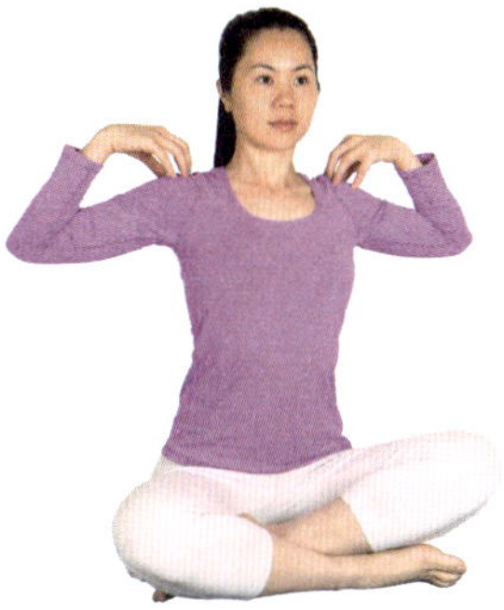

2 弯曲双臂，手指触肩，肘部向外侧转肩20次，再向内侧转肩20次。循环做3组。

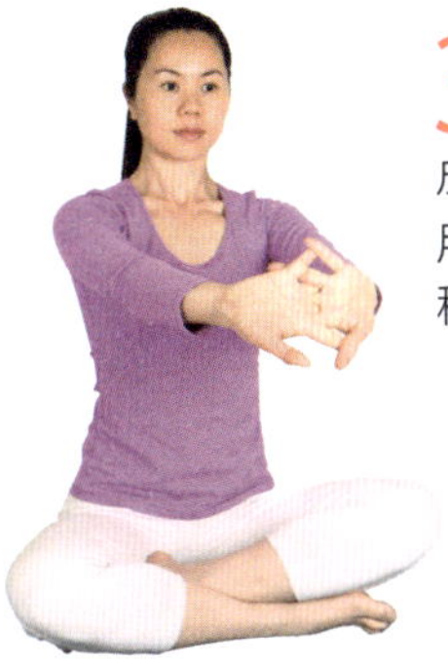

3 双手向前，手心向外十字交叉，尽力向前伸展，背部用力后拉，保持10秒放松。循环做3组。

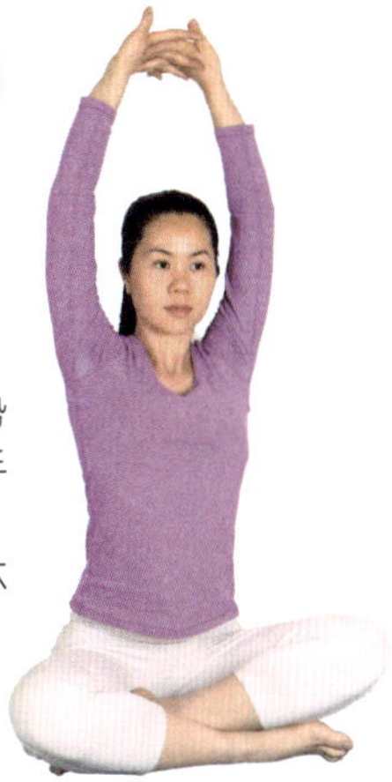

4 保持步骤3的姿势向上抬起双臂，手掌上翻，尽力向上伸展，保持10秒，放松。循环做3组。

＊ 缩肛运动

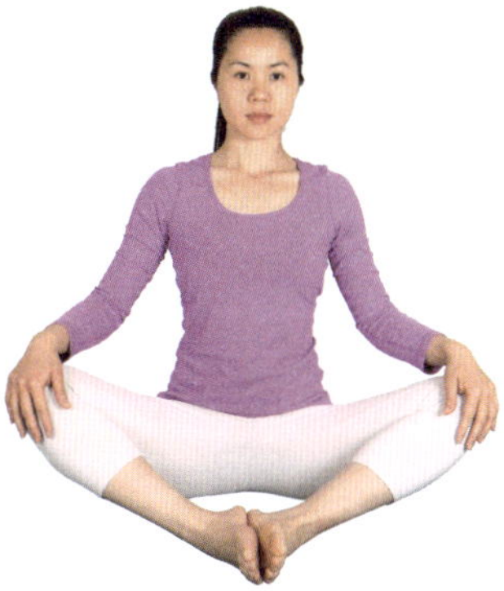

1 两膝分开，双手放在膝盖上，坐直，停留10秒。

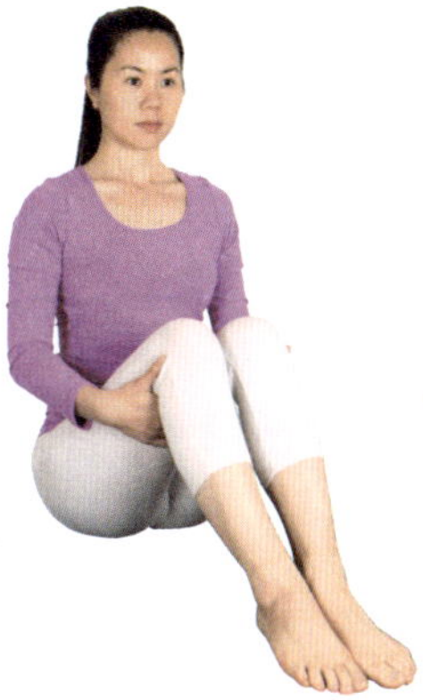

2 保持步骤1的姿势，慢慢合拢双腿，同时用力收缩肛门，停留10秒。重复步骤1和步骤2，做10组。

网络热搜问答

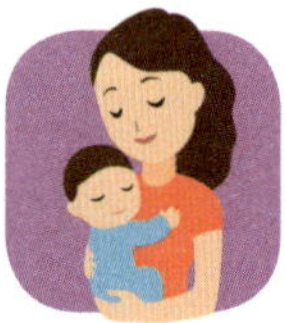

新妈妈水流云在

我属于“太平公主”型，能喂饱宝宝吗?

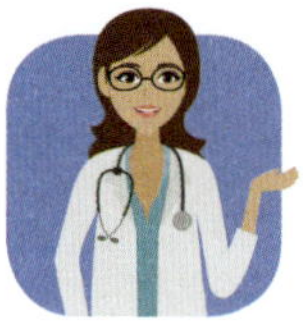

产科主任医师答

新妈妈要相信自己，即使是乳房不太丰满的妈妈，只要乳房健康、身体健康，实现全母乳喂养也是完全没有问题的。

俗话说“包子好吃，不在褶上”，母乳是否充足跟乳房大小没有必然关系，主要是看宝宝是否有效吸吮、乳腺管是否通畅，还有新妈妈的身体素质。

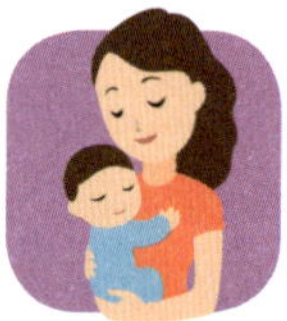

新妈妈墨染青衣颜

产后没几天，就出现了乳晕痒、乳头湿疹的情况，该怎么办呢?

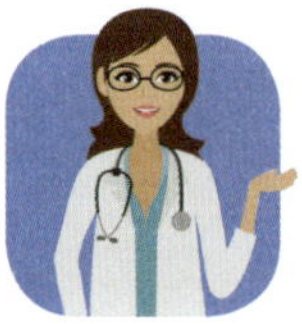

产科主任医师答

乳头湿疹是哺乳期妈妈常见的一种过敏性皮疹，乳头、乳晕或整个乳房都可能会出现，会让妈妈感到非常痒，但是又不宜抓挠。此时可以用蒲公英、金银花、黄檗各 10 克，煮水，清洗乳房，连洗 3 天，或者把西瓜霜含片碾成粉，用香油调成糊外涂，安全且没有不良反应，效果也不错。

日常饮食少吃腥发食物，如海鲜、火锅、羊肉等，多吃水果，多晒被子。

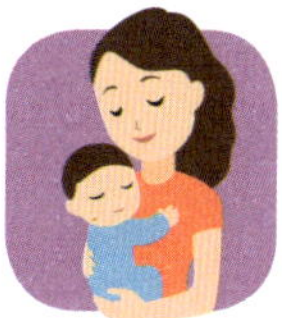

新妈妈苏浅忆

刚哺乳时，腹部有疼痛感，这正常吗？

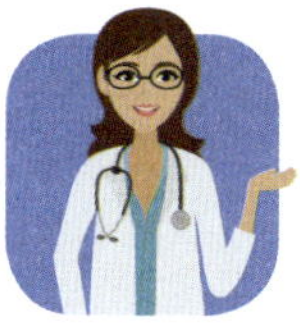

产科主任医师答

哺乳的最初几天，腹部有轻微的不适感是正常情况，这是催乳素大量分泌造成的，不必太担心。但是如果痛感过于严重，就要及时就医。

产后最初几天，子宫收缩以排出恶露，宝宝的吸吮会刺激子宫收缩，因此产生宫缩痛。

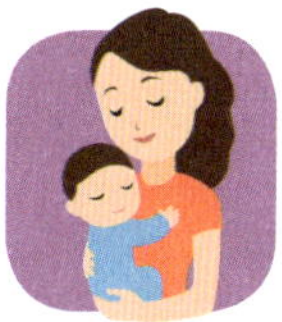

新妈妈染指流年

刚下奶时，很容易胀奶是怎么回事？

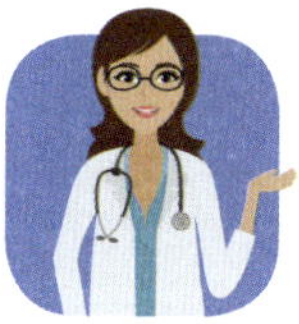

产科主任医师答

刚下奶时出现胀奶，主要是由于血液流向乳房，导致周围的乳腺组织膨胀而引起的。但要区分生理性胀奶和病理性胀奶。

生理性胀奶表现为乳房不痛但有些硬，且乳腺组织较均匀，喂奶后会变松软。这种情况可以有规律地让宝宝吃奶，等宝宝能很好地含住乳头吃到更多的奶时，胀奶现象就会消失。

病理性胀奶表现为乳汁分泌不畅，乳房出现硬块、发红，伴随寒颤、全身无力，4~5 天可以形成脓肿，疼痛、高热伴随而来，涨奶发炎。如果症状严重，就需要及时上医院治疗。

如果哺喂母乳后，仍感觉乳房胀痛，非常不适，可以使用吸奶器挤出剩余的乳汁，防止过度肿胀。哺乳时，应两侧乳房交替喂奶，每次时间不超过 20 分钟。

产后恢复重点看

根据体质来通乳

气虚体质

主要特征：疲乏、气短、自汗、面色苍白等气虚表现。

形体特征：肌肉松软不实（消瘦或偏胖）

常见表现：平素语言低弱、气短懒言、容易疲乏等，产后易出现少乳。

饮食调理：粳米、小米、大麦、山药、黄豆、白扁豆、鸡肉、鹌鹑肉、泥鳅、香菇、红枣、桂圆、蜂蜜等。

阳虚体质

主要特征：阳气不足，有畏寒，手足不温等虚寒表现。

形体特征：肌肉松软不实（白胖）

常见表现：平素畏冷，手足不温，喜热饮食、精神不振。

饮食调理：牛肉、羊肉、狗肉、鳝鱼、韭菜、生姜、辣椒、葱、蒜、芥末等。

气郁体质

主要特征：气机郁滞，有神情抑郁、忧虑脆弱等气郁表现。

形体特征：形体瘦者为多

常见表现：神情抑郁、情感脆弱、烦闷不乐、舌淡红、苔薄白、脉弦。

饮食调理：小麦、蒿子秆、芫荽、葱、黄花菜、海带、玫瑰花等。

湿热体质

主要特征：湿热内温。有面容油光，口苦，苔黄腻等表现。

形体特征：肌肉松软不实（消瘦或偏胖）

常见表现：面垢油光，口苦、口中异味，身重困倦，大便黏滞不畅，小便短黄，舌质偏红。

饮食调理：粳米、小米、大麦、山药、黄豆、白扁豆、鸡肉、鹌鹑肉、泥鳅、香菇、红枣、桂圆、蜂蜜等。

痰湿体质

主要特征：痰湿凝聚，面部皮肤油脂较多，胸闷，痰多，口黏苔腻。

形体特征：形体肥胖、腹部肥满松软。

常见表现：汗多而黏腻，手足心潮湿多汗。常感到肢体酸困，沉重不轻松，面部油腻，口黏或口甜，平素痰多，大便黏腻。

饮食调理：葱、蒜、海苔、海带、冬瓜、萝卜、金橘、芥菜等。

阴虚体质

形体特征：体型偏瘦。

常见表现：手足心热、喜冷饮、大便干燥、舌红少津、脉细数。

饮食调理：猪肉、鸭肉、绿豆、冬瓜、赤小豆、海蜇、芝麻、百合。

不宜吃：羊肉、狗肉、韭菜、辣椒、葱、蒜、葵花子。

特禀体质

主要特征：易过敏。

常见表现：常见哮喘，风团，咽痒鼻塞，打喷嚏等。

饮食调理：西蓝花、油菜、白菜、萝卜、番茄。

不宜吃：容易引起过敏的食物，如海鲜、蚕豆、荞麦、牛肉、鹅肉、鳝鱼。

血瘀体质

主要特征：血行不畅，舌质青紫或有瘀点等。

形体特征：胖瘦均见。

常见表现：肤色晦暗、色素沉着、容易出现瘀斑。

饮食调理：黑大豆、海带、紫菜、萝卜、胡萝卜、金橘。

新手爸爸课堂

给不同体质妈妈的下奶汤

- 气虚体质：猪脚汤、鲫鱼汤，可加党参、当归、红枣等补气、补血药材。
- 阳虚体质：可吃麻油鸡、花胶炖鸡汤、米汤冲芝麻。
- 气郁体质：可用鲫鱼、通草、丝瓜络煮汤，或猪蹄、漏芦煮汤，可达到疏肝理气通络的功效。也可泡玫瑰花、茉莉花、佛手等花茶，舒缓情绪。
- 湿热体质：可喝豆腐丝瓜汤等具有清热功效的汤水。
- 痰湿体质：鲫鱼汤，少喝猪蹄汤和鸡汤。可用如陈皮等具有健脾化湿功效的食材。
- 血瘀体质：生化汤，吃点猪脚姜、黄酒煮鸡、客家娘酒鸡等，也可用益母草煮鸡蛋或煮红枣水。

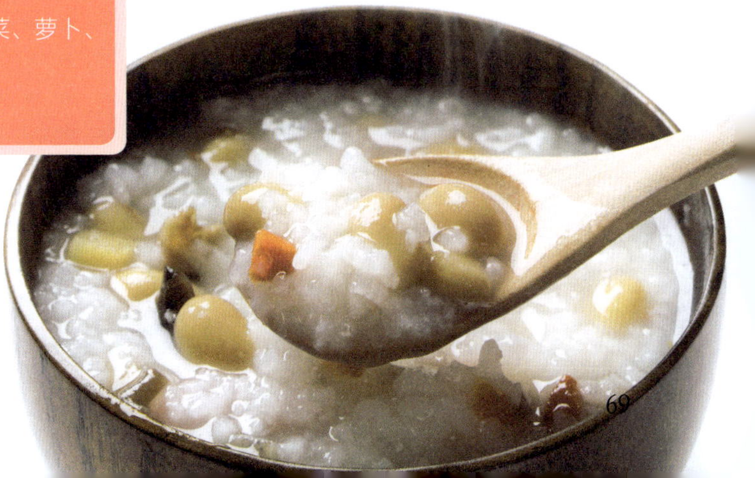

泌乳多，储存起来

* 过多的乳汁要吸出来

乳房中剩余的奶水会堵塞乳腺管，严重的会造成乳腺炎，且影响乳房后期泌乳，因此，乳汁分泌过多的新妈妈一定要将宝宝吃不完的奶水吸出来。

吸出来的奶水应放在储奶袋里，排尽空气，密封冷藏。

冷藏室

如果 12 小时内喂给宝宝，可放入冷藏室。冷藏室不同地方的储存时间也是不一样的，具体情况见下表。

冷冻室

如果近期不会食用，可以放冷冻室保存。冷冻室里不同位置的储存时间是不一样的，具体情况见下表。

场所	温度	时间
冰箱冷藏室（经常开关冰箱门或靠近门的位置）	4℃	24 小时
冰箱冷藏室（靠里位置或者不常打开门的情况）	4℃	48 小时
冰箱冷冻室（经常打开门）	-15 ~ -5℃	3 ~ 6 个月
冰箱冷冻室（不经常打开门）	-20℃	6 ~ 12 个月
室温	25℃	4 小时
携带式冰盒	15℃	24 小时

冷制法制作奶皂

用冷制法制作奶皂其实并不难。首先取 200 克氢氧化钠溶解并使其温度降至室温后，倒入 1000 克左右的油脂中，充分搅拌，然后倒入 150 克左右的母乳，搅拌均匀，放入模具中，常温放 24 小时后脱掉模具，放置在阴凉干燥处风干即可使用。

母乳储存要注意什么

注意母乳抽吸、保存的过程要清洁

冷冻母乳时，不要将容器盛满，乳汁占容器的 3/4 即可，以防冷冻后乳汁膨胀致使容器破裂。在每个容器外面写上挤奶时间和分量，方便以后给宝宝食用。

科学解冻母乳，方便又安全

解冻母乳

方法一：将冷冻的母乳放在冷藏室里，等待母乳慢慢变成液体。

方法二：直接将储奶袋（瓶）放在温水中，隔水缓慢解冻。

加热母乳

方法一：将解冻后的母乳倒入温奶器快速加热，一般不会破坏母乳的营养成分。

方法二：将储奶袋放在装有37~40℃温水的容器中隔水加热。

解冻、加热要注意

1. 如果储存奶出现分层现象，可以轻轻旋转容器，使不同成分混合，去除分层现象，但不要剧烈摇动。

2. 加热冷冻母乳的过程不宜过快，否则会出现层析和腥味。

3. 整个母乳复温过程要保持清洁。

4. 冷冻过的母乳只能解冻一次，不能来回冷冻、解冻，所以每袋的储奶量最好在 150 毫升左右，宝宝可以一次吃完。

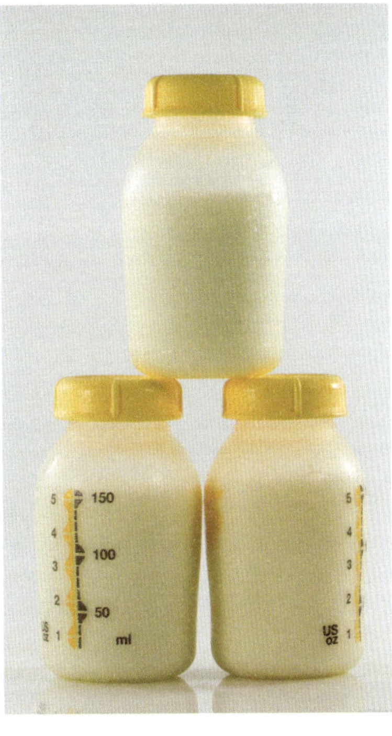

金牌月嫂告诉你

切勿将母乳放到微波炉内加热

使用微波炉加热母乳会导致受热不均匀，即使摸着奶瓶外部不烫，但内部温度其实已经很高了，这样容易烫伤宝宝。另外，通过微波炉加热会破坏母乳中的营养物质。

小小按摩让胸部越来越挺

女性孕期乳腺生长，乳房内的血管也变得粗大，乳房不仅向前推高，也向两腋下扩大。分娩后，支撑乳房的韧带和皮肤因为长时间拉扯，很难在短时间内复原，再加上哺乳的影响，此时若不注意乳房的保护会导致乳房下垂。

按摩乳房能够促进胸部淋巴管运输脂肪，紧实胸部肌肉，加强支撑力，让胸部越来越挺。

＊ “8”字按摩法，使胸部坚挺

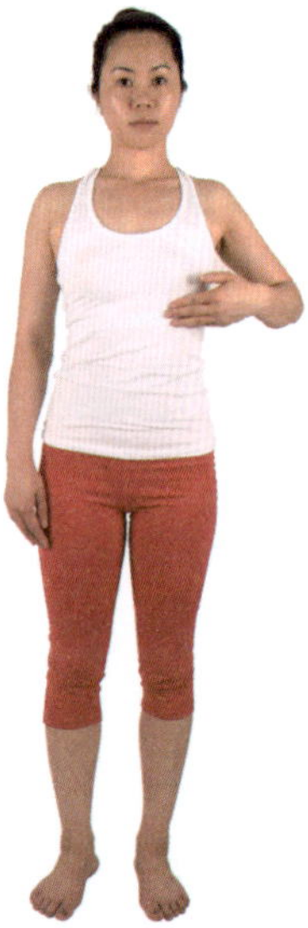

1 左手放在左胸外下侧。

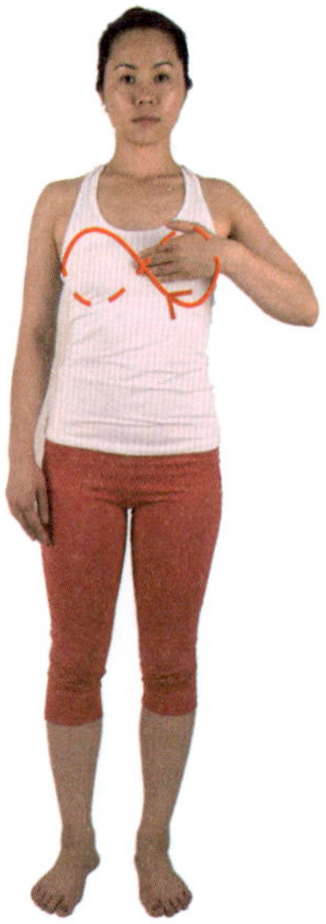

2 沿着胸部下方，向另一边乳房画“8”字按摩。左右交替，重复10次。

＊ 画圈按摩法，紧实胸部肌肉

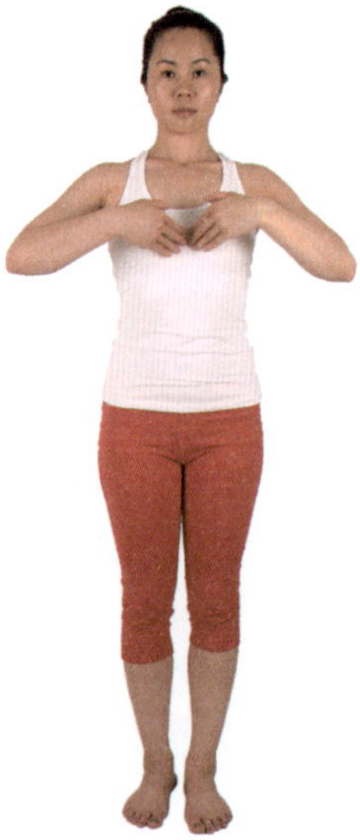

1 手背相对，置于双乳中间。

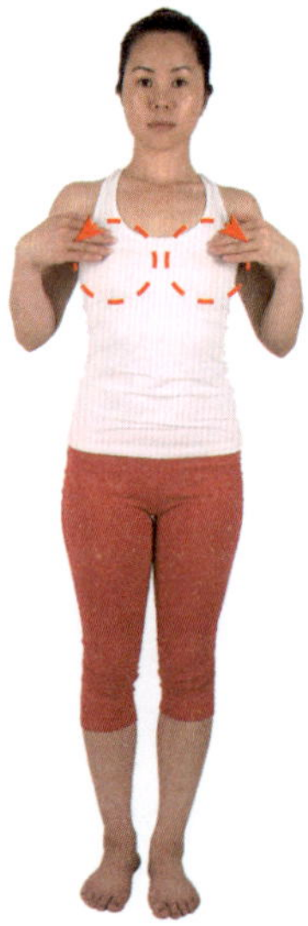

2 双手同时轻按乳房，向外旋推并且画一个圈。每天1次，每次重复20次。

预防乳腺炎，保持乳房健康，宝宝吃得饱

＊ 月子期预防乳腺炎

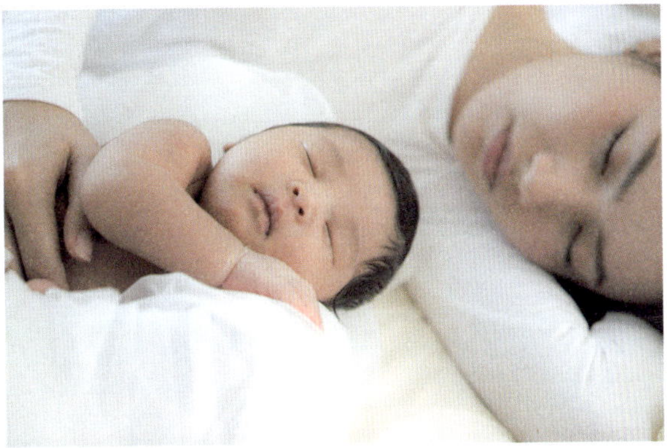

产后乳腺炎是发生在乳房部位的急性化脓性疾病，主要表现为患侧乳房红、肿、热、痛，局部肿块、脓肿，体温升高。急性乳腺炎是月子里的常见病，症状轻的新妈妈可以继续哺乳，但要采取积极措施促使乳汁排出，或者局部冰敷以减少乳汁分泌；症状严重的新妈妈就必须就医了。

＊ 产后乳腺炎的病因

1. 哺乳期间，很可能因为过度熟睡而错过喂奶，或是分泌的乳汁没有被宝宝吸光，以致大量的乳汁堆积在乳房里，使得乳腺管被浓稠的乳汁堵住，导致乳腺炎。

2. 有时候内衣过度紧绷，或是睡觉时压迫，或是乳头皲裂以致乳房感染细菌，也可能造成乳腺管阻塞，进而导致乳腺急性发炎。

＊ 定时排空乳房

新妈妈得了乳腺炎后，要及时排空乳房内的乳汁，因为没有乳汁的营养提供，可以避免乳腺炎进一步恶化，经过一定的药物治疗很快会得到改善。

金牌月嫂告诉你

不要挤压乳房

多数乳腺炎的发病原因都是睡觉时不小心挤压造成的，为避免这种情况的发生，也为了更好地给宝宝哺乳，哺乳期妈妈要注意保护好乳房。首先，睡觉时不要俯卧，侧身而睡时切勿使乳房受压，最好是采取仰卧的姿势，因为向左或向右睡都会压迫乳房，易使乳房内部软组织受到挫伤，从而引发乳腺炎或增生等疾病。

呵护伤口，保持好心情

＊ 剖宫产术后 2 周内要保持腹部伤口清洁

剖宫产妈妈在术后 2 周内，要避免弄湿腹部的伤口，所以这个时候新妈妈不宜进行淋浴或盆浴，可以采用擦浴。剖宫产后 2 周以上就可以淋浴了，不过恶露没有排净之前一定要禁止盆浴。

＊ 保持好心情，不要让宝宝吃“毒奶水”

在整个哺乳期，新妈妈的心情都非常重要，好心情能够促进乳汁的分泌，也会影响宝宝的身心健康。担忧、烦恼、生气、埋怨、抑郁等负面情绪，会影响乳汁分泌，而且人在生气时，体内会产生一种叫去甲肾上腺素的物质，这种物质进入乳汁后，会影响宝宝的情绪，有可能导致宝宝情绪波动大。由此可见，新妈妈的坏情绪会直接影响到妈妈自身的恢复和身心健康，也对宝宝的健康无益，因此新妈妈要保持愉悦、平和的情绪。

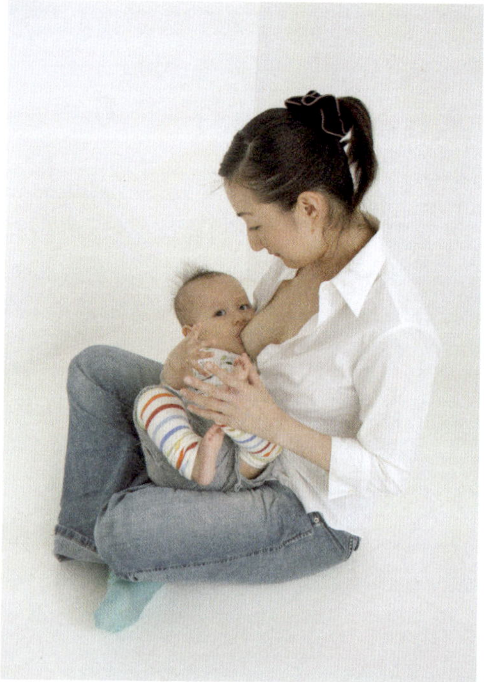

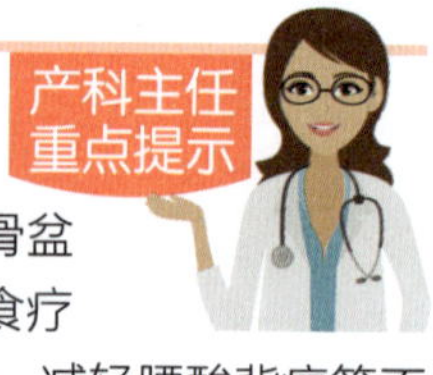

饮食以强腰固肾为主

本周身体恢复的重点在于收缩子宫与骨盆腔，着重进行腰骨的复原和骨盆腔的复旧，也要促进新陈代谢，预防腰酸背痛。中医素有“以形补形”的食疗理论，建议此时多吃猪腰、羊腰等，可强腰固肾，帮助内脏和骨盆腔收缩，减轻腰酸背痛等不适，还可以吃点补肾的温补药材，如枸杞、山药、茯苓等。养腰固肾的食谱有茯苓糕、山药枸杞粥等。

新妈妈要“爱干净”

＊ 子宫颈在闭合

分娩刚结束的时候，子宫颈因充血、水肿会变得非常柔软，子宫颈壁会变得很薄，1 周之后才会慢慢恢复原状，所以本周正是子宫颈内口慢慢闭合的阶段。子宫颈内口闭合前可能造成子宫内膜炎，一定要注意清洁与卫生。

＊ 开始分泌过渡乳

产后 7 ~ 11 天，乳汁量有所增加，乳汁内脂肪含量高，蛋白质和矿物质逐渐减少，乳铁蛋白和溶菌酶保持稳定。

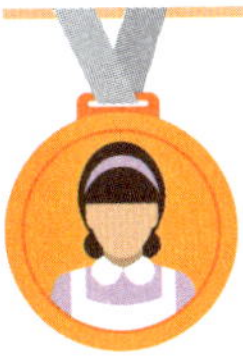

金牌月嫂告诉你

乳头干燥有妙招

如果新妈妈的乳头出现干燥的情况，可以擦拭一些乳头保护膏来缓解。因为宝宝会把药膏吃进去，所以要选择质量有保证的乳头保护膏。

＊ 可以用清水清洗乳头和乳房

因为哺乳期间，新妈妈的乳头会自然分泌一种能抑制细菌滋生的物质，常使用洗护用品会导致乳头干燥，所以用清水清洗乳头和乳房即可。

＊ 可以做一些轻微的活动

回到家里，新妈妈可以每天起来活动一会儿，照顾一下宝宝，但其他的事最好还是让家人去做，这样有利于新妈妈更好地休息和恢复身体。此外，这时的新妈妈也可以逐步安排自己的生活了。

＊ 妊娠纹比较明显

新妈妈肚子和大腿上的妊娠纹目前还比较明显，建议新妈妈没事时可以做一做腹部的按摩，不但有助于消除妊娠纹，而且有利于子宫的恢复。

美味佳肴，吃出幸福感

顺产妈妈 7 天幸福餐

Day8~14
营养菜谱推荐

猪腰大米粥

8:00
早餐

材料 大米100克，猪腰50克，绿豆20克。
调料 盐1克。
做法
1. 猪腰洗净，切片，焯水；大米、绿豆洗净。
2. 水烧开，放入大米、绿豆一起煮至粥将熟时，放入猪腰片煮熟，最后加盐调味即可。

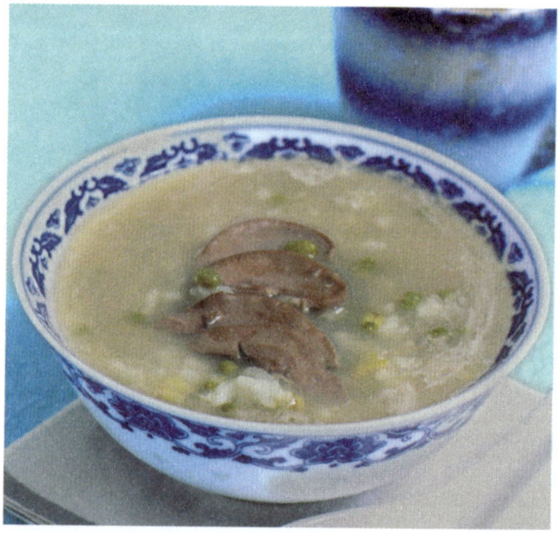

鸡肉山药粥

12:00
午餐

材料 大米100克，去皮鸡肉50克，山药80克。
调料 盐1克，葱末5克，植物油各适量。
做法
1. 山药去皮洗净，切片；鸡肉洗净，切丁，焯烫后捞出，沥干。
2. 锅热放油，爆香葱末，放鸡肉丁，翻炒均匀后盛出；大米放砂锅中，加水，大火烧开，加鸡肉丁和山药片，转小火，煮至粥熟，加盐即可。

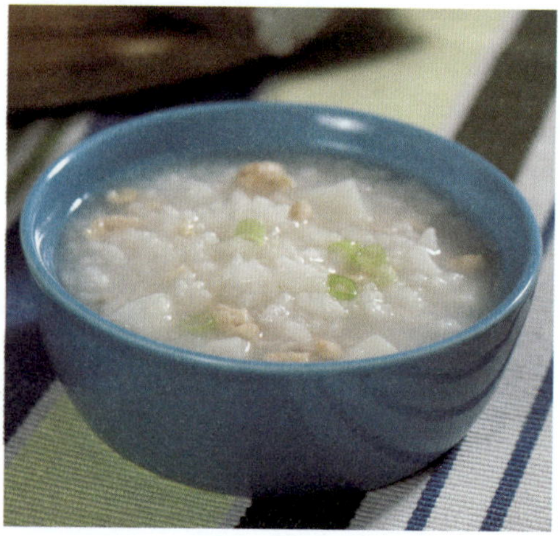

鸡蛋南瓜软饼

15:00
加餐

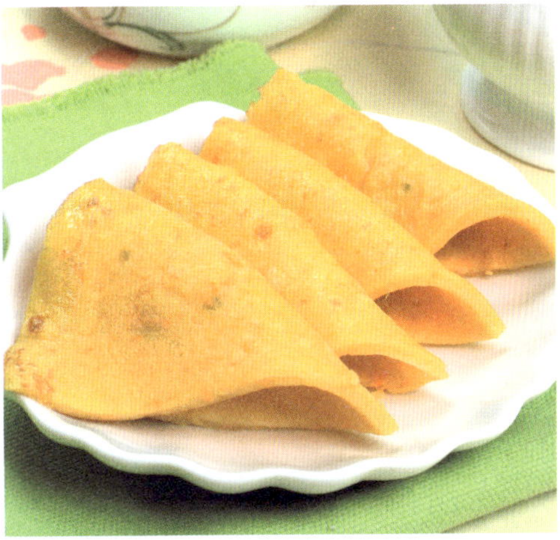

材料 面粉120克，去皮南瓜80克，鸡蛋1个，干酵母2克。

调料 白糖、植物油各适量。

做法

1. 南瓜去瓤，蒸软，碾成泥，加入面粉、白糖、干酵母和温水搅成面糊，加盖醒发2小时，磕入鸡蛋，搅匀。
2. 油烧热，放入适量面糊，转动锅使其铺满锅底，煎至双面金黄即可。

花生红枣鸡汤

18:00
晚餐

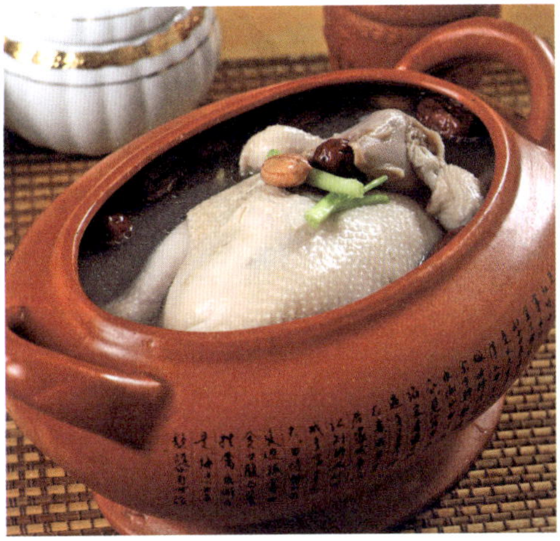

材料 净鸡1只，水发香菇30克，花生米25克，红枣6枚。

调料 葱段、姜片各5克，盐2克，老抽、白糖各3克，淀粉、植物油各适量，香油1克。

做法

1. 香菇加白糖、香油、淀粉拌匀；鸡用老抽、盐腌渍10分钟。
2. 油烧热，爆香葱段、姜片，放入鸡、花生米、香菇、红枣，加适量清水，慢火炖1小时，煮至鸡肉熟烂，加盐即可。

奶油南瓜汤

21:00
加餐

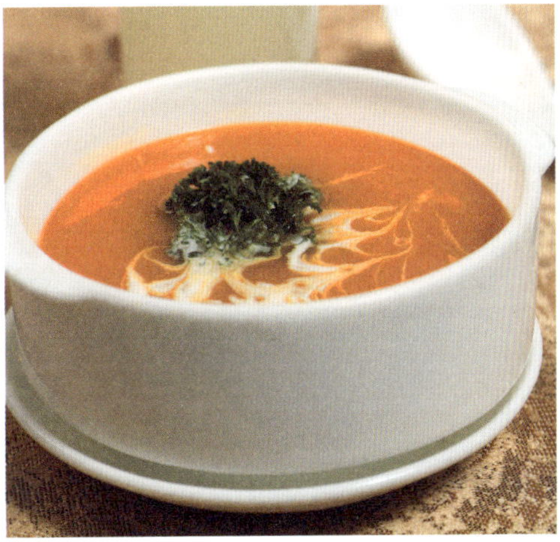

材料 南瓜100克，洋葱、西蓝花各30克。

调料 奶油、盐各适量。

做法

1. 南瓜去皮，洗净切细丁；洋葱去皮，洗净切碎；西蓝花洗净掰小朵，焯水，过凉待用。
2. 锅放奶油加热后，放洋葱碎炒香，再加入南瓜丁和适量清水，小火煮至南瓜熟烂，加盐调味，装碗后放上西蓝花点缀即可。

剖宫产妈妈 7 天幸福餐

Day 8~14
营养菜谱推荐

黑米八宝饭……………………开胃健脾，改善产后体虚
百合炒芦笋……………………排毒养颜，补中益气
菠菜枸杞粥……………………加速体力恢复
葱烧海参………………………促进乳汁分泌
牛奶双米粥……………………养心安神，促进睡眠

黑米八宝饭

8:00
早餐

材料 黑米、糯米各 50 克，桂圆肉、山楂、杏脯、瓜条、青梅各 20 克。

调料 熟猪油、白糖各适量。

做法

1. 黑米、糯米洗净，浸泡 2 小时，沥干，加熟猪油、白糖拌匀。
2. 大碗内抹熟猪油，放桂圆肉、山楂、杏脯、瓜条、青梅，倒入两种米，铺平，加适量水，蒸 40 分钟，取出扣在盘子上即可。

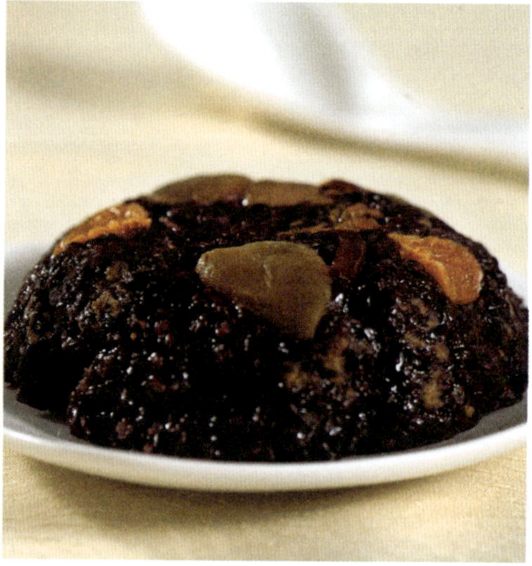

百合炒芦笋

12:00
午餐

材料 芦笋 500 克，鲜百合 150 克。

调料 盐、白糖、植物油各适量。

做法

1. 芦笋洗净，切段，焯熟；鲜百合冲洗干净，待用。
2. 炒锅置火上，倒油烧热，下入鲜百合和芦笋段，大火翻炒几下，调入盐、白糖及适量清水翻炒至熟即可。

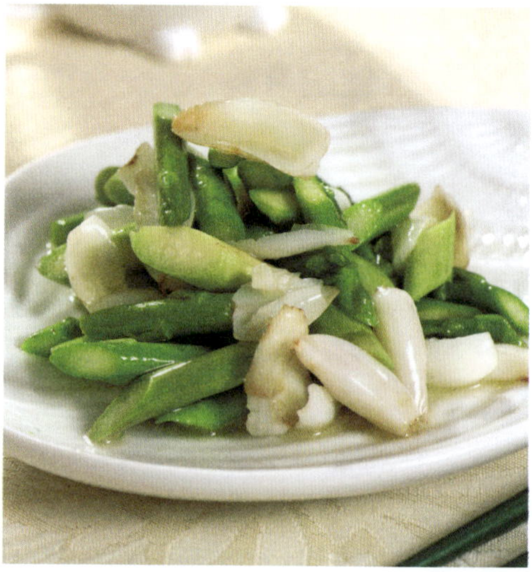

15:00
加餐

菠菜枸杞子粥

材料 菠菜、小米各100克，枸杞子15克。

做法

1. 菠菜择洗干净，汆水捞出，切小段；小米、枸杞子洗净。
2. 砂锅置火上，倒入适量清水烧开，放入小米，大火煮沸后改用小火熬煮15分钟，放入枸杞子，煮至小米软烂，下入菠菜段搅匀，煮沸即可。

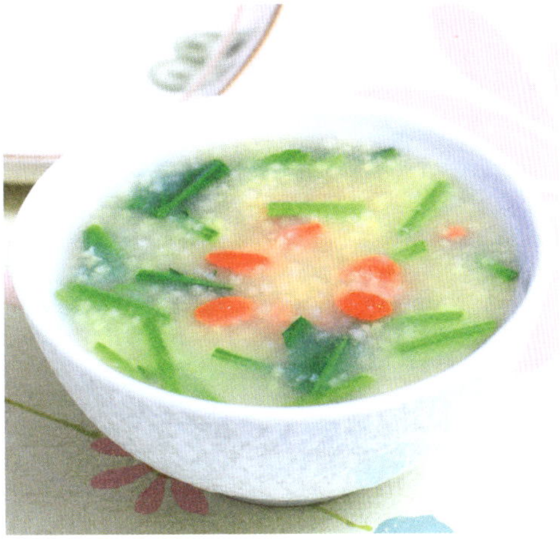

18:00
晚餐

葱烧海参

材料 水发海参250克，大葱100克。

调料 高汤20克，酱油5克，盐3克。

做法

1. 海参切开、洗净，切条，焯水备用；大葱洗净，取葱白切成条状。
2. 油烧热，煸香大葱条后，加海参条、高汤、盐、酱油，烧至海参熟烂即可。

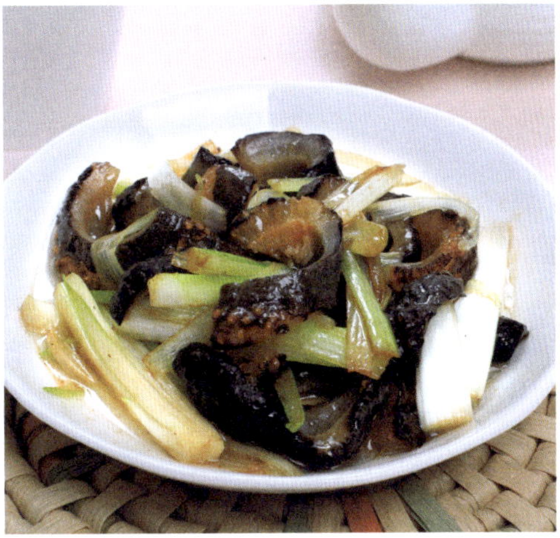

21:00
加餐

牛奶双米粥

材料 大米、小米各30克，鲜牛奶60毫升。

做法

1. 大米、小米分别淘洗干净，大米浸泡30分钟。
2. 锅置火上，倒入适量清水煮沸，放入大米和小米，先以大火煮至米涨开，转小火将米煮开花，再倒入牛奶，搅拌均匀即可。

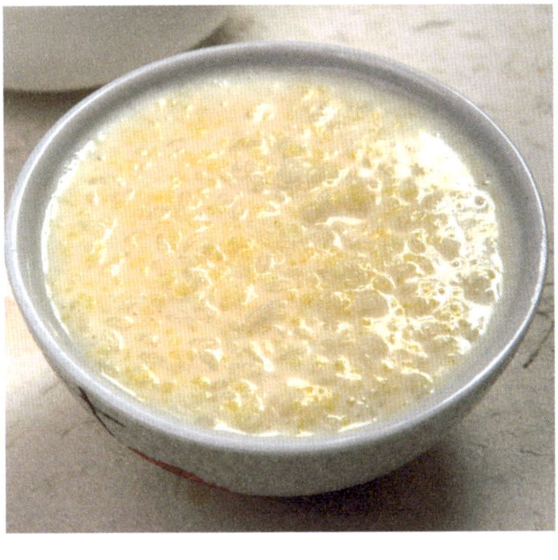

新生儿护理注意事项

给宝宝用尿布还是纸尿裤

很多新妈妈对到底给宝宝用尿布还是纸尿裤非常纠结，其实各有优缺点，这里就对此做一个比较，新妈妈可以根据自己的实际情况和两者的特点进行选择。

	尿布	纸尿裤
舒适性	纯棉尿布，透气性好，会让宝宝感到非常舒服	透气性相对较差，若不及时更换，容易引发尿布疹
方便性	尿湿后就要更换，需要准备较多，新妈妈要随时注意宝宝是否尿了，母婴都不能好好休息	吸水性强、渗透快。可容纳大量尿液，不用尿一次就更换纸尿裤，可减少宝宝因尿尿而醒来换尿布的麻烦，能保证宝宝的睡眠质量
经　济	价格较低，可重复使用	价格较高，属一次性产品

* 尿布的清洗和使用

清洗尿布应选用婴儿专用洗衣液，用清水反复漂洗干净后，再用开水浸烫，然后放在阳光下暴晒。

不要用尿布给宝宝擦屁屁，因为长期使用会导致尿布表面粗糙，会擦伤宝宝的屁屁。

不要在尿布外面裹塑料布，因为塑料布透气性差，容易引发尿布疹。如果怕宝宝尿湿床垫，可以在床垫上铺一个隔尿垫。

金牌月嫂告诉你

纸尿裤选购注意事项

1. 尽量选择吸水性强、透气性好、防侧漏的纸尿裤。

2. 根据宝宝的体重和月龄选择合适的纸尿裤，不要过大或过小，否则会让宝宝不舒服。

3. 有的纸尿裤是根据男女宝宝的生理特点设计的，所以要选择适合自己宝宝的纸尿裤。

宝宝屁屁护理要点

* 宝宝屁屁护理要点

1. 选择大小适中、透气性好的纸尿裤。

2. 最好每 2 小时检查一次是否排便，大便后及时更换尿布或纸尿裤；每天排便次数大于 10 次、大便稀软、皮肤敏感的宝宝，应每小时检查一次。

3. 易流汗的宝宝，即使 4 小时未大小便，仍要注意更换纸尿裤或尿布。

4. 大便较黏稠或次数较多时（一天大于 6 次），除注意清洗外，最好每天将小屁屁曝露于空气中一段时间。可以每天 1 ~ 3 次，每次 5 ~ 10 分钟，以保持皮肤干燥，但要避免着凉。

5. 大便后擦拭时，男宝宝要注意阴囊褶皱处的清洁，女宝宝应由前往后擦，且不可以来回擦拭。

* 护臀霜不要等有问题时才用

护臀霜以氧化锌为主要成分，氧化锌可起到隔离和保护的作用，避免皮肤与尿、便的接触，所以，即使宝宝没有患尿布疹，也要使用护臀霜，以起到一定的预防作用。

* 皮肤干透再用护臀霜

给宝宝洗完屁屁后，一定要让皮肤干透了再使用护臀霜。如果皮肤还湿着就着急涂抹，会把湿气滞留在皮肤上，散发不出去，这样一来，皮肤长时间处于潮湿状态，更容易引起或者加重尿布疹。这种情况下，护臀霜涂得越厚，反作用越大。

* 不要涂得过厚

护臀霜作为一种含有化学成分的洗护产品，会有轻微的刺激性，当宝宝已经出现红屁屁时，皮肤更为敏感，容易受到刺激，所以新妈妈不要误以为护臀霜涂得越厚越好，涂得过厚反而会影响皮肤透气性，只需浅浅一层就可以了。

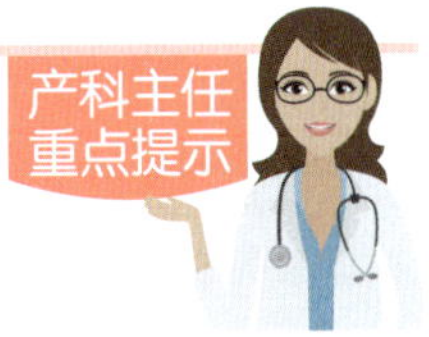

让小屁股干爽的几个方法

- 用柔软的毛巾轻轻擦拭，尤其要注意皮肤褶皱处的擦拭。
- 在足够暖和的室内，可以让宝宝自然晾干。
- 用婴儿纸巾以点擦的方式擦干后，擦一点婴儿爽身粉。

辣妈养成记

合理控制体重

* 产后恢复，从监测体重开始

进入产后第 2 周，新妈妈的身体有了一定程度的恢复，这个时候既要注意饮食营养，保证乳汁的充分分泌，也要合理控制体重。

很多女性认为产后肥胖是不可避免的事情，生完宝宝后身材一定会走样，所以选择不结婚、不生小孩，以保持苗条的身材。其实，在怀孕期间体重增加 10 ~ 12 千克是健康合理的，而在生完宝宝后，只要进行适当的饮食调理，搭配合理的运动，就一定能够恢复到孕前的身材。

产后 6 周到 6 个月体重（千克）/ 孕前体重（千克）

<1.1　正常增重，比较容易恢复好身材。

>1.1　产后肥胖，需要通过努力瘦身恢复好身材。

生理结构和饮食习惯变化是产后肥胖的两个主要原因，所以在坐月子的时候就要注意膳食结构，有效进行合理搭配。

* 按摩腹部，促进恶露排出

平躺在床上，找到肚脐下 10 厘米的位置，四指并拢，用指腹顺时针按摩，力度要轻揉，早、晚、睡前按摩 5 分钟。腹部按摩有助于促进肠胃蠕动，帮助子宫排恶露，也可以预防由于子宫收缩不良所引起的产后出血。

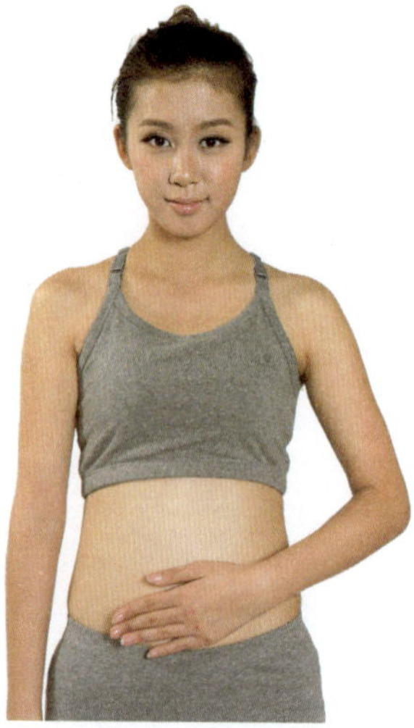

让精油瓦解腹部顽固脂肪

天然植物单方精油中，杜松精油、葡萄柚精油、柠檬精油、胡萝卜子精油、丝柏精油、洋甘菊精油等都具有显著的瘦身效果，能够瓦解腹部顽固脂肪，增强腰腹部皮肤弹性，收紧腰腹部线条。

柠檬配方精油	柠檬 2 滴 + 杜松 2 滴 + 葡萄柚 3 滴 + 薄荷 1 滴 + 荷荷巴油 20 毫升
丝柏配方精油	丝柏 4 滴 + 杜松 3 滴 + 天竺葵 3 滴 + 葡萄子 20 毫升 + 甜杏仁油 10 毫升
洋甘菊配方精油	洋甘菊 3 滴 + 胡萝卜子 3 滴 + 月桂 2 滴 + 荷荷巴油 10 毫升

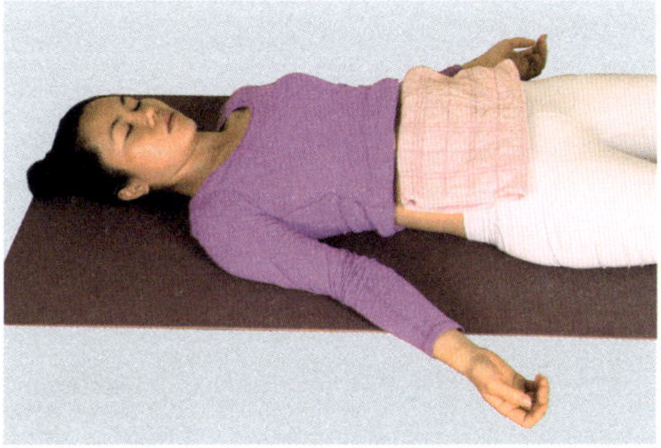

1 先用温热的毛巾敷一敷小腹。

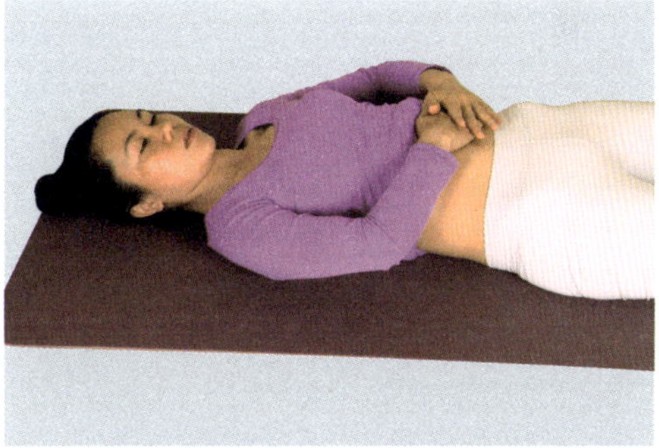

2 倒七八滴精油在掌心，搓热。用双手把精油均匀地涂抹在小腹上，逆时针画大圈按摩 7 圈。

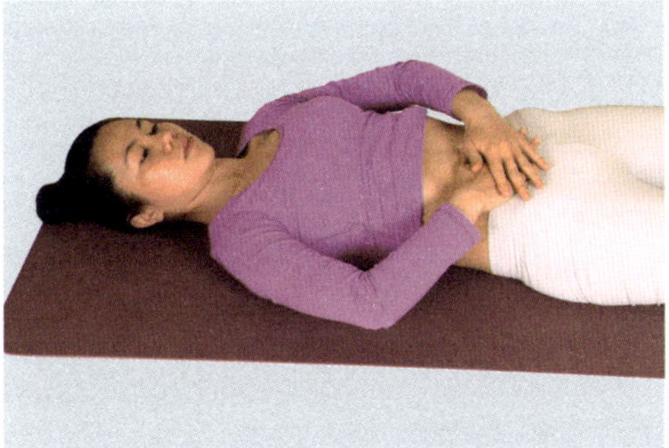

3 顺时针画小圈按摩腹部，按摩 5 圈。

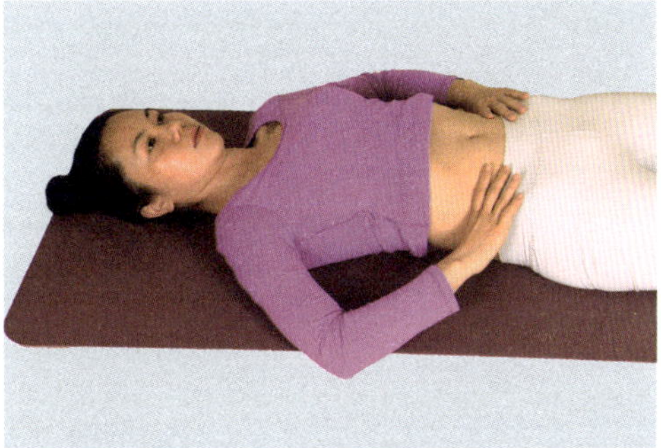

4 双手叉腰，虎口卡在腰部两侧，上下捏揉。重复上述按摩动作。

网络热搜问答

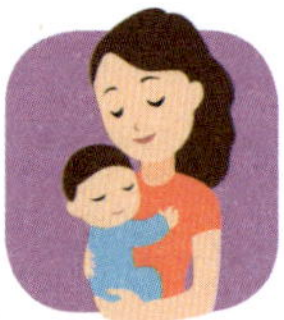

新妈妈糖糖

我一直气血不足，唇色发白，很多时候提不起力气。可是我一直注重食补，时不时煲汤，吃红枣、红豆及各种营养品，但依然气血不足。月经期间，脸色白得吓人。请问，到底该怎么做，才能使气血充足呢？

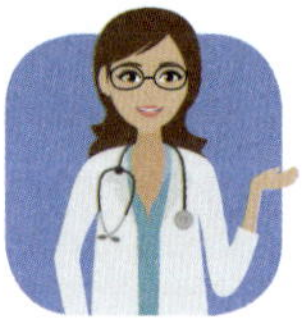

产科主任医师答

加强锻炼身体可以快速补气血。当气血不足时，人身体内的很多没用的垃圾不能排泄掉，容易造成瘀血，如果是特别爱生气的新妈妈，更容易造成气血亏虚的情况，所以保持心态平和，每天进行力所能及的锻炼，可以让自己的情绪保持稳定，不被外界的环境所干扰。

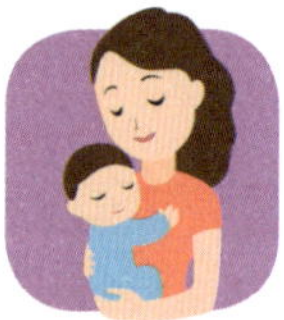

新妈妈桃之夭夭

我在产后有些轻微贫血，听说喝红糖水对补血有效，是真的吗？

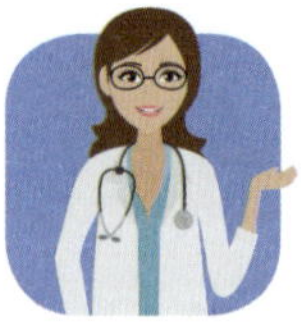

产科主任医师答

很多新妈妈都以为喝红糖水可以补血，实际上，红糖中补血的有效成分并不多。产后贫血的新妈妈可以适当多吃动物肝脏、牛肉、动物血等动物性食物来补血。需要注意的是，动物肝脏不能多吃，每周 1 ~ 2 次，每次 30 ~ 50 克为宜。

红糖只是能刺激机体造血的功能，补铁、补血还得靠动物性食物。而且红糖提纯不够，里面还可能含有杂质，使其效果不强。

新妈妈 Nice-yy

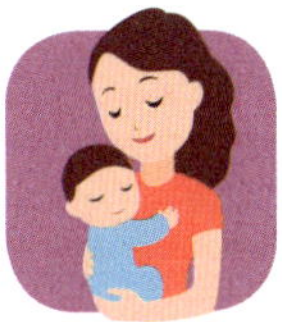

产后出现贫血，按照医生的指导补充铁剂。补充了一段时间，乏力、心慌、胸闷等症状有了很大改善。满月后去娘家小住，忘记带铁剂，就停掉了，也没见有什么症状，回家后又继续补充了。所以，补铁剂间断服用也没什么问题吧？

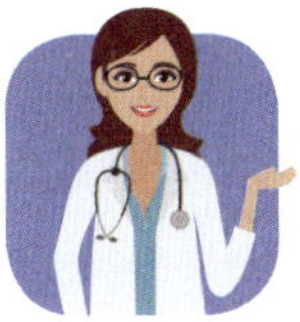

产科主任医师答

贫血新妈妈根据医生指导服用铁剂，症状改善或稳定后即停止服用是非常错误的，这样很容易造成贫血情况再次出现。正确的方法是服用铁剂治疗缺铁性贫血，直到贫血症状稳定后，再继续服用铁剂 6 ~ 8 周，以补充体内的储铁量。

新妈妈星空

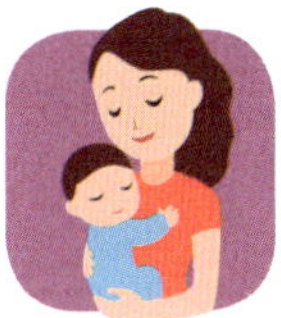

为了补铁、补气血，吃了好多肉类，吃蔬菜的量都变少了，却没什么效果，为什么呢？

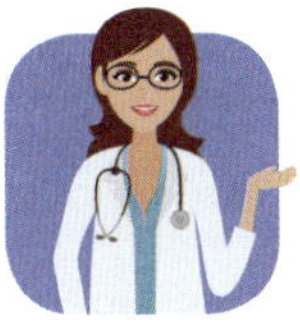

产科主任医师答

许多人不知道，多吃蔬菜、水果对补铁也是有好处的。这是因为蔬菜、水果中，富含维生素 C、柠檬酸及苹果酸，这类有机酸可与铁形成化合物，从而增加铁在肠道内的溶解度，有利于铁的吸收。

产后恢复重点看

开始分泌成熟乳，注意补养气血

* 开始分泌成熟乳

宝宝出生 14 天后，新妈妈的乳汁分泌逐渐稳定，这时候的乳汁不仅含有丰富的营养物质，还会根据宝宝生长过程的变化自行调节其中营养物质的含量，被称为“成熟乳”。宝宝身体所需的各种营养素都能在乳汁中获取，要及时、足量地喂给宝宝，宝宝才能健康生长。

此后，新妈妈更要注意补养气血，以保证乳汁充足并提高乳汁质量。

* 补血养气，提高乳汁质量

营养得不到充分的补充，容易导致气血不足，进而使产后少乳、无乳、乳汁清稀的情况出现，影响宝宝正常的身体发育。因此，新妈妈要想让宝宝吃饱、吃好，首先要补足气血，多吃一些花生、红枣、黑米等补气养血的食物，让自己的气血充足起来。

* 哺乳时间有讲究

哺乳时间没有非常明确的规定，最好是注意观察宝宝的状态，进行按需喂养。

大多数宝宝在吃饱后会停止吸吮动作，安然入睡，或是把嘴巴从乳头上移开。新妈妈可以让宝宝先吃一侧乳房的奶水，直到宝宝不吃了，给宝宝拍嗝，再让宝宝吃另一侧乳房的奶水。一般宝宝吃一侧乳房的奶水需要 10 ~ 15 分钟，吃奶的时间越长，宝宝就越能吃到更多的后奶（脂肪含量高）。但关键是在整个哺乳过程中，宝宝要保持持续的吸吮动作。

* 吃得越勤，乳汁越多

可以让宝宝想吃就吃，多吸吮乳头，既可使乳汁及时排空，又能通过频繁的吸吮，刺激新妈妈分泌更多的催乳素，使奶量不断增多。

一般来说，即便开始奶水不多，只要坚持让宝宝多吸，加上新妈妈保持愉快的心情、充足的睡眠、均衡的营养，奶水就会慢慢多起来的。

适合哺乳妈妈补气养血的明星食材

鲤鱼

味甘，性平；有滋补脾胃、通乳等功效。可以用鲤鱼和红豆炖汤，补气血又通乳。

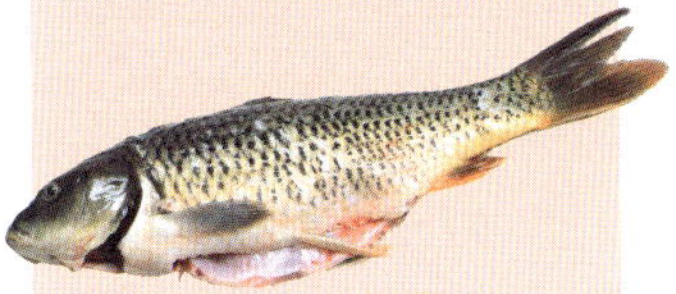

猪肝

味甘、苦，性温；有补气血、排恶露、养肝明目的作用。可以和柿子椒炒着吃，也可以和菠菜一起煲粥。

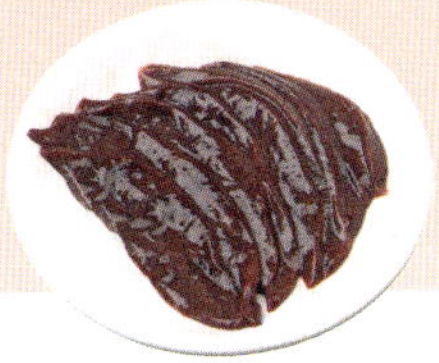

泥鳅

味甘，性平；有健脾养胃、补肾益气、补血养血的作用。可与豆腐一起煲汤，也可干煸。

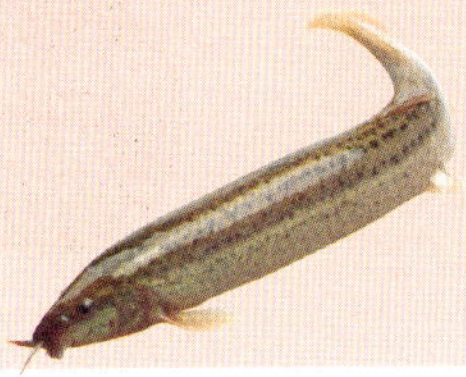

红薯

味甘，性平；有补中和血、益气生津、健脾开胃、润肠通便的作用。可烤着吃或和小米一起煮粥。

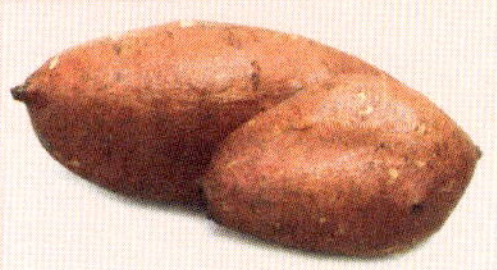

糯米

味甘，性温；有补中益气、健脾养胃、止汗补虚的作用。可做成糯米饭、糯米粥。

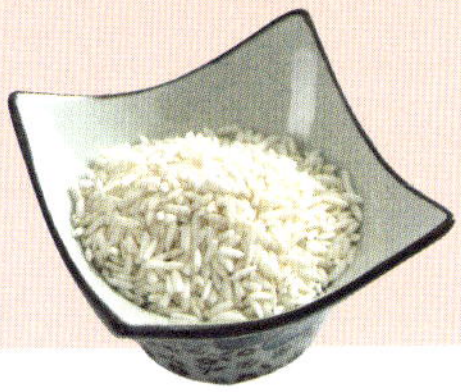

鲫鱼

味甘，性平；有健脾利湿、和中开胃、活血通络、滋阴补血的作用。可与木瓜或豆腐一起煲汤。

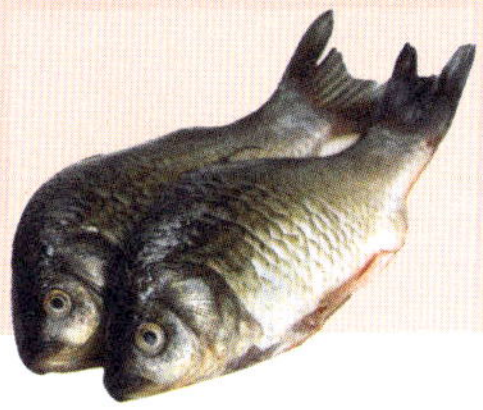

桑葚

味甘，性寒；有补血滋阴、生津润燥的作用。可生食，也可做粥。

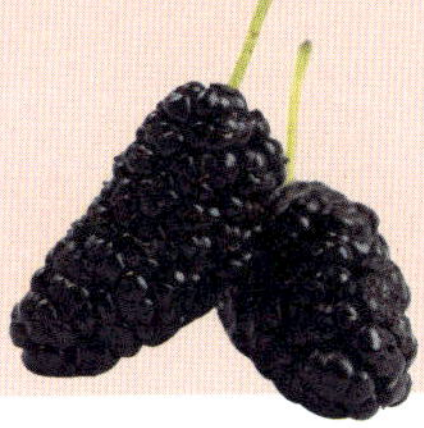

枸杞子

味甘，性平；有滋补肝肾、益精明目、养血的作用。泡水或煲汤皆可。

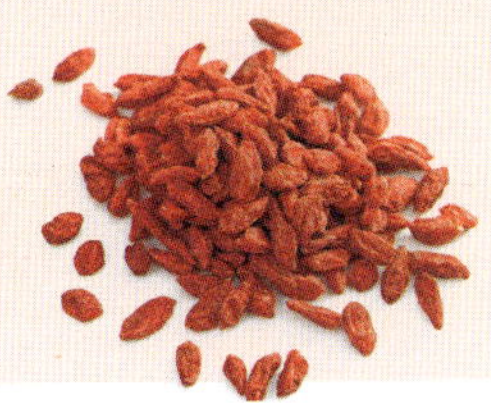

气血源于五脏，养五脏就是补气血

人的气血源于五脏。肾是气血的先天之本，肾精能转化为血液；脾是后天之本，将食物运化成气血；心脏是不懈动力，推动血液循环；肺可以调配气血；肝则可储藏血液。新妈妈可以通过滋补五脏，达到补气、补血的目的。

＊ 五色食物

黑色食物养肾

黑豆、黑芝麻、黑米、黑木耳、黑糯米等，富含氨基酸和矿物质，有补肾养血、美容养颜、延年益寿的功效。

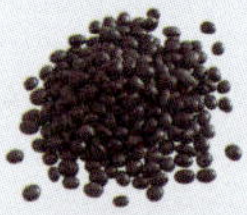
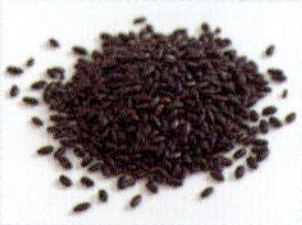
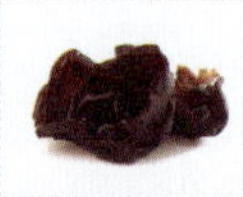

白色食物养肺

莲藕、百合、银耳、白萝卜、大米等，有滋阴润肺、解毒生津、降火安神的作用。

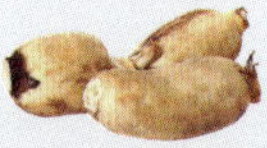
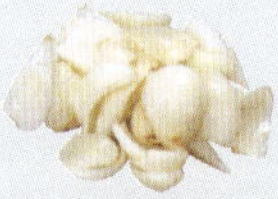
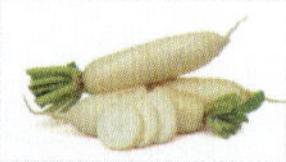

黄色食物养脾

小米、香蕉、黄豆、玉米、菠萝等，富含维生素 A 和维生素 D，有补益脾胃、壮骨强筋的作用。

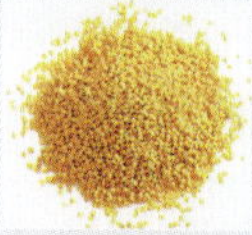
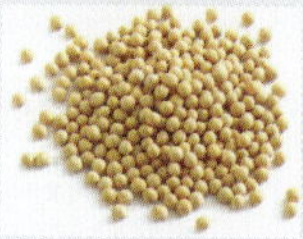
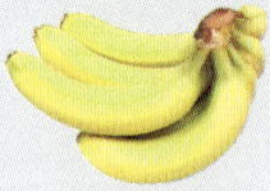

绿色食物养肝

黄瓜、绿豆、西蓝花、柿子椒、猕猴桃等，含有丰富的维生素和膳食纤维，有清热解毒、保肝利胆、生津养阴的作用。

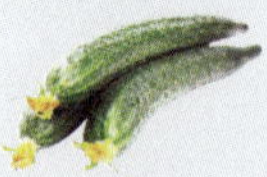
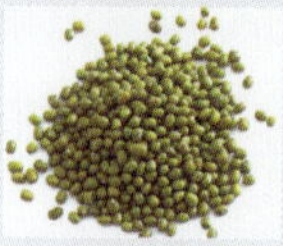
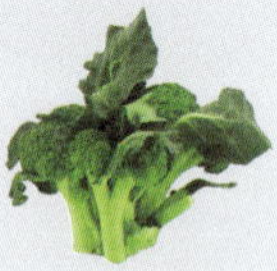

红色食物养心

红豆、红枣、樱桃、草莓、番茄等大都含有胡萝卜素和天然铁质，有活血化瘀、补血益心、增强体质的作用。

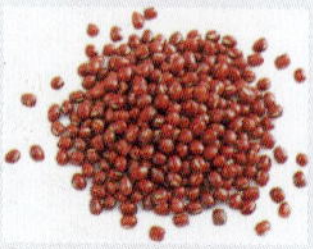
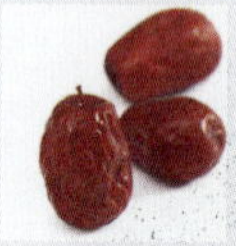
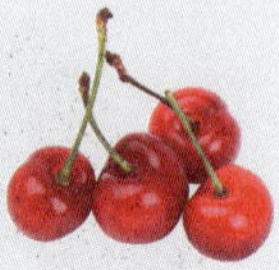

应该穿上内衣了

* 必须穿哺乳内衣了

很多新妈妈坐月子期间嫌麻烦不穿内衣，其实这是不好的习惯。因为这个时期穿对内衣是很重要的，它能支持和扶托乳房，防止乳房下垂；能促进乳房血液循环，加速乳汁分泌；能避免因乳汁淤积而引起的乳腺炎；能保护乳头免受摩擦。

* 如何选择哺乳内衣

要根据自己乳房的大小及时调换内衣的号码和罩杯的形状；内衣的带子要有一定的拉力，能将乳房向上托起；内衣应选择透气性好的纯棉布料；最好穿胸前有开口的哺乳内衣，方便给宝宝喂乳。

* 哺乳内衣很娇气，清洗和晾晒有讲究

哺乳内衣最好用内衣专用的中性洗剂手洗，洗好后，把带子放入罩杯中，握在掌心挤压，这样可以避免罩杯变形。湿的内衣，要用三点固定，倒立悬挂的方式挂起来，不要用肩带悬挂，因为水分的重量会将肩带拉长。放在阴凉通风的地方晾干、利用紫外线杀菌要适度，否则容易让衣服布料变质及褪色。

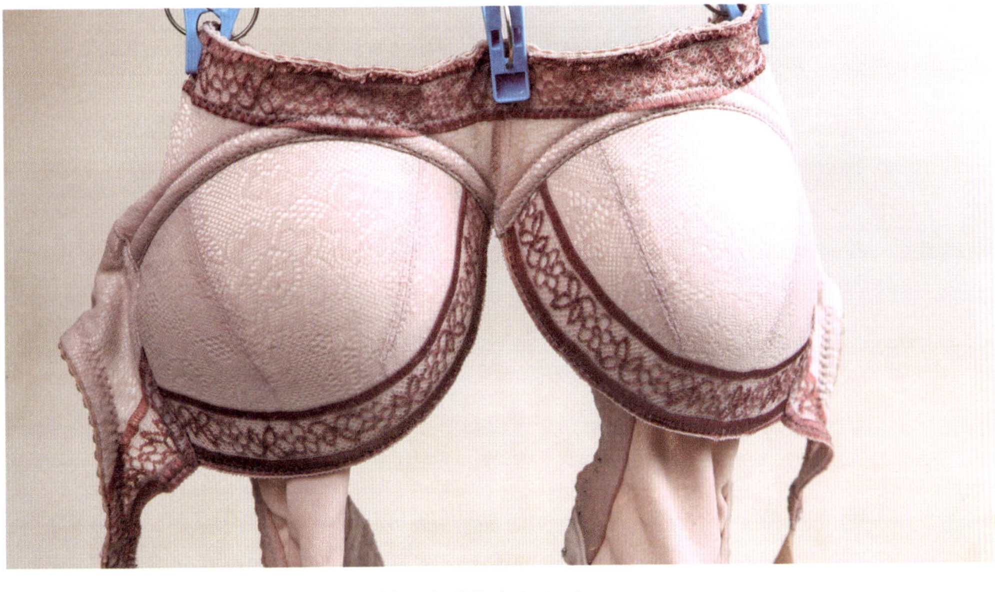

三点处固定内衣，倒立悬挂晾晒，可以预防哺乳内衣变形。

可以进行恢复锻炼了，切记要适度

经过了半个多月的休养与护理，有些新妈妈的身体恢复得差不多了，在医生许可的情况下可以适当增加一些运动量了。

需要提醒新妈妈的是，运动有一个大前提，即不能感到劳累。运动时，运动量和幅度都不要太大，以免身体过于疲劳。

* 躺床上缓慢做蹬自行车动作

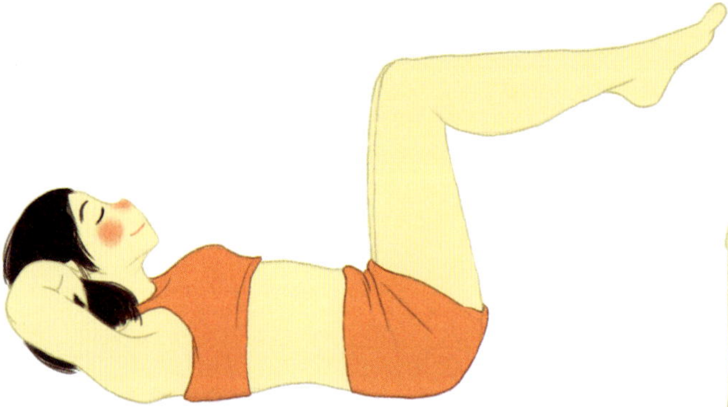

虽说可以开始锻炼了，但也要注意运动量和幅度，不宜使身体过于疲劳。

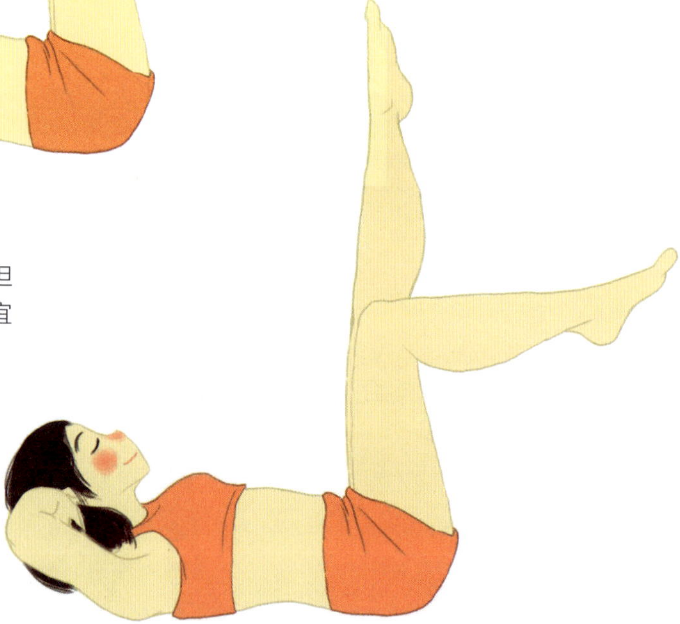

* 适当做一些轻体力的家务活

经过 2 周的喂养实践，绝大多数新妈妈已经能够熟练地喂养宝宝，并根据宝宝的作息时间进行调整，使自己和宝宝保持一致，新妈妈的精神状态也有所改善，所以从这周开始，新妈妈可以做些轻体力的家务活，锻炼身体，利于筋骨的恢复。

保护好眼睛，切忌用眼过度

新妈妈如果长时间上网、看电视或书报等，眼睛会提前老化。如果新妈妈确实想看，也要保证每看 30 分钟休息 10 分钟，还可以做一做眼保健操，或者经常吃些动物肝脏、绿色蔬菜等，这些食物中富含维生素 A，能起到保护视力的作用。

新妈妈如果经常哭泣、流泪的话，眼睛容易酸痛，并加速眼睛老化，甚至还会引发青光眼、白内障等疾病，所以家人应尽量让新妈妈远离伤心事，使其安心坐月子。当然，新妈妈也要努力使自己保持愉快的心情，尽量避免月子期间流泪。

金牌月嫂告诉你

学会放松

这时新妈妈应该多想想开心的事。经过前几周的调理，自己的身体已逐渐恢复。在喂养宝宝、照顾宝宝的过程中与宝宝不断接触，彼此之间的感情越来越深，这就给自己带来了巨大的自豪感，增强了照顾宝宝的自信心，心情就会好起来。

不要急着戴隐形眼镜

怀孕期间，因为内分泌系统和全身多系统的变化，会影响角膜的生理和代谢，使眼睛出现诸多不适，所以不推荐佩戴隐形眼镜。产后也建议新妈妈不要过早佩戴隐形眼镜，因为全身各器官功能需要时间恢复，过早戴隐形眼镜会加重眼睛疲劳。因此，建议新妈妈过了产褥期再佩戴隐形眼镜。

不要在光线不佳的地方用眼

阳光直射、光线过暗或过弱，都会让眼睛不舒服。强日光可导致视网膜感光细胞发生退行性变性，影响视力；长时间在光线过暗、过弱的地方看书，容易导致青光眼。新妈妈如果想看书、写字来放松一下心情，最好选择光线柔和、自然的地方进行。

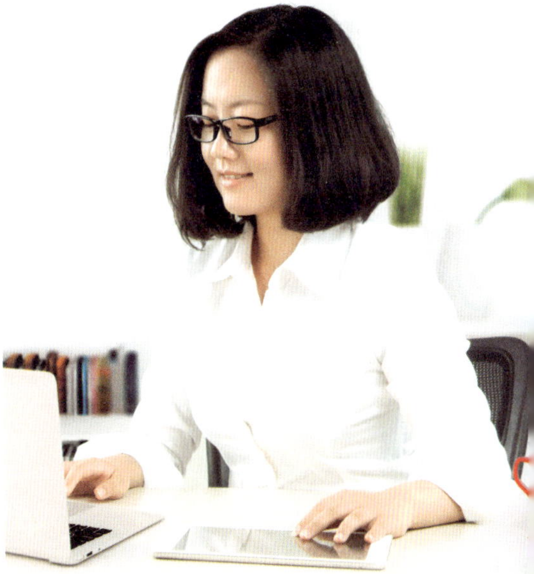

美味佳肴，吃出幸福感

顺产妈妈 7 天幸福餐

Day15~21
营养菜谱推荐

小米红豆粥……………………催乳补虚
红枣羊腩汤……………………温补气血
银耳南瓜汤……………………补气、抗衰老
红烧冬瓜………………………利水、消肿
香芹豆腐羹……………………补钙、降压

8:00
早餐

小米红豆粥

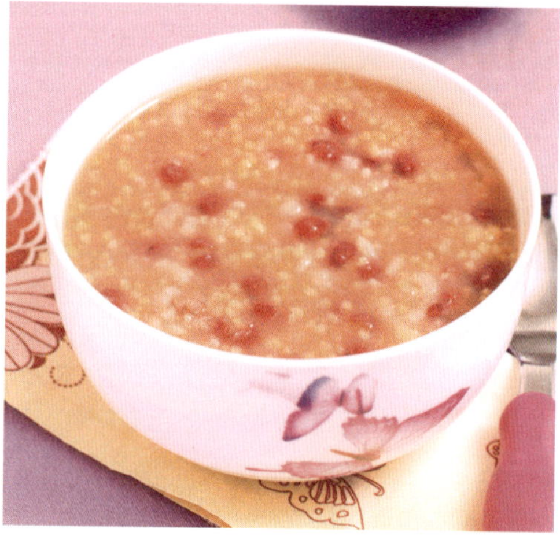

材料 红豆、小米各 50 克，大米 30 克。

做法

1. 红豆洗净，用清水泡 4 小时，再蒸 1 小时至红豆熟透；小米、大米分别淘洗干净，大米用水浸泡 30 分钟。
2. 锅置火上，倒入适量清水，大火烧开，加小米和大米煮沸，转小火熬煮 25 分钟至粥稠。
3. 将熟透的红豆倒入稠粥中煮沸，搅拌均匀即可。

12:00
午餐

红枣羊腩汤

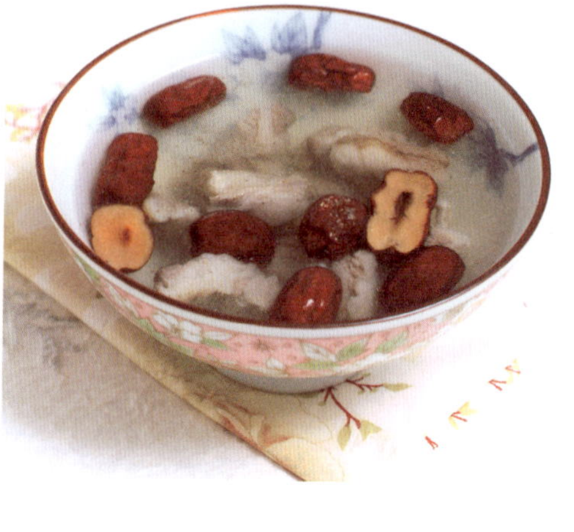

材料 羊腩 200 克，红枣适量。

调料 盐 3 克，胡椒粉少许。

做法

1. 羊腩洗净，切小块，放入锅中，倒入适量清水，大火烧开略煮片刻，去除血水，捞出沥干。
2. 红枣洗净，去核，对半切开。
3. 锅中倒入适量清水，放入羊腩块和红枣，炖约 50 分钟，加盐、胡椒粉调味即可。

15:00
加餐

银耳南瓜汤

材料 南瓜100克，干银耳5克。

调料 冰糖适量。

做法

1. 干银耳泡发，洗净，撕成小朵；南瓜去皮瓤，洗净，切块。
2. 汤锅放置火上，放入适量清水，烧开，放入南瓜块、银耳，煮至南瓜软烂，用冰糖调味即可。

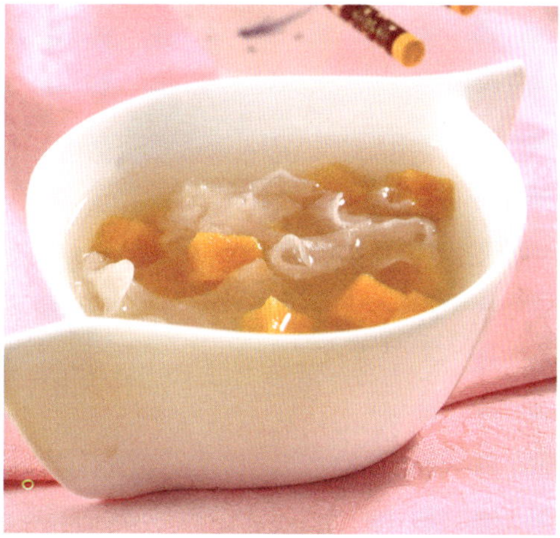

18:00
晚餐

红烧冬瓜

材料 冬瓜300克，泡发的香菇、青椒、红甜椒各20克。

调料 葱花5克，植物油、酱油、蚝油各适量。

做法

1. 冬瓜去皮，切成方块；泡发的香菇冲洗，挤干，去蒂，切粒；青椒、红甜椒洗净，去蒂及子，切粒。
2. 锅内倒油烧热，放入冬瓜块、香菇粒、红甜椒粒、青椒粒炒香，加适量清水、酱油烧开，待汤汁快收干，加蚝油搅匀，撒上葱花即可。

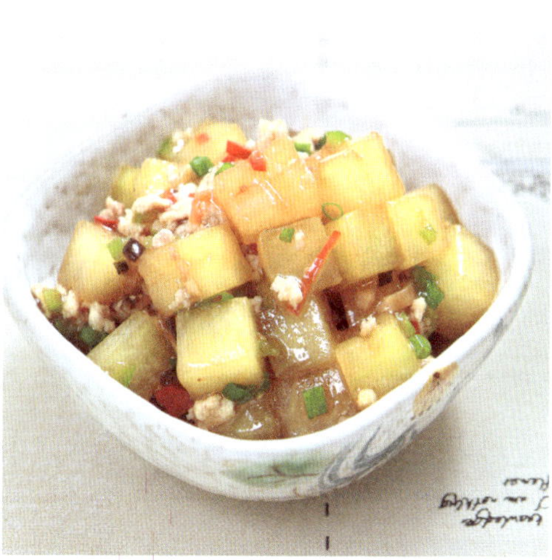

21:00
加餐

香芹豆腐羹

材料 豆腐200克，芹菜100克。

调料 盐3克，香油、胡椒粉各2克，高汤、水淀粉各适量。

做法

1. 豆腐洗净，切成小块，焯水；芹菜择洗净，切小段，留嫩叶。
2. 汤锅加高汤煮沸，倒入豆腐块、芹菜段，轻轻搅动，中火烧至汤微沸，调入盐和胡椒粉，用水淀粉勾芡，淋上香油，再撒几片芹菜叶点缀即可。

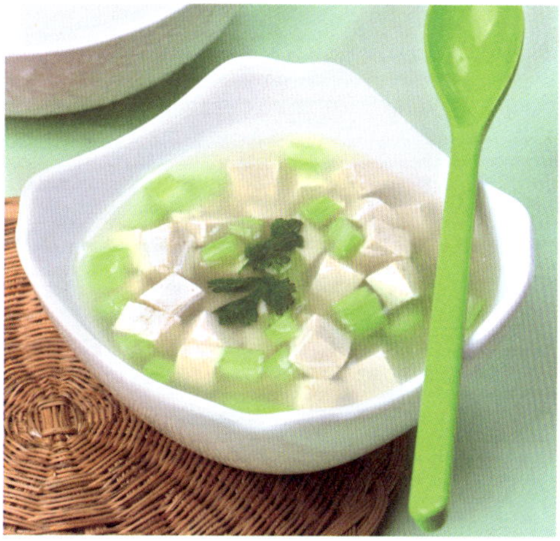

剖宫产妈妈 7 天幸福餐

Day 15~21
营养菜谱推荐

八宝粥……补虚健体
猪脚花生汤……催乳、补虚
阿胶粥……滋阴养血
香菜炒猪血……补血养血
桂圆枸杞粥……补气、安神

八宝粥

8:00
早餐

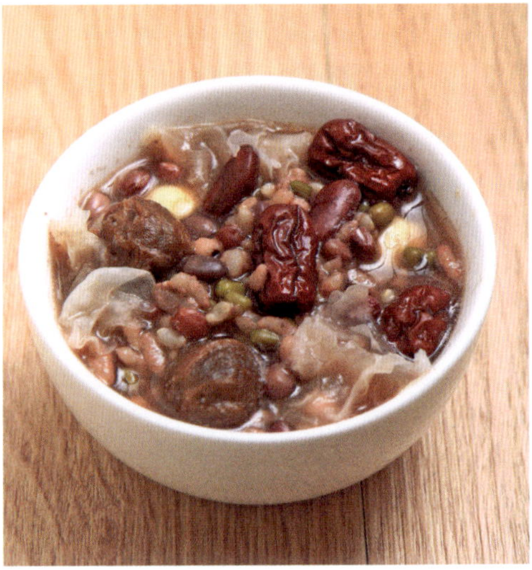

材料 糯米、红豆各 50 克，莲子（去心）、花生米、松仁、葡萄干、桂圆肉各 25 克，红枣 4 枚。

做法

1. 把所有材料洗净，糯米、红豆浸泡 2 小时以上。把红豆、莲子、花生米放入锅中，加足量清水煮至熟软。
2. 另起锅，糯米放入锅中，放入适量清水，煮至粥熟，放入煮好的红豆、花生米、莲子煮沸，下入桂圆肉、红枣、松仁煮至浓稠，再加入葡萄干搅匀即可。

猪脚花生汤

12:00
午餐

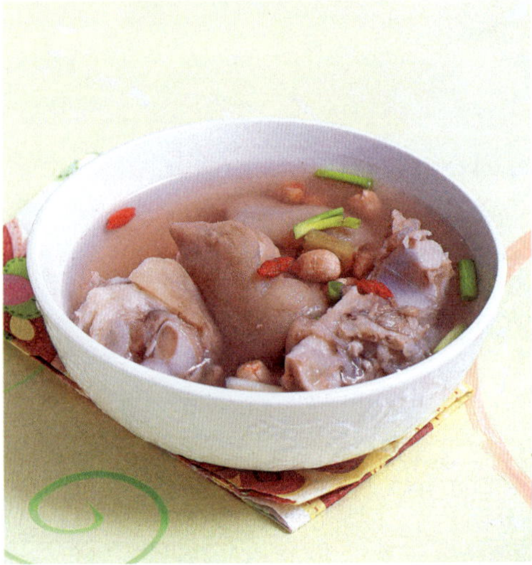

材料 猪脚 1 只，花生 50 克，枸杞子 5 克。
调料 盐 3 克，葱段、姜片各适量。

做法

1. 猪脚洗净，剁成块，焯水备用；花生泡水半小时后煮开，捞出备用。
2. 汤锅加清水，放入猪脚块、葱段、姜片大火煮开，转小火炖 1 小时。
3. 放入花生再炖 1 小时，加枸杞子同煮 10 分钟，加盐调味即可。

15:00
加餐

阿胶粥

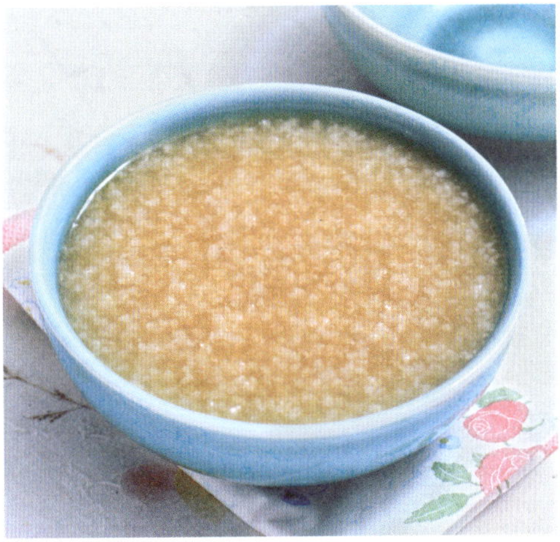

材料 阿胶15克，大米30克，小米30克。

做法

1. 阿胶捣碎备用。
2. 大米、小米淘洗干净，放入锅中，加适量清水，煮成稀粥。
3. 待熟时，调入捣碎的阿胶拌匀即可。

18:00
晚餐

香菜炒猪血

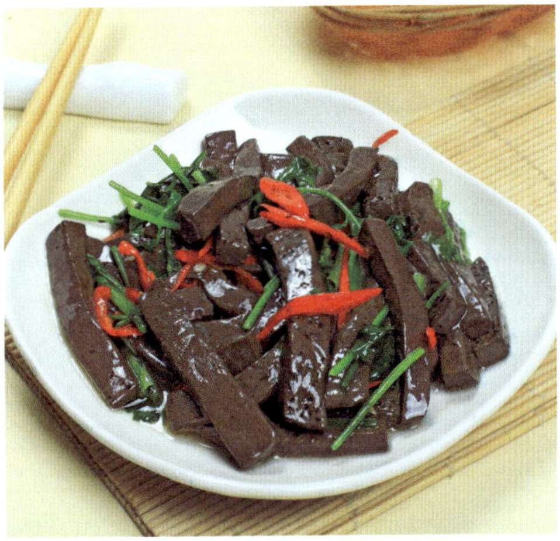

材料 猪血300克，红甜椒10克，香菜20克。

调料 水淀粉10克，盐3克，植物油适量。

做法

1. 猪血洗净，切成条，入沸水中焯水，捞出；红甜椒切丝；香菜择洗干净，切段。
2. 锅置火上，放油烧热后，下入红甜椒丝炒香；再倒入猪血条，轻轻翻炒。
3. 淋入水淀粉，最后撒入香菜段，加入盐炒匀即可。

21:00
加餐

桂圆枸杞子粥

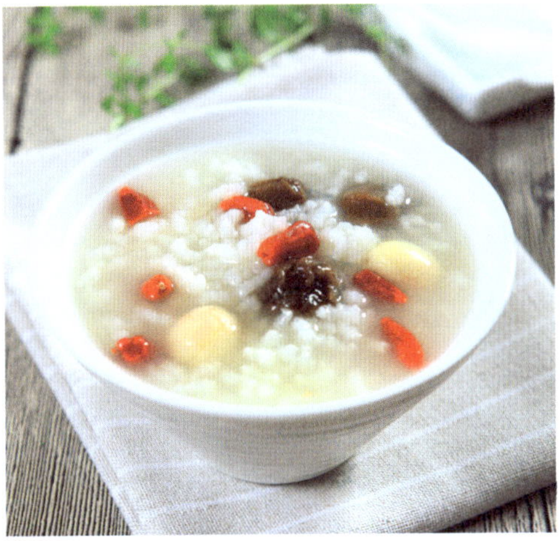

材料 桂圆肉30克，莲子10克，大米100克，枸杞子5克。

做法

1. 桂圆肉洗净；枸杞子洗净；莲子洗净后，用水浸泡1小时；大米洗净，用水浸泡30分钟。
2. 锅内加适量清水烧开，加大米、莲子煮至八分熟，加桂圆肉、枸杞子再煮5分钟即可。

新生儿护理注意事项

溢奶、呛奶要分清

什么是溢奶

宝宝吃奶后，如果马上平卧在床上，奶汁会从嘴角流出，把刚吃下去的奶吐出来，医学上把这种吐奶现象称为“溢奶”。喂奶后把宝宝竖抱并拍嗝，过一段时间再放到床上，溢奶情况会明显减少。

一般情况下，出现溢奶的主要原因是小宝宝的胃比较浅，胃的入口贲门环状括约肌尚未发育完全。在喂食后，因为胃部胀大产生压力，括约肌的收缩强度又不足以阻止胃部食物回流，所以宝宝往往会出现溢奶的现象。这种情况多发生于刚出生的婴儿。

一般来说，轻微溢奶不用采取特别的处理和治疗。有时宝宝感冒、生病可能会出现比平时更严重的溢奶。随着宝宝逐渐长大，这种情况将会明显改善。

如何防止或减少溢奶现象

婴儿溢奶属正常生理现象，不用特殊处理。不过，为了防止或减少溢奶，父母可以参考如下步骤。

1

将宝宝抱起来喂奶，不要躺着喂奶。

2

喂奶过程中要间断性拔出乳头，让宝宝喘口气，稍稍调整一下再继续喂。如果母乳喂养，在母乳多的情况下，新妈妈要用食指和中指稍微夹住乳晕两侧来控奶速，从而减缓乳汁流出速度，让宝宝能吸一口咽一口。如果是配方奶喂养，喂奶时一定要将奶水充满奶嘴，千万不可将奶瓶平放，使奶嘴中一半是奶、一半是空气，这样宝宝会吃进很多空气，喂完后，宝宝在拍嗝时很容易将奶溢出。

3

喂完奶以后，应将宝宝竖抱，使其趴在肩上，手呈空掌状，由下而上，轻拍其后背，让宝宝将咽下的空气排出后再放在床上。注意，宝宝躺下时上半身略微抬高，身体应保持右侧卧位，这样可使胃里的奶汁向下流，防止溢奶。

4

最好喂奶前先将尿布或纸尿裤换好，喂奶后不要再翻动宝宝的身体，以免引起溢奶。

溢奶和呛奶的区别

溢奶伴有呕吐现象，即奶水强而有力地从嘴巴吐出，甚至呈喷射状，较剧烈。

呛奶伴有剧烈的呛咳现象，即少量奶水呛入气管甚至吸入气道，引起剧烈咳嗽，严重者可导致窒息，需及时处理。

宝宝呛奶的处理

呛奶的时候，让宝宝趴在双腿上，最好是头低点，叩击宝宝的背部，这样可以帮助宝宝把奶水或分泌液咳出来，有助于制止其呛奶，还能预防呕吐物反流。

遇到以下情况应及时就医

宝宝连续呕吐混有黄绿色胆汁的奶，逐渐出现腹胀，且伴有高热，应及时就医。就医前要保留呕吐物，以便医生能做出更准确的判断。

金牌月嫂告诉你

避免呕吐物刺激宝宝脖颈和耳朵

为了防止呕吐物刺激宝宝皮肤（呕吐物中含有胃酸和胃蛋白酶），可以在宝宝的颈部围一条小毛巾，使呕吐物不会流到颈部，引起颈部皮肤敏感甚至糜烂。还应该备一块小毛巾，叠成三角形，从宝宝一侧耳边搭到另一侧，这样就算宝宝溢奶，也不会弄脏枕头或流进耳朵。

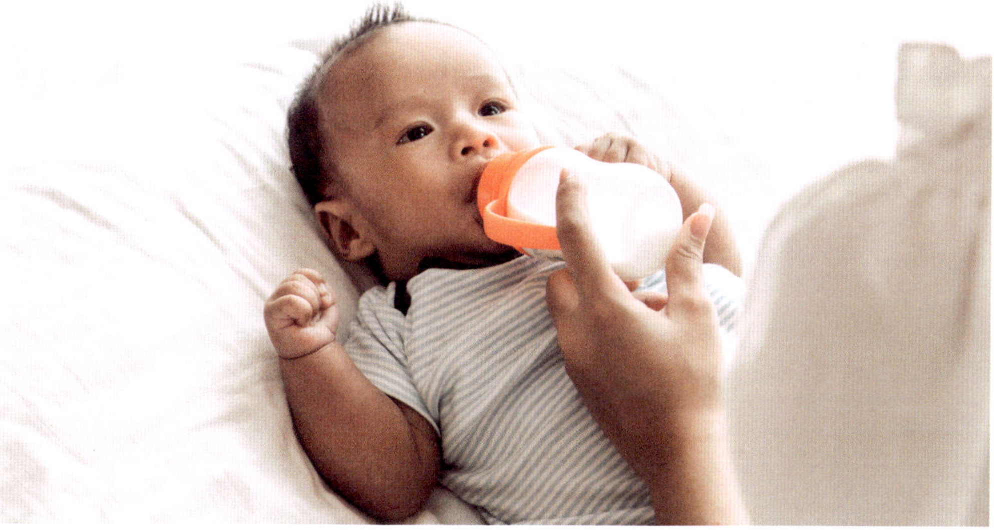

宝宝偏头的问题

* 偏头形成有原因

1

胎儿头大、双胞胎

宝宝的头比较大，或者是双胞胎、多胞胎。由于子宫内空间有限，宝宝的头部受到挤压，出生时容易出现偏头。

2

斜颈

宝宝出现斜颈，头会向一侧偏，头部长期与床面接触的位置就会变扁，导致偏头。

3

固定睡觉姿势

如果经常让宝宝固定一个姿势睡觉，时间长了，也会导致宝宝偏头。

* 偏头引发的问题

1. 影响脸形。头形长得不对称，脸形自然也很难对称。偏头的宝宝，通常是一侧头高，对侧的脸就大。

2. 影响五官。脸形不正会引发宝宝出现眼睛、耳朵不在一条水平线上的问题，并且使得五官的功能也受到一定的影响。

3. 影响牙齿发育。脸形不对称，脸小的一侧下颌就会相对较短，同侧的牙齿发育也会受到影响。

4. 影响颅骨发育。

* 头睡偏了要及时纠正

月子里的宝宝颅骨尚未完全骨化，有一定的可塑性。当一边骨片长期承受整个头部重量的压力时，很容易导致宝宝头部睡偏，所以新手爸妈要时刻关注宝宝的睡姿，避免宝宝把头睡偏。不过，即使在 3 个月内头部睡偏了，也是可以帮助宝宝及时矫正的。但过了 3 个月，宝宝自己能够翻身，就不会随意由父母改变睡姿了，再纠正偏头就不太容易了。

别忽略对大宝的照顾

在二宝出生后，父母千万不要以照顾二宝为借口忽略了大宝的存在和感受。尽管有其他家庭成员的照顾，但妈妈在大宝心中的地位是任何人都无法替代的，所以，作为妈妈要尽量抽时间跟大宝多交流，让大宝感知妈妈的爱，觉得自己在妈妈心中的地位是独一无二、无可替代的。

* 二孩爸爸，多关心大宝

妈妈及家人围着二宝忙碌的时候，千万别忽略对大宝的照顾。尤其是大宝年龄比较小，洗澡、哄睡等事情，都要照顾到。关于二宝的到来，有些父母选择不告诉大宝，甚至觉得，让大宝自己发现会更加自然。其实家庭发生变化，大宝完全可以从家人的言谈举止中听到和猜到，而这种猜测会让他感到很不安，因为不知道发生了什么，会失去安全感。因此，父母要站在大宝的角度和立场来看待整个事情，可以在合适的时机告诉大宝，让他慢慢接受，而不能让大宝有被忽略、被丢弃的感觉。

* 二宝要吃奶，大宝也来凑热闹怎么办

很多时候，大宝看到妈妈给二宝喂奶，也喜欢过来凑热闹，吵着要跟妈妈一起玩、让妈妈讲故事等。实际上，大宝过来凑热闹是“醉翁之意不在酒”，二宝吃奶，得到了妈妈的拥抱、关心、乳汁，而这些之前都是属于大宝的，他觉得现在被二宝夺去了，很失落，小宝宝也会寻求安慰。

遇到这种情况，爸爸和其他家人要及时过来安慰大宝，给他讲故事、陪他玩玩具，让妈妈专心喂奶。最好是在妈妈喂奶前就哄着大宝去做他喜欢的事情，转移他的注意力。

* 让大宝参与到照顾二宝的过程中

大宝要适应家里多了个弟弟或妹妹的变化需要时间。父母应理解大宝的内心感受，不要强迫大宝立刻接受二宝。

宝宝的参与意识非常强，要想让大宝尽快接受二宝，最好的办法就是让大宝参与到照顾二宝的过程中。可以尝试让大宝抱抱刚出生的二宝，面对柔弱的小宝宝，会激起大宝的保护欲。可以让大宝帮助妈妈做些力所能及的事，如递二宝用的尿布、小毛巾、护肤霜等，但千万不要逼迫大宝做不愿意做的事。这样，大宝会慢慢喜欢上二宝。

辣妈养成记

保证充足的睡眠

＊ 晨起一杯水，促进消化，瘦身又养颜

每天晨起喝一杯水，可以刺激肠胃蠕动，预防便秘。清晨补水特别容易被身体吸收并输送至全身，有助于净化血液、滋润肌肤。此外，人在睡眠中，水分依然会代谢蒸发，当身体水分不足的时候，代谢率会下降，容易囤积脂肪，所以起床后喝水可以及时补充水分，提高基础代谢率，有助于减肥。

金牌月嫂告诉你

40℃左右的温水最适宜

晨起洗漱之前准备一杯白开水（最好是刚刚煮开的，不要隔夜放置），洗漱完毕之后小口慢慢喝下。水温以不烫口又不感到凉为宜，饮水量为普通茶杯 1 杯（200 ~ 300 毫升）即可。淡蜂蜜水、温的果蔬汁也是不错的选择。

＊ 充足睡眠，加速恢复好身材

产后第 3 周开始，很多新妈妈会将注意力转移到照顾宝宝上，这就使得新妈妈忽视了自己的睡眠时间和质量，进而影响了身体的恢复。睡眠质量直接影响新妈妈体内激素的分泌量，高质量的睡眠能增加激素的分泌，促进身体的新陈代谢，加速身体的恢复，有利于打造易瘦体质。

好的睡眠质量标准

- 在 10 ~ 20 分钟内入睡。
- 一觉到天亮，睡眠时无噩梦，偶尔醒来又能在 5 分钟内入睡。
- 早上起床神清气爽、精力充沛。
- 睡眠时做梦，但早上会很快忘记。

* 弯腰时不要用力过猛

新妈妈平时在拿取物品的时候，特别是提物、举高、弯腰捡东西的时候，注意动作不要过猛，避免拉伤腰部肌肉。如果新妈妈腰部不适的话，在抱宝宝的时候尽量用手臂和腿的力量，腰部少用力；捡东西的时候不要猛然弯腰，最好先双腿前后分开，下蹲，保持重心稳定的同时也分散腰部用力。

* 一个健身球帮助矫正骨盆

分娩后，新妈妈会分泌一种特殊的激素使骨盆变宽。因此，新妈妈需要在产后及时矫正骨盆，有利于身体的塑形。

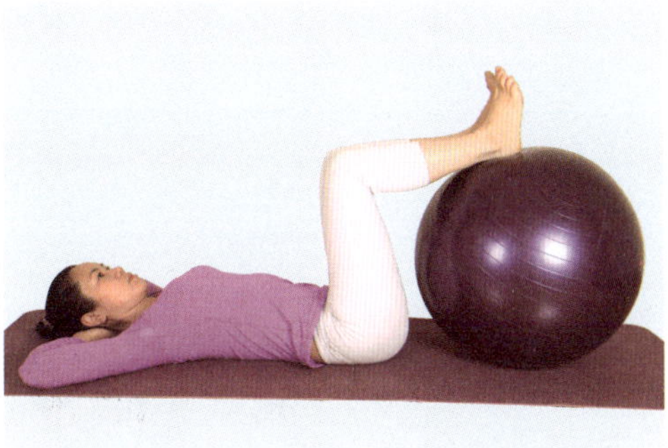

1 仰卧，双腿放在健身球上面做腹式呼吸。

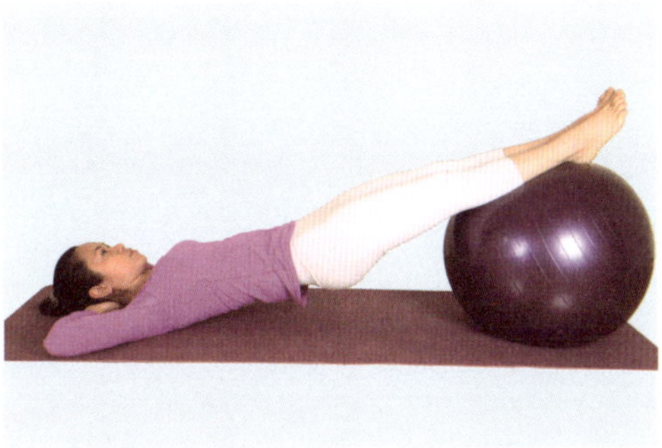

2 吸气的同时抬起臀部，放松，保持 5 秒。重复 20 次。

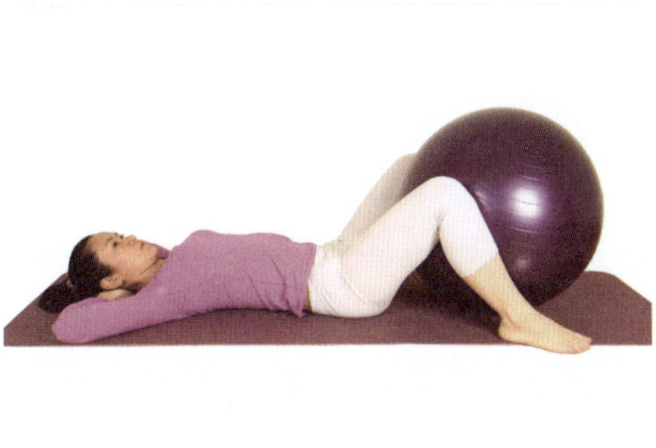

3 用两个膝盖夹紧健身球并且收缩肛门，重复 20 次。

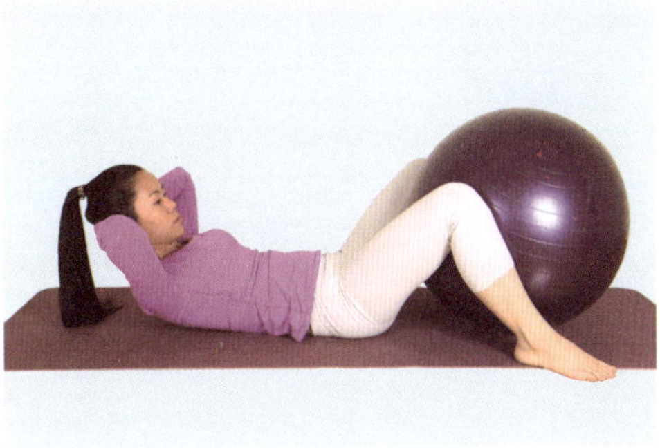

4 上身抬起，保持 5 秒，再平躺下来。重复 20 次。

产后22~28天 关键词

增强体质，促进恢复

网络热搜问答

新妈妈禾口

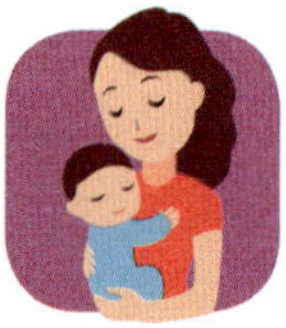

吃鹿茸能快速增强体质吗？

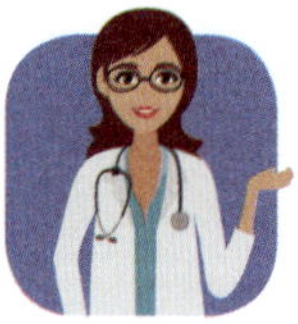

产科主任医师答

鹿茸具有补肾壮阳、益精养血的功效，对子宫虚冷、不孕等妇科阳虚病症具有较好的作用。因此，很多人认为产后服用鹿茸会有利于新妈妈身体尽快康复。但新妈妈在产后容易阴虚亏损、阴血不足、阳气偏旺，如果服用鹿茸会导致阳气更旺，阴气更损，容易造成阴道不规则流血症状。

新妈妈聆听幸福

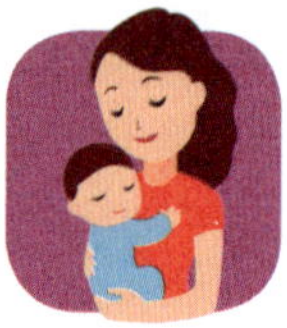

产后不能吃盐吗？食之无味的饮食真的正确吗？

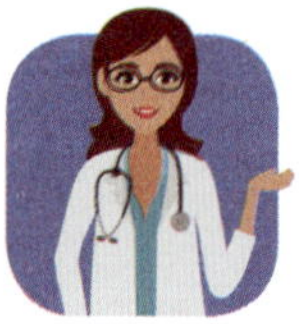

产科主任医师答

传统意识会认为，生产后进食的饭菜内放盐会影响下奶，所以只能吃“白食”。实际上，这个观点是错误的。盐中含有的钠离子对人体是非常重要的，它可以起到参与新陈代谢的作用。如果没有钠离子，人就会出现乏力、气短等症状，这在医学上叫低钠综合征，所以新妈妈产后，适量食用盐是非常有必要的。

成人每天需盐量约为5克，正常量的盐摄入人体后会通过消化道全部吸收，不会给人体带来损害。不过，对于含盐量高的食物也需要加以注意。

新妈妈 J&Y

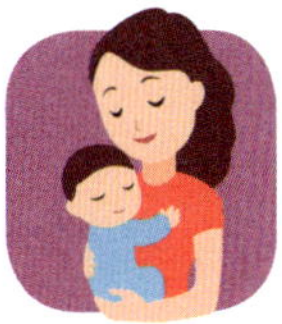

患了急性乳腺炎该怎么处理?

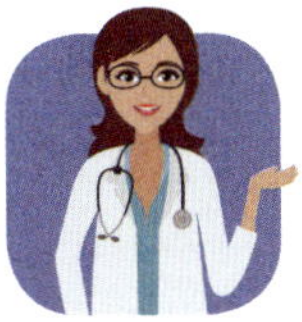

产科主任医师答

新妈妈突然乳汁分泌增多，容易得急性乳腺炎。急性乳腺炎是月子里的常见病，症状轻的新妈妈可以继续哺乳，但要采取积极措施促使乳汁排出，或者局部冰敷，以减少乳汁分泌。

新妈妈稻草人

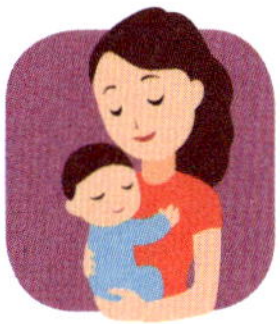

如何改善乳头干燥、皲裂状况?

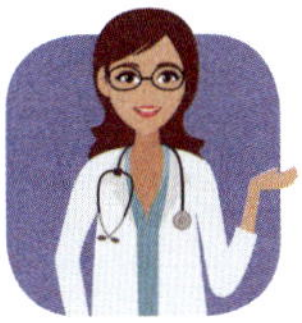

产科主任医师答

如果新妈妈的乳头出现干燥甚至皲裂的情况时，若不严重，最好的改善方法是涂抹自己的乳汁在乳头上，使其保持湿润，做法也简单。喂奶后挤点乳汁涂抹在上面，能起到杀菌、消毒的作用，既方便，又安全，不会影响到宝宝健康。

每天可以用温水清洗乳头，切忌用肥皂清洗或用酒精擦拭，以免使乳头干裂。另外，不要让宝宝含着乳头睡觉，以免咬伤乳头。

产后恢复重点看

多吃可增强免疫力的食物

新妈妈在生产时消耗了大量的气血，体质虚弱，易被寒湿邪气入体，引起各种产后病症。因此新妈妈一定加强饮食调养，尽快恢复体力，提高身体免疫力，同时还要将更丰富、全面的营养通过乳汁输送给宝宝。

✻ 菌菇类食物

新妈妈在坐月子期间可选择的菌菇类食材有很多，如金针菇、草菇、香菇、猴头菇、黑木耳、银耳等，菌菇类食物含有大量的膳食纤维、B 族维生素，以及多种矿物质，不仅能促进新陈代谢、提高人体免疫力，而且能增加饱腹感且热量低，不会造成产后肥胖。

✻ 富含锌、硒的食物

锌是人体必需的微量元素，是体内 100 多种酶的组成部分，被誉为是“生命之花”“智力之源”，能帮助新妈妈增加食欲，促进伤口痊愈，维持免疫系统正常运行，增强体质。新妈妈缺锌，不但会降低自身免疫力，还会导致宝宝体质虚弱，生长发育不良，因此产后要补锌，可以多吃一些牡蛎、扇贝、虾等海产品，以及动物肝脏和核桃等坚果。

硒也是人体必需的微量元素之一，能提高免疫力，增强人体抵病、抗癌的能力。新妈妈缺硒不仅会导致脱发、脱甲，还会影响宝宝的智力发育，因此产后还要补硒，适当多吃羊肉、牛肉、鹌鹑蛋、芝麻、枸杞子、花生、黄花菜、豇豆等食物。

✻ 富含优质蛋白质的食物

蛋白质是组成人体细胞的主要成分之一，不仅为人体的生命活动提供热量，还是修复和更新身体细胞的重要原料。人体免疫能力来源于体内抵抗疾病的抗体，而抗体、酶、血红蛋白的构成成分之一就是蛋白质。当人体缺乏蛋白质时，酶的活性就会下降，抗体合成减少，进而导致免疫力下降。因此，新妈妈在产后一定要补充蛋白质，多吃一些奶制品、豆类、瘦肉、鱼类、蛋类等富含优质蛋白质的食物。优质蛋白质中氨基酸比例接近人体蛋白质需求，食用后更容易被人体吸收利用。

吃点热量高、补充体力的好食物

人的生命活动需要消耗大量的热量来维持，而热量主要来源于碳水化合物。为了尽早恢复体力，新妈妈一定要吃点热量高的食物，比如全麦面包、全麦面条等，少吃蛋糕、饼干、甜点及甜饮料等含糖量高的食物。有糖尿病的新妈妈在选择含碳水化合物的食物时，一定要选择血糖生成指数低的，并且每天要控制摄入量。

牛肉

味甘，性平；有补中益气、滋养脾胃、强健筋骨的作用。可促进伤口愈合，增强人体免疫力，可煲汤，也可炒着吃。

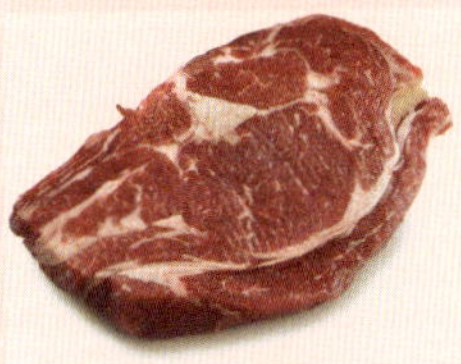

猪瘦肉

味甘、咸，性平；有补肾滋阴，养血润燥的作用，可提供充足的热量，增强机体免疫力。与蒜一起搭配，能促进瘦肉中B族维生素的释放，有缓解疲劳的功效。

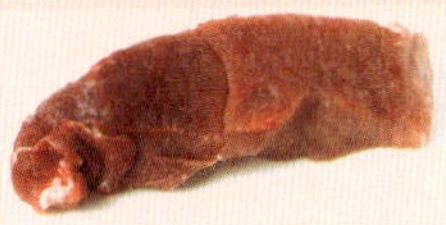

小米

味甘、咸，性微寒；有补中气、固元气、健脾胃、补血的作用。能为人体提供充足的热量，促进身体恢复，可煲粥，也可和黑米、糯米等搭配做成杂粮饭。

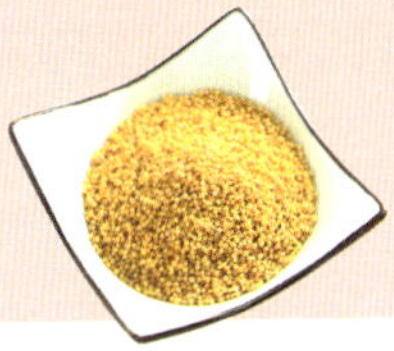

胡萝卜

味甘，性平；有健脾消食、补肝明目、清热解毒、宽中下气的作用。能改善微血管功能，提高机体免疫力，可生吃，也可煲汤。

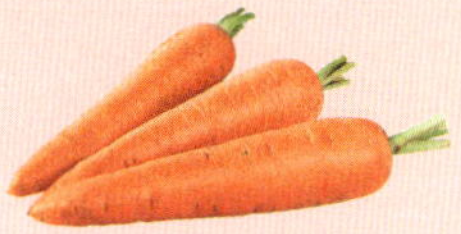

猕猴桃

味酸、甘，性寒；含有丰富的维生素C和碳水化合物，有调中理气，生津润燥，解热除烦的作用，能增强免疫力、预防感冒。可直接食用，也可以打成汁。

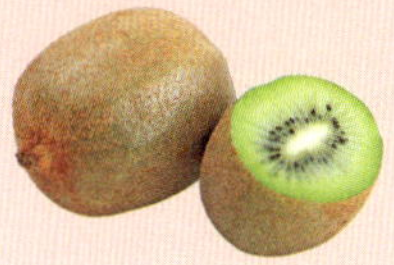

鸽子肉

味甘，性平；有补肝肾、益气血、强筋健骨的作用。能加快血液循环，增进人体机能，可煲汤食用。

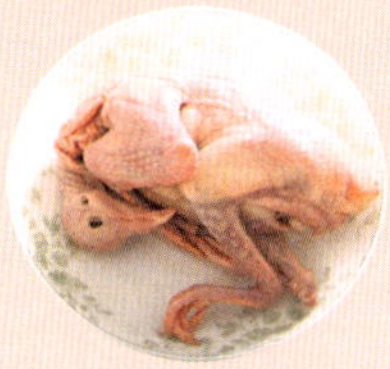

其他食材推荐

燕麦、鱼、虾、鸡肉、鸡蛋、菠菜、芹菜、莴笋、洋葱、番茄、豆腐、南瓜、西蓝花、香蕉、木瓜、苹果、橙子、黑芝麻等都是补充体力很好的食材。

漏奶了怎么办

＊ 漏奶很正常，不用太着急

生完宝宝后奶水不由自主外流，俗称“漏奶”。医学上，漏奶是指乳房不能储存乳汁的现象。漏奶和哺乳过程中的泌乳反射、条件反射、乳房结构等有关。有些新妈妈产后气血虚弱，也可能造成漏奶。

泌乳反射

在乳房开始大量分泌乳汁的前几周，宝宝频繁吸奶会刺激乳房出现泌乳反射，乳房受到刺激可能发生漏奶现象。此外，如果乳房充盈过多乳汁也会引起泌乳反射，出现漏奶现象。

条件反射

当新妈妈看到别的妈妈哺乳或听见其他宝宝哭时，会引起自身条件反射，出现漏奶现象。

乳房结构

如果新妈妈乳头位置较低，也容易出现漏奶现象。

产后气血虚弱

新妈妈在分娩时耗费了大量精力，且失血过多，若是产后饮食不均衡、休息不足，容易出现气血虚弱，也会漏奶。

＊ 对漏奶的有效处理

1. 佩戴合适的内衣，将乳房托起，让乳头处在水平位置，能起到缓解作用。

2. 尽量避免会引起条件反射的刺激（场景、声音等），还可以准备干净的毛巾，以便漏奶时及时擦拭。

3. 可以在内衣里垫防溢乳垫。防溢乳垫需要勤换，因为防溢乳垫能吸收的奶量也是有限的，所以新妈妈需要在它达到饱和之前更换，否则如何仍会继续往外漏。

4. 如果漏奶现象比较严重，应及时就医、及时治疗。

✻ 漏奶能喂饱宝宝吗

刚开始哺乳到产后 6 周，新妈妈的泌乳量和宝宝的需求量还处在磨合期，没有形成规律性的节奏，到了喂奶时间，很容易发生漏奶。很多新妈妈都有漏奶现象，这与奶量多少并没有直接关系，并不影响喂饱宝宝。

一定要坚持按需喂养，并且要尝试不同的喂奶姿势，很快就会建立起最适合自己和宝宝的母乳喂养节奏，漏奶现象会逐渐好转。

✻ 乳汁少也不要轻易放弃母乳喂养

宝宝吸吮次数越多，新妈妈产生的奶水就越多。新妈妈奶水不足时，可每天坚持喂宝宝 12 次以上，千万不要轻易放弃母乳喂养。

如果有条件，安排几天时间让宝宝时刻和自己待在一起，一有机会就喂奶，这样坚持一段时间后，奶水量会明显增多。喂完一侧乳房，如果宝宝仍然哭闹不停，不要急着给配方奶，而是换一边继续喂。一次喂奶可以让宝宝交替吸吮两侧乳房数次。新妈妈要记住，乳汁是不会被吃干的，只会越吃越多。

如果已经采取了混合喂养方式，应通过不断促进母乳分泌而逐渐减少喂配方奶的次数，而不是一味地增加配方奶量。很多新妈妈只要催乳方法得当，都会由最开始的混合喂养变成纯母乳喂养。

学会放松心情

有些新妈妈看到自己产后一身的赘肉、脸上的妊娠斑、身上的妊娠纹就非常担心，怕这些会影响自己的形象。其实不必过于担心。关于身材问题，新妈妈可以等身体彻底恢复后再瘦身，只要坚持运动和合理饮食，身材很快就会恢复到产前水平；关于妊娠纹和妊娠斑，虽然不能完全消除，但新妈妈可以通过按摩、擦功能性护肤品等方法进行淡化，也不会影响美观。

这时新妈妈应该想一些开心的事，比如，身体恢复得越来越好，与宝宝的关系越来越亲密等。

穴位按摩，促进身体恢复

* 血海穴：活血化瘀

血海穴是脾经的重要穴位之一，是脾经所生之血的聚集之处，有运化脾血、引血归经的作用。古代中医常针灸血海穴，以去瘀血，促新生。新妈妈按压血海穴，有利于顺利排出恶露，缓解产后容易出现的各种酸痛症状，促进子宫恢复。

快速取穴：坐位，屈膝，右手四指并拢，放在腘窝处（膝盖后方，大腿和小腿连接处），拇指与四指呈 45°，所指之处便是血海穴。

按摩方法：用拇指指腹揉捻两侧血海穴各 5 分钟，以有酸胀感为宜。也可以用双手拍打血海穴，每次 10 秒，连续 3 ~ 5 次。

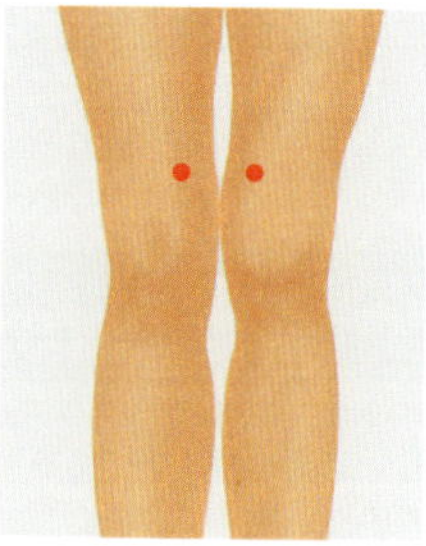

血海穴在股前区，髌底内侧端 2 寸，股内侧肌隆起处。

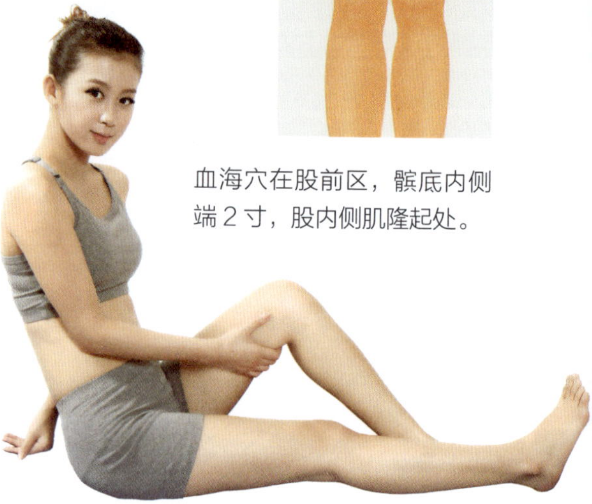

* 关元穴：补充元气

古今中医学家都将关元穴视为能起死回生的重穴，是人的元气之所在。关元穴位于任脉，为小肠的募穴，有补肾固本、补益元气的作用。新妈妈按摩此穴位，可活血益气，加快产后身体的恢复。

快速取穴：仰卧姿势，除拇指外，四指并拢横放在肚脐下方，肚脐下正中线与小指交叉的地方即是该穴。

按摩方法：以关元穴为圆心，手掌逆时针及顺时针方向按揉 3 ~ 5 分钟，然后随呼吸按压关元穴 3 分钟，或者双手交叠置于关元穴上，交叉之手稍用力快速、小幅度地上下推动，有酸胀感即可。

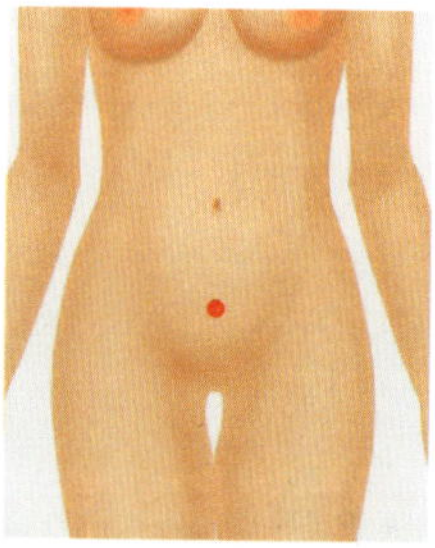

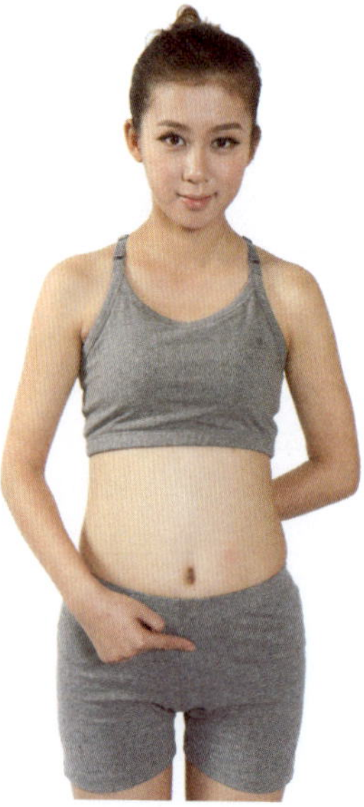

关元穴在下腹部，前正中线上，脐下 3 寸。

气海穴：温中回阳

气海又叫“丹田”，属于任脉穴，是元气汇集的穴位，可温中回阳，有“气海一穴暖全身”的说法，可用于辅助治疗新妈妈产后虚脱、乏力、恶露不净等症。

快速取穴：连接肚脐和耻骨画一条直线，分成 10 等份，距肚脐 3/10 位置处即是该穴位。

按摩方法：用拇指或食指指腹按压气海穴 3 ~ 5 分钟，力度适中，或者右掌心紧贴气海穴，顺时针方向分小圈、中圈、大圈，按摩 100 ~ 200 次，然后再以左掌心逆时针方向按摩 100 ~ 200 次，有热感即可。

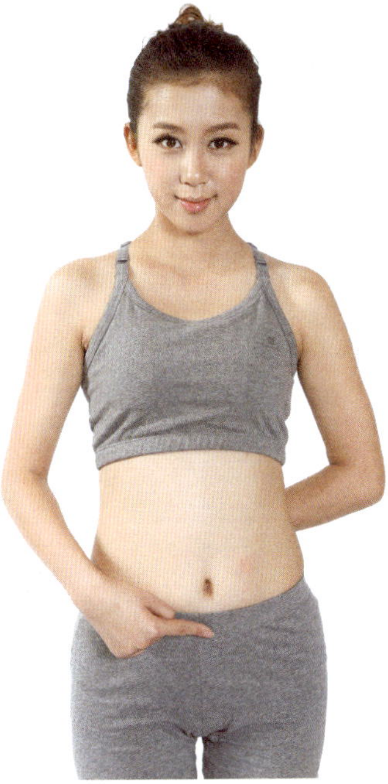

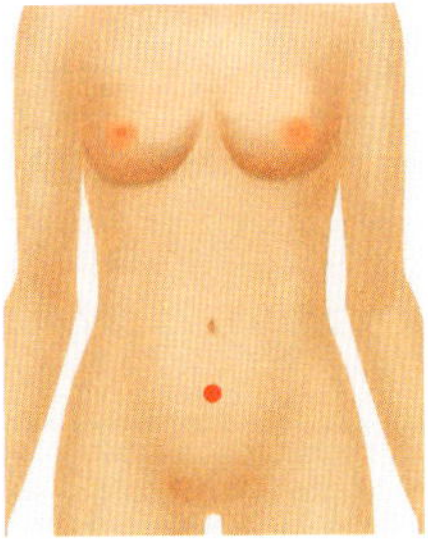

气海穴在下腹部，脐中下 2 寸，前正中线上。

合谷穴：调养子宫

按摩合谷穴可以活血祛瘀、调养子宫健康、预防子宫病变。另外，经期疼痛或者月经前后腹痛、月经不规则，按摩合谷穴有助于帮助缓解疼痛，改善月经不调。

快速取穴：以一手的拇指指关节横纹，放在另一手拇、食指之间的指蹼缘上，拇指指尖下即是该穴位。

按摩方法：用左手的大拇指和食指上下揉动右手的合谷穴 200 下，再用右手的大拇指和食指上下揉动左手的合谷穴 200 下。

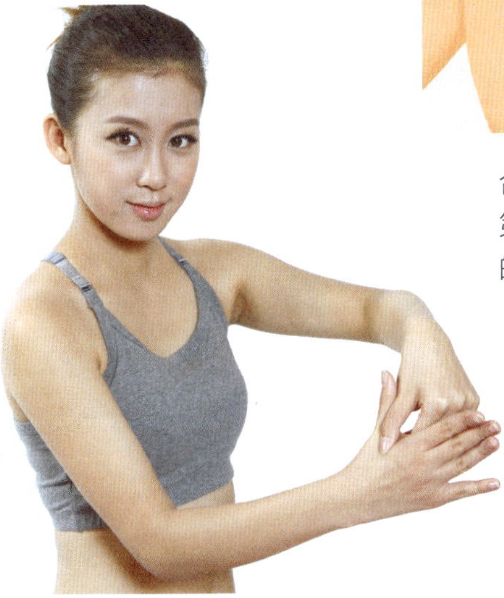

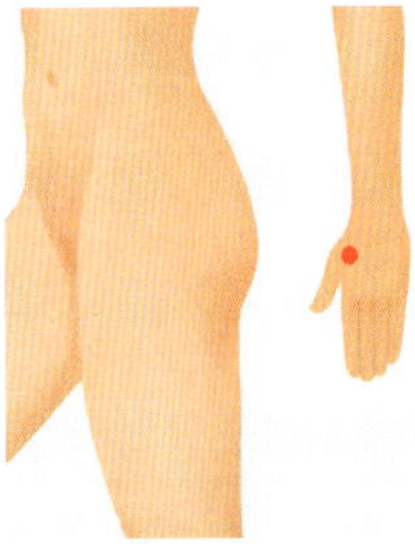

合谷穴在手背第 2 掌骨桡侧的中点处。

美味佳肴，吃出幸福感

顺产妈妈 7 天幸福餐

Day 22~28
营养菜谱推荐

何首乌煲鸡蛋

8:00 早餐

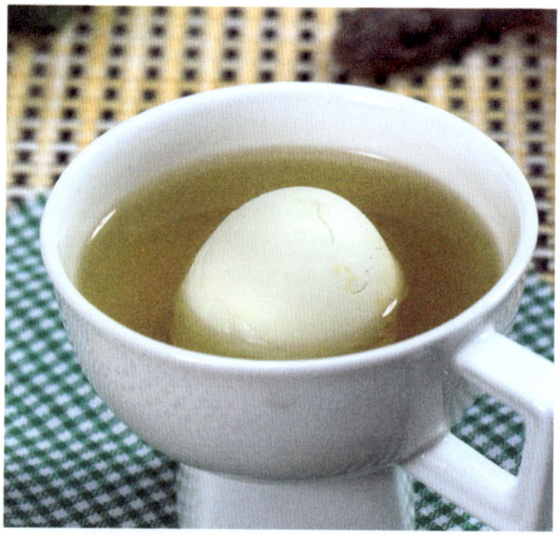

材料 （干）何首乌 20 克，鸡蛋 2 个。

调料 葱段、姜片、盐各适量。

做法

1. 何首乌洗净，切片；鸡蛋洗净。
2. 将何首乌、鸡蛋、葱段和姜片放入砂锅中，加适量清水大火煮开，转小火煮至鸡蛋熟透，筛除材料渣，砂锅中留汤备用。
3. 鸡蛋捞出，剥去蛋壳后再放入砂锅中，续煮 2 分钟后加盐调味即可。

清蒸牡蛎

12:00 午餐

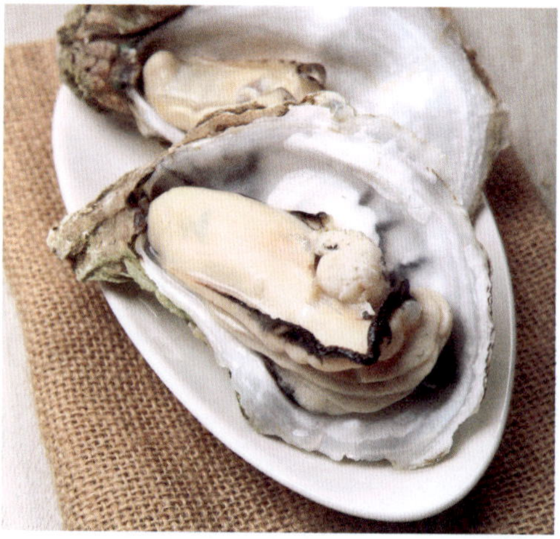

材料 新鲜牡蛎 500 克。

调料 生抽、香油各适量。

做法

1. 新鲜牡蛎用刷子刷洗干净，生抽和香油调成味汁。
2. 锅内放水烧开，将牡蛎平面朝上、凹面向下放入蒸屉。
3. 蒸至牡蛎开口，再过 3 ～ 5 分钟出锅，蘸味汁食用即可。

木瓜香蕉饮

15:00
加餐

材料 木瓜 200 克，香蕉 100 克。

做法

1. 木瓜去皮，去子，切小块，香蕉去皮，切小块。
2. 把上述食材放入榨汁机中，加入适量饮用水搅打即可。

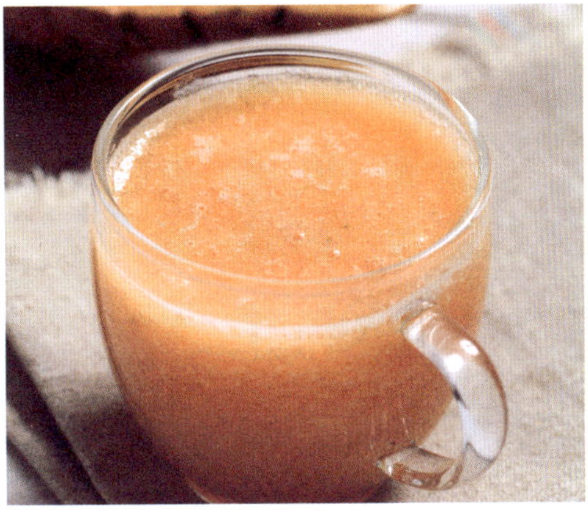

一品豆腐汤

18:00
晚餐

材料 老豆腐 100 克，水发海参、虾仁、鲜贝各 25 克，枸杞子少许。

调料 盐、白糖各适量。

做法

1. 豆腐洗净，切小丁；水发海参剖开，去内脏后洗净，切小丁；虾仁去虾线后洗净，切小丁；鲜贝洗净，切小丁后与准备好的海参丁、虾仁丁一起焯水；枸杞子洗净，备用。
2. 锅置火上，倒入适量清水烧开，放入豆腐丁、海参丁、虾仁丁、鲜贝丁、枸杞子煮 8 分钟，最后加入盐、白糖调味即可。

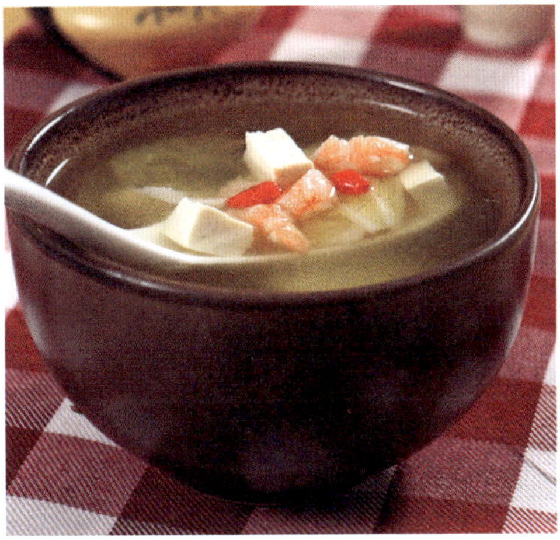

百合莲子红豆粥

21:00
加餐

材料 糯米、红豆各 70 克，莲子 50 克，干百合 15 克。

调料 白糖 10 克。

做法

1. 糯米、红豆分别洗净，用水浸泡 4 小时；莲子洗净，去心；干百合洗净，泡软。
2. 锅置火上，加适量清水煮沸，放入红豆煮至七成熟，再把糯米、莲子放入锅中，用大火煮沸，转用小火熬 40 分钟，放入百合煮至米烂粥稠，再加入白糖调味即可。

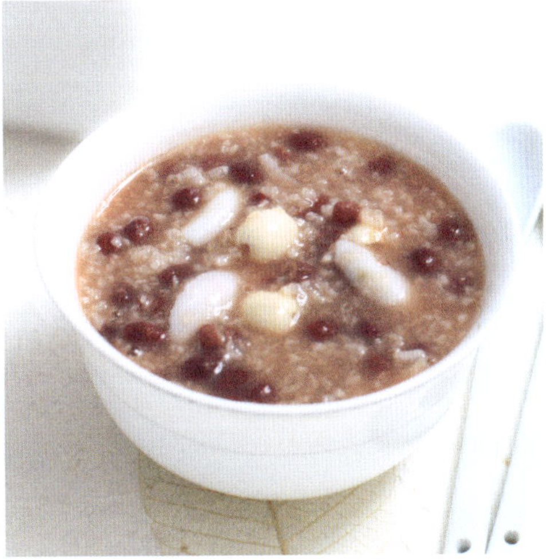

剖宫产妈妈 7 天幸福餐

Day 22~28
营养菜谱推荐

绿豆芽海米馄饨……利水、强体
豆浆鲫鱼汤……补虚、催乳
西芹猕猴桃汁……帮助消化
西蓝花炒香菇……增强体质
鸡蛋面片汤……养胃、易消化

绿豆芽海米馄饨

8:00
早餐

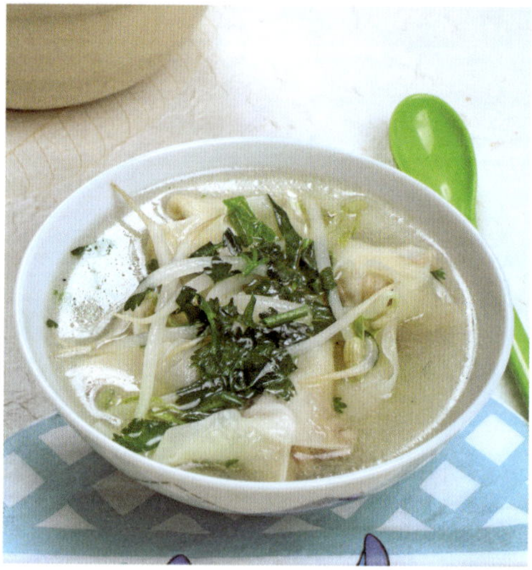

材料 馄饨皮 250 克，绿豆芽 150 克，海米 50 克。

调料 生抽 5 克，盐 2 克，白糖、清汤各适量，香菜末、植物油各适量。

做法

1. 海米用清水发透；绿豆芽洗净，取 100 克切末；绿豆芽末加海米、白糖、生抽、植物油、盐搅拌均匀，制成馅料。
2. 取馄饨皮，包入馅料，做成馄饨生坯。
3. 锅内加清水烧开，下入馄饨生坯煮熟，捞出；另起锅加清汤烧开，加剩余绿豆芽煮开，加盐、香菜末调成汤汁，浇在煮好的馄饨上即可。

豆浆鲫鱼汤

12:00
午餐

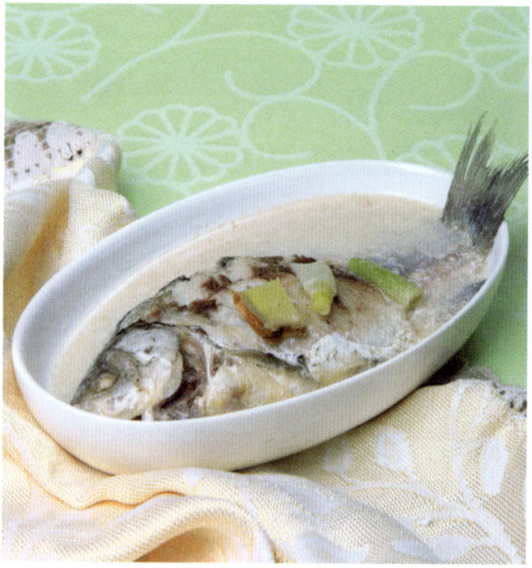

材料 豆浆 500 克，鲫鱼 1 条。

调料 葱段、姜片各 15 克，盐、植物油各适量。

做法

1. 鲫鱼去鳞，除鳃和内脏，去掉腹内的黑膜，清洗干净。
2. 锅置火上，倒油烧至六成热，放入鲫鱼两面煎至微黄，下葱段和姜片，加盖焖一会儿，倒入豆浆，加盖烧沸后转小火煮 30 分钟，放盐调味即可。

15:00
加餐

西芹猕猴桃汁

材料 西芹50克，猕猴桃150克。

调料 蜂蜜适量。

做法

1. 西芹洗净，去叶，切小段；猕猴桃去皮，切丁。
2. 将上述食材放入榨汁机中，加入适量饮用水搅打，打好后调入蜂蜜即可。

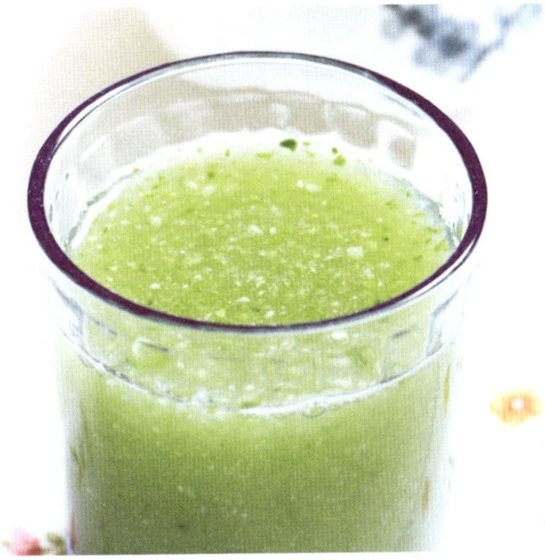

18:00
晚餐

西蓝花炒香菇

材料 鲜香菇、西蓝花各150克。

调料 葱花少许，盐、植物油各适量。

做法

1. 鲜香菇去蒂，洗净，入沸水中焯透，捞出，切块；西蓝花洗净，掰成小朵，入沸水中焯1分钟，捞出。
2. 锅热放油，放葱花炒出香味，放入香菇块和西蓝花翻炒均匀，用盐调味即可。

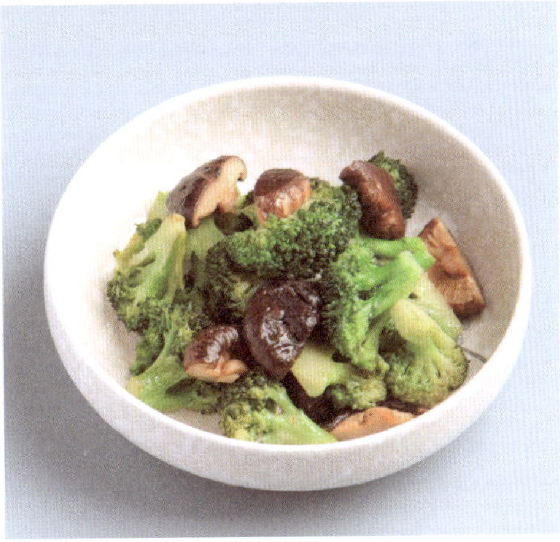

21:00
加餐

鸡蛋面片汤

材料 面片150克，番茄100克，鸡蛋1个。

调料 盐、植物油、葱花各适量。

做法

1. 番茄去皮、切丁，鸡蛋打散。
2. 锅置火上，倒油，放入葱花爆香，倒入番茄丁，翻炒一会儿，添适量水烧开。
3. 淋入蛋液后放入面片煮熟，加盐调味即可。

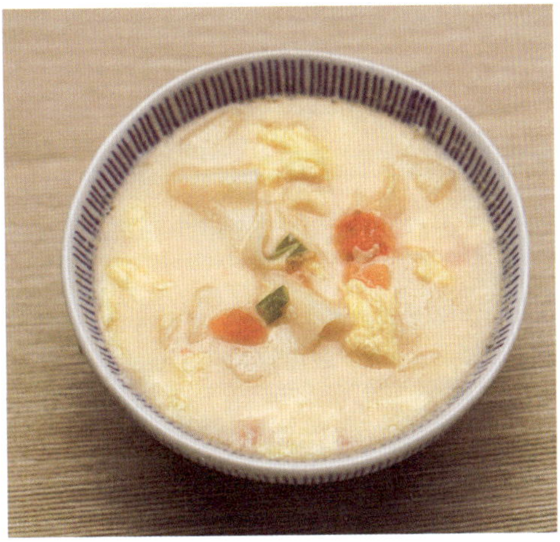

新生儿护理注意事项

宝宝满月头，剃吗

* 不要随意剃满月头

一些地方在宝宝满月时，会给宝宝剃满月头，就是把胎毛全部剃掉，认为这样做之后宝宝的头发会长得更浓密。事实上，这是没有科学依据的。宝宝头发长得慢与快、粗与细、多与少，与是否剃除胎毛没有任何关系，而是与宝宝的营养状况及遗传等有关。

宝宝头皮薄嫩、抵抗力弱，在剃满月头时容易损伤皮肤，导致细菌侵入发根，破坏毛囊，影响头发生长，甚至会导致脱发。如果夏季宝宝头发长了，为防止湿疹，可以把头发剪短，但不宜剃光头。即使出了湿疹，也不要剃光，否则易引起感染。

* 理发师和理发工具的选择

宝宝第一次理发，理发师的理发技艺和理发工具的选择尤为重要。一定要了解理发师是否有经验，并通过健康检查且受过婴儿理发、医疗双重培训，使用婴儿专用理发工具，并在理发前进行严格消毒。现在市面上专门为宝宝准备的宝宝理发器也很流行，既方便又卫生，是不错的选择，父母在家就可以为宝宝理发。

* 理发后，最好马上洗头

宝宝理发后，最好能马上用清水洗头。及时清洁头皮，可避免头皮上的油脂、汗液，以及污物刺激头皮，引起头皮发痒甚至发生感染。此外，经常洗头可使头皮得到良性刺激，从而促进头发生长。

* 怎样给宝宝洗头

清洗时，不要用手指硬抠宝宝的头皮，更不要用梳子去刮，要注意动作轻柔，以免损伤宝宝头皮而引发感染。

给宝宝洗头时要注意清洗宝宝的囟门，只要动作轻柔，是不会给宝宝带来伤害的。

洗好后还要注意用干毛巾擦干宝宝头部，冬季可给宝宝戴上小帽子或用毛巾遮盖头部，防止宝宝受凉。

注意宝宝的光线环境

* 白天室内光线要柔和

白天光线特别明亮的情况下，不利于宝宝的睡眠。很多家长以为宝宝哭闹是不想睡，其实宝宝是想睡的，只是由于受到明亮光线的刺激睡不着而已。强烈的光线照射会伤害宝宝的眼睛，所以建议白天使用浅色薄纱窗帘遮挡阳光，使室内光线变得柔和，这样一来，宝宝就可以睡个好觉了。

需要注意的是，白天不要使用较厚的深色窗帘，昏暗的光线会影响宝宝对昼夜节律的感知，甚至会影响宝宝的视觉发育。

* 注意卧室不要通宵开灯

一些父母为了方便夜间给宝宝喂奶、换尿布，会把卧室的灯通宵开着，这对宝宝是十分不利的。通宵开灯会让宝宝不分昼夜，这样会影响宝宝的睡眠质量和喂养，不利于宝宝的身体健康。调查研究显示，夜间熄灯，宝宝睡眠时间较长，喂奶所需时间较短，体重增加较快，所以宝宝的卧室不宜通宵开灯。

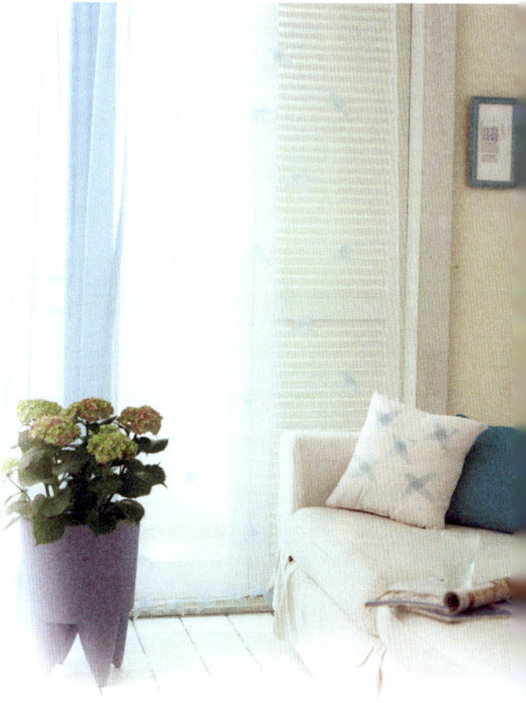

* 给宝宝拍照忌用闪光灯

现在很多父母会经常给宝宝拍照，留下精彩的瞬间，但给宝宝照相时应十分谨慎。给宝宝照相要用自然光加柔光，不能用闪光灯，因为闪光灯会刺伤宝宝的眼睛。同时，拍照时要注意宝宝的情绪，宝宝情绪不佳时不要强迫宝宝拍照。

宝宝流泪不止，正常吗

* 视力越来越好

宝宝的视力越来越好，当把手慢慢凑近宝宝眼前到一定距离时，宝宝就会不由自主地眨动眼睛。现在宝宝已经能够和爸爸妈妈对视，但持续的时间还不长。

* 宝宝流泪不止，别大意

一旦发现宝宝总是流泪不止，甚至有脓性分泌物时，就要带宝宝去医院就诊，如果不及时治疗可能会转为泪囊炎。一般来说，4 ~ 6 个月是治疗的最佳时机。对于不同月龄的宝宝，治疗方法是不同的。

1

2 个月以内的宝宝

使用抗生素滴眼液。

2

2 ~ 4 个月的宝宝

通过泪道冲洗并配合按摩治疗。

3

6 个月以上的宝宝

可做泪道探通，促进泪腺畅通。

父母平时要好好保护宝宝的眼睛。给宝宝的眼睛做护理时一定要将双手洗净，棉签一定要消毒后再给宝宝擦拭眼睛的分泌物。

* 吃、睡情况逐渐有规律

宝宝已初步形成了自己的睡眠、吃奶和排便规律，有的宝宝夜里已经能睡 4 ~ 6 个小时的长觉，但宝宝之间的差异很大，有的宝宝夜里还需要新妈妈喂两三次奶。

当新妈妈把宝宝抱在胸前，准备喂奶时，宝宝的头会左右摇摆，张开小嘴，拱来拱去地找新妈妈的乳头，已经可以很熟练地掌握吸乳的要领，小嘴吸吮得也十分有力。

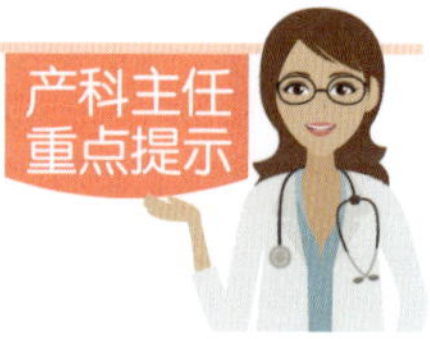

护理宝宝眼睛，有三个方面要注意

1. 防止异物进入眼睛内。
2. 经常检查宝宝视力是否正常。
3. 洗脸前先清洁眼周分泌物。

抱起宝宝和放下宝宝是有技巧的

＊ 怎样抱起

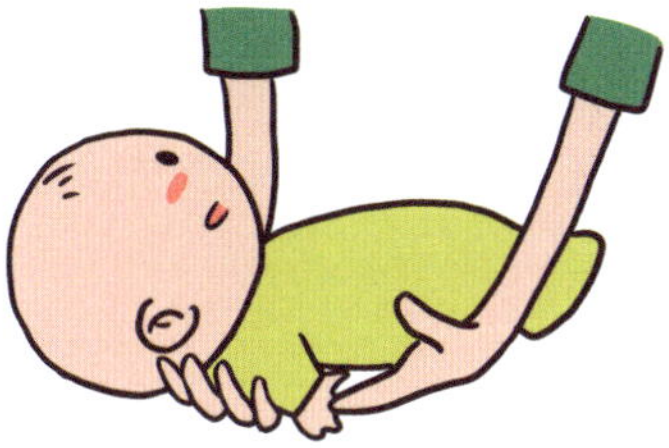

1 托住宝宝的头颈和屁股。一只手伸进脖子下方，用全部手掌托住头颈，另一只手托住屁股。

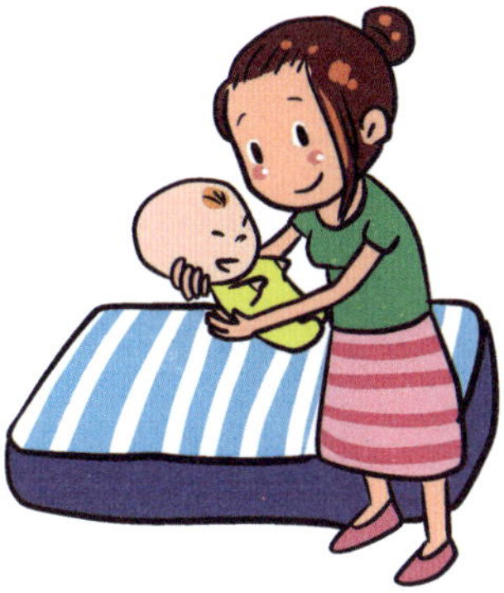

2 新妈妈抱宝宝时应注意姿势，曲腿，腰部稍微弯曲，将宝宝拉向妈妈的方向抱起来，这样可以防止经常弯腰使腰部肌肉受损。

＊ 怎样放下

1 在抱着宝宝时跪坐。为了不让宝宝醒来，抱着宝宝弯曲两膝跪坐在床上。

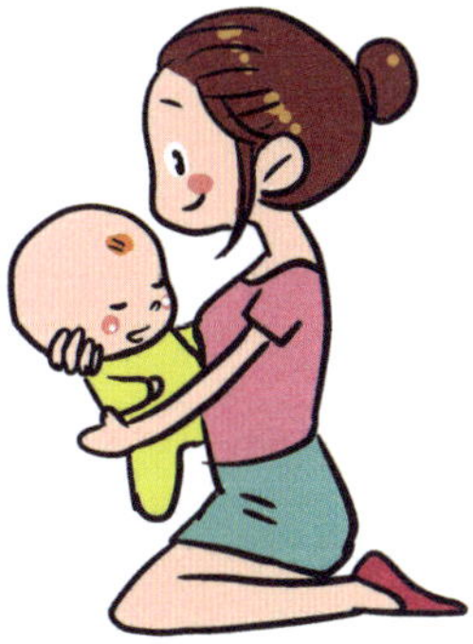

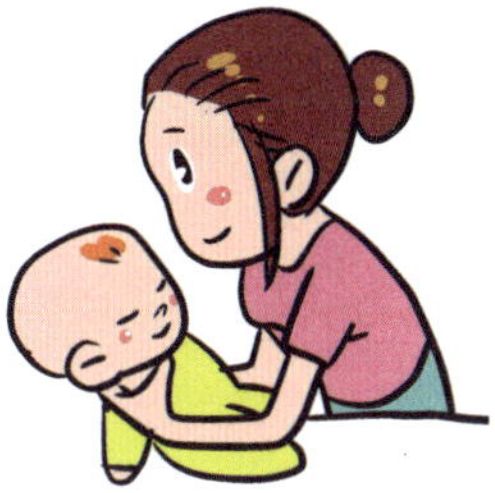

2 让宝宝躺下。身体前倾，将宝宝的屁股先放在床上。

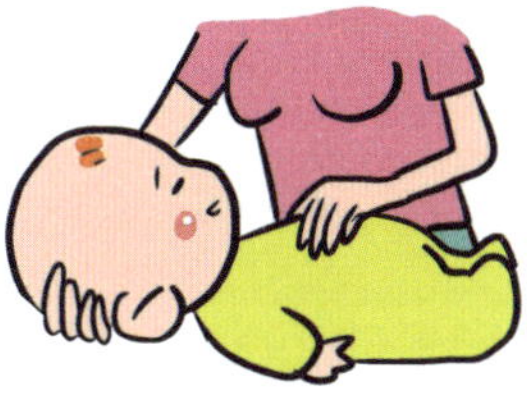

3 再将宝宝的头放在床头上，小心抽出手。

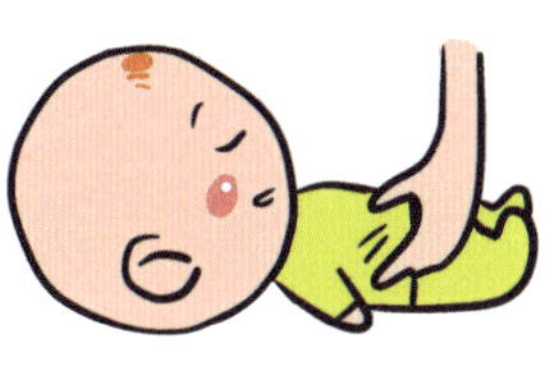

4 整理。放下宝宝后，为了不让宝宝的后背硌到，抚摸着宝宝的后背，整理好衣服。

辣妈养成记

适当增加运动量

经过了 4 周的时间，新妈妈的身体已经恢复得差不多了，在医生许可的情况下可以适当增加一些运动量，但要注意一个前提是，不感到劳累。运动时不要过于疲劳，运动量和幅度都不要太大，最好在专业产后护理人员的指导下进行。一般来说，每天运动 15 分钟为佳，运动量可视身体情况而逐渐加大，并慢慢建立固定的运动习惯。

* 散步瘦身两不误

俗话说“饭后百步走，活到九十九”，饭后散步不仅可以养生长寿，同时也是一种减肥的好方法。散步有助于增强参与体内脂肪代谢的脂蛋白脂肪酶活性，从而刺激身体的新陈代谢，而且，一边走一边做些小动作，更有利于减肥瘦身。

边走边收腹 + **边走边拍打小腹**

走路的时候稍微收紧腹部，不仅可以使走姿优雅，还可以消耗更多热量，有利于塑造体形。

双手握空拳，轮流轻击小腹，有助于激活腹部脂肪，帮助加速腹部脂肪的分解、消耗，久而久之，肥肥的小肚子就不见了。

需要注意的是，饭后不要立刻开始散步，最好在饭后休息 10 ~ 15 分钟再开始散步。

做做颈部运动，缓解哺乳引起的颈部酸痛

新妈妈生产时，体内会分泌松弛素，导致全身关节部位肌肉松弛，关节的保护作用减弱，加上长时间低头喂宝宝吃奶，很容易引起哺乳期新妈妈颈部酸痛。颈部运动可以帮助锻炼颈部肌肉，缓解酸痛。

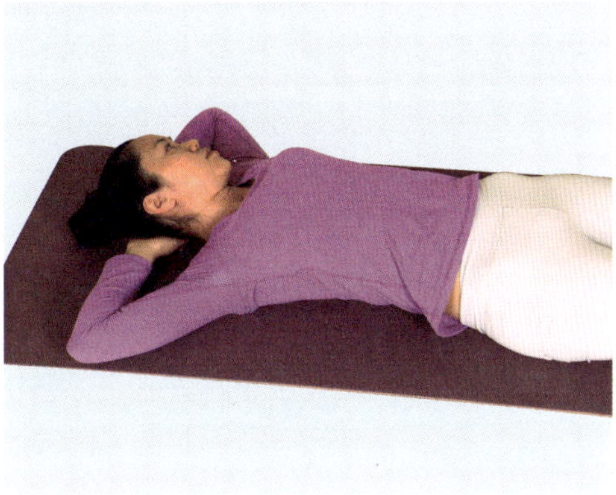

仰卧在瑜伽垫上，双肩着地，双手平枕在脑后，颈部向右转，然后再向左转，根据自己的身体情况重复动作。做此运动时要选在地板上或者较硬的床上进行，否则难以达到锻炼效果。

双臂运动，预防肩部疼痛

新妈妈抱宝宝的时间比较长，容易造成双臂和肩膀疲劳，导致疼痛。多做些双臂运动，有助于促进血液循环，缓解疲劳。

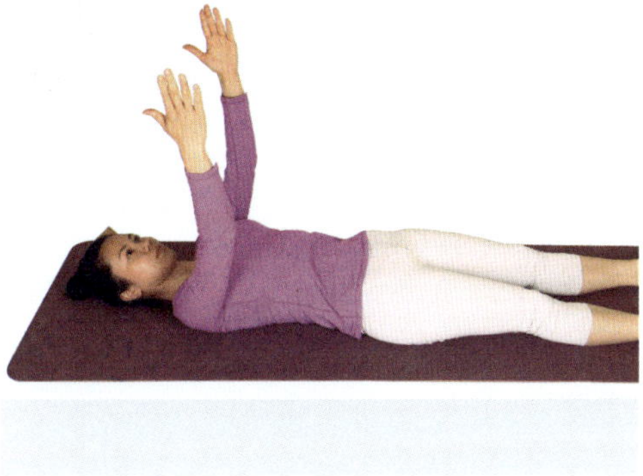

1 平躺在床上，掌心相对，双臂自然伸展，双肩呈一条直线。

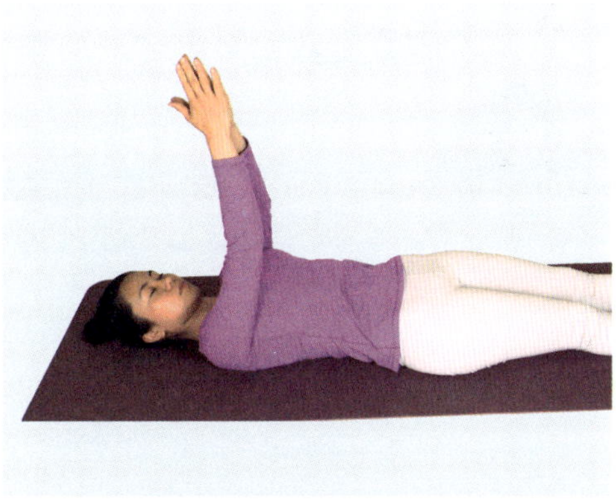

2 双臂伸直，抬至胸前正上方，然后双手稍用力合拢。重复动作，每次10分钟左右。

网络热搜问答

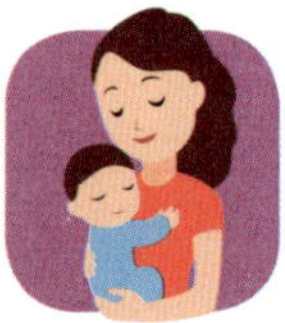

新妈妈 F 调 de 默落

坐月子是不是一定不能出门?

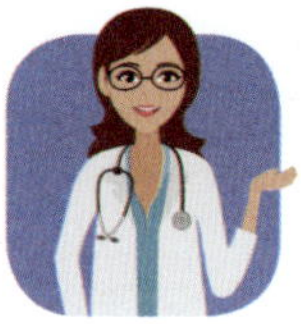

产科主任医师答

坐月子主要目的是促进恢复，尽量不要吹到凉风。能不能出门可以看个人的恢复情况，如果自家有开放式阳台或小花园，新妈妈可以在天气晴好、无风的时候，走出去散散步，呼吸呼吸新鲜空气。即便不出门也要保持室内的空气流通。新妈妈应该经常走动，促进恢复。

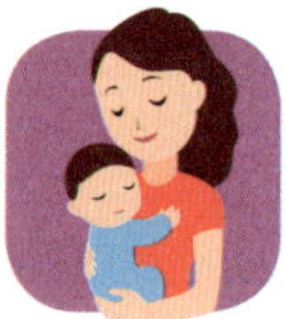

新妈妈紫梦

母乳喂养可以降低婴儿患病率吗?

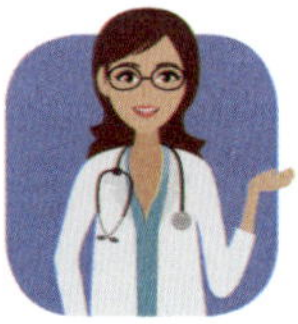

产科主任医师答

研究证明，如果新妈妈能在产后坚持给宝宝喂母乳，是可减少婴儿患病率的，其主要原因是母乳中含有很多抗体，对增强宝宝的免疫力非常有益。采用人工喂养的话，由于有容器清洁消毒、奶粉浓稀、奶粉质量等问题，容易增加宝宝的感染和生病概率，因此，建议产后新妈妈要坚持母乳喂养，这对宝宝和妈妈都是非常有益的。

新妈妈港湾

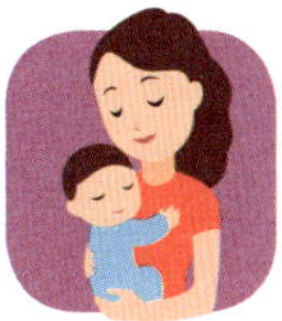

产后越来越瘦是怎么回事？

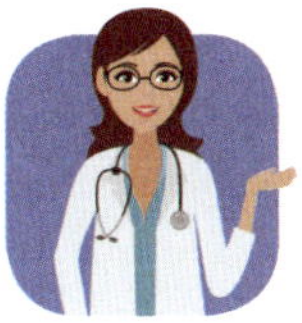

产科主任医师答

产后肥胖是普遍的状态，但是明显变得消瘦的人，有必要怀疑是否有慢性疾病。例如，慢性胃肠炎、心脏疾患、结核性疾病等。此外，还有内脏下垂，无力型、神经质型体质和代谢低的人，因分娩后的生活负担加重，也可出现消瘦的情况。

无论如何，对待消瘦体质的新妈妈，重要的是让其在产后充分地休养，并且好好地接受医生的检查与治疗。

新妈妈开心就好

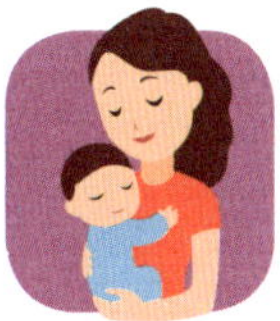

为何产后不宜久蹲？

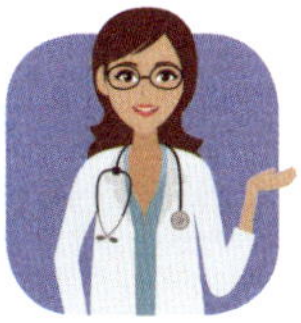

产科主任医师答

产后尤其是坐月子期间，对于子宫的保护非常重要，否则会给年轻的新妈妈带来长久的痛苦，很难治愈。产后需要避免久蹲，因为分娩后，新妈妈盆底肌肉的恢复大约需要 3 个月的时间，因此，在这 3 个月里，新妈妈做事情时最好选择坐位或站位，应尽量避免久蹲，以防子宫脱垂。

产后恢复重点看

满月发汗，祛寒排毒

中医认为，“发汗法”不仅能通经活络、恢复体力，还能调节神经、扩张周围小血管、改善微循环系统，通过发汗既有助于排出体内毒素，又能将体内的寒气祛除，所以，新妈妈可以通过满月发汗的方法进行祛寒排毒，预防月子病。

＊ 如何进行满月发汗

满月发汗可以去汗蒸馆，也可以在家里。在家里发汗，需要自制发汗汤：将 1 瓶黄酒倒入砂锅中，放入切好的姜丝，洗净的枸杞子、红枣，大火煮开，改小火熬 10 分钟左右即可。

新妈妈喝完发汗汤后，要保证全身上下除了眼睛以外的地方都要盖起来，关上门窗，不要有风。发汗时间控制在 30 分钟以内。发汗结束后不要着急从被窝中出来，等汗干了之后再出来。

＊ 如何才是发透了汗

发汗时你会感到毛孔都是张开的，汗水是从身体里流出来的，好像身体里那些寒气都随着汗水带出来了，而且是从胃部分别向着头和脚的方向发的。

＊ 满月发汗的注意事项

1. 注意满月后再发汗。满月发汗的时间最好是在生完宝宝 30 天以后，身体恢复得差不多的时候进行，这个时候发汗不但可以去除掉身体的毒气和风寒且不会感冒，而且能增强自己的身体免疫力。

2. 因为新妈妈发汗时盖得比较多，加上喝了发汗汤和房间不通风，所以要有专人陪着才可以。

3. 注意发汗时补充水分。发汗的过程中，如果感到口渴，可以随时喝水，以防止出汗过多引起虚脱。

4. 每次发汗不要时间过长。出汗太多，体内液体流失，血液循环量锐减，人容易虚脱，所以产后发汗排毒的时间要严格控制在 20 ～ 30 分钟。

让乳汁充足起来

* 乳汁突然少了是怎么回事

很多新妈妈到产后第 5 周可能会出现乳汁突然减少的情况，出现这种情况的原因主要有以下两点。

1

宝宝需求量增加

此时宝宝进入了快速发育期，需求量增加，新妈妈就会感觉乳汁“减少了”。只要坚持每天固定哺乳次数，泌乳量就会慢慢跟上宝宝的需求。

2

已达到“供需平衡”

如果持续一段时间没有涨奶，看宝宝的样子也是够吃的，那么也可能是达到了“供需平衡”的状态，这是新妈妈和宝宝都非常舒适的状态，既没有涨奶的痛苦，宝宝也不会被呛到。

* 想办法让乳汁充足起来

让乳汁充足起来，最好的方法是让宝宝频繁、有效地吮吸乳房，有助于增加泌乳量。具体方法如下：

1. 只要宝宝想吸吮的时候就让其吮吸，每天最好多于 10 次。
2. 保证新妈妈饮食均衡、营养、适量，多食用有效的下奶汤。
3. 新妈妈尽可能多地与宝宝互动，进行充分的皮肤接触，与宝宝作息同步，采取正确的哺乳姿势和含乳头的方法。
4. 坚持夜间给宝宝按需喂奶。

产科主任重点提示

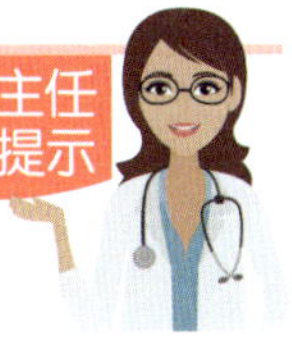

新妈妈不能单纯依靠多吃来进行增乳

月子里适当多吃、多喝是身体恢复、促进泌乳的保障，但过分依靠多吃来增加泌乳量，会导致体重激增，不利于新妈妈身材恢复，还有可能引发肥胖、糖尿病等问题。

重视补钙

* 每天喝牛奶、酸奶

为保证乳汁中的钙含量，新妈妈每天需要提供 300 毫克的钙，而一旦体内的钙质不足，就要动用母体骨骼中的钙。因此，每天要增加钙的摄入量，才能满足自身和宝宝的需求。

牛奶

最好的补钙食物，每天以 300 ~ 500 毫升为宜。

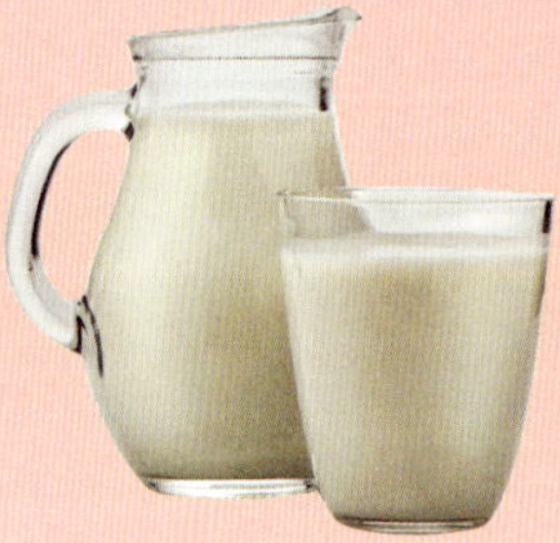

酸奶

补钙效果好，吸收利用率高，能有效润肠通便，防止便秘，每天以 300 毫升为宜。

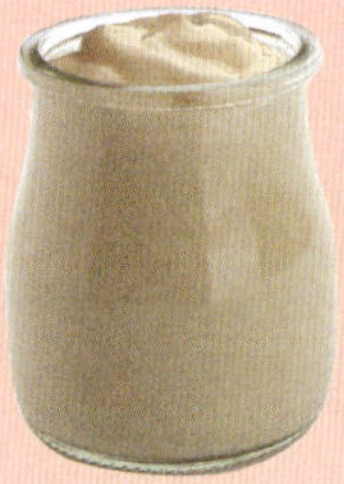

* 其他高钙食物

新妈妈在保证每天牛奶、酸奶摄入量的前提下，可适当食用豆类、鸡蛋、绿色蔬菜等其他富含钙质的食物。

* 补充维生素 D 或经常晒太阳

维生素 D 缺乏可能会使已成熟的骨骼脱钙而发生骨质软化症和骨质疏松症。晒太阳可以帮助人体进行对维生素 D 的合成，所以经常晒太阳是人体有效促进钙质吸收的最好方式。在阳光好、无风的日子，建议新妈妈到阳台、花园里晒晒太阳。如果实在没办法晒太阳，则应每天补充维生素 D。需要注意的是，隔玻璃窗晒太阳是无效的。

注意腰肾功能的恢复

本周身体恢复的重点是收缩子宫与骨盆恢复，促进新陈代谢，预防、缓解腰酸背痛。产后腰痛是由于产时劳伤肾气，或败血阻滞带脉，或产后起居不慎，或闪挫腰部等情况造成的，伤及肾经带脉，气血瘀阻不通，都可造成产后腰部疼痛。

* 要补肾，多吃黑色食物

中医医书中记载：“肾为五脏六腑之本，十二经脉之根，呼吸之本，三焦之源。”中医认为，肾乃先天之本，人体精气的根本在于肾精，肾中精气的充盈程度关系到人的生长、发育、生殖、衰老。

对于新妈妈来说，养肾更是一件大事。如果产后不注重补肾，那么容易出现疲劳、乏力、腰酸背痛、盗汗、脱发、出现黄褐斑、月经异常等问题，不仅不利于自身身体的恢复，还影响宝宝正常的生长发育。

新妈妈要补肾，可多吃黑色食物。中医认为，黑色食物入肾，有滋阴补肾的作用，比如黑米、黑豆、黑木耳、黑芝麻、黑枣等都是适合新妈妈坐月子期间食用的黑色食材。另外，中医素有“以形补形”的食疗理论，建议此时多吃猪腰、羊腰等，以强腰固肾，减轻腰酸背痛。

* 过咸伤肾，不要“重口味”

中医认为“咸入肾”，咸味适度，能滋补肾脏；咸味过重，则首当伤肾。新妈妈饮食中 95% 的盐分由肾脏代谢掉，若吃得过咸，就会加重肾脏的负担，使人体的水分不易排出，导致水肿、肾功能减退，进而诱发肾脏疾病、高血压等。因此新妈妈的饮食要坚持少盐的原则，特别要注意酱油、醋、蚝油、酱料、味精、鸡精等“隐形盐”的用量。

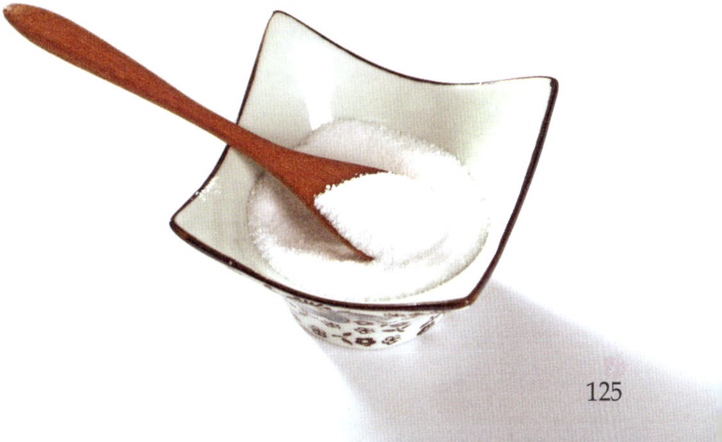

山楂粳米粥，活血化瘀止腰痛

* 山楂，活血化瘀的佳品

山楂味酸、甘，微温，归脾、胃、肝经，有消食化积、活血散瘀的功效，可用于调治肉食积滞、腹痛泄泻、产后瘀阻、腰部疼痛等。

山楂粳米粥

材料 当归 20 克，川芎 10 克，红花、干姜各 6 克，生山楂 30 克，桃仁 15 克，粳米 100 克，红枣 4 枚。

调料 红糖适量。

做法

1. 先将当归、川芎、红花、干姜、生山楂放入砂锅，加适量水，煎 40 分钟，去渣取汁，放入红糖；将粳米、红枣、桃仁放入砂锅，加水用小火煨煮至稠粥。
2. 兑进前面的浓煎药汁，拌匀，继续煮到开锅即成。

用法 每天分早晚 2 次服用。

注意事项 不要使用铁锅煮山楂。山楂中的果酸易将铁锅中的铁溶于水中形成一种低铁化合物，人吃后可能会引起恶心、呕吐、口舌发紫等中毒症状。

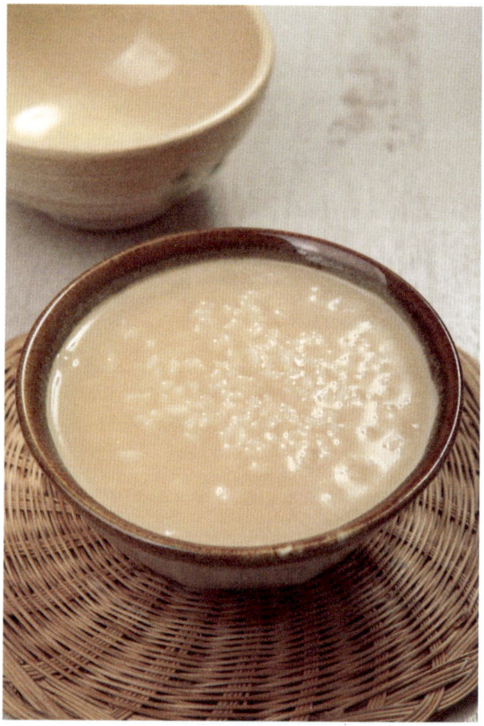

动脚趾，健胃祛宫寒

中医学认为，脾胃最主要的功能就是消化，而消化的主要动力就是人体的阳气。女性阳气旺盛，脾胃的消化功能自然就强，就能祛除人体多余的寒气。有意识地反复活动脚趾可刺激局部胃经穴位，持之以恒会逐渐增强胃肠功能，达到健脾胃、祛寒邪的保健作用。

活动脚趾可取站立位或坐位，将两脚趾同时向上跷或交替跷，也可用抓、放松相结合的方式练习放松脚趾，对经络形成松紧交替刺激。在早晨起床后或晚上睡觉前，也可用手按压、揉搓脚趾，反复多次，至有热感即可。

拔罐养阳气，排毒又化瘀

阳气是生命的原动力，寒气侵入人体之后，会损伤阳气，导致其温煦作用不足。拔罐利用局部热刺激、负压吸引作用，可达到逐寒祛湿、拔毒泻热、疏通经络、行气活血的目的。对于体质虚寒的女性而言，可以选择大椎穴、肾俞穴、命门穴这几个穴位来进行拔罐。

* 大椎穴

快速取穴： 低头，在后颈部最高的骨性隆起处，棘突下凹陷处即是。

按摩方法： 用食指按揉颈后的大椎穴，以皮肤发热、发红为度。

按摩功效： 清热解毒，解表通阳，镇静安神。

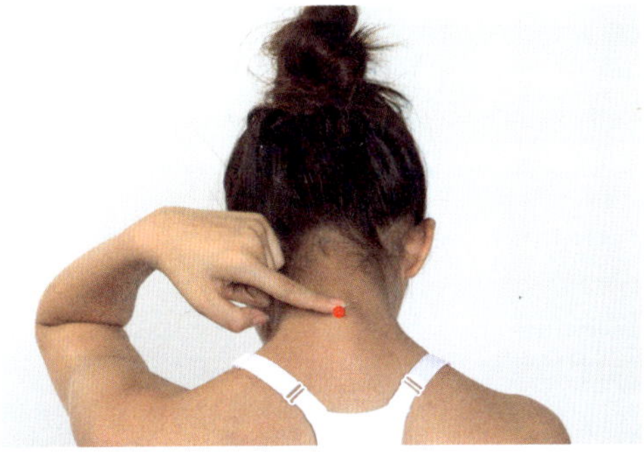

* 肾俞穴

快速取穴： 在腰部，与肚脐同一水平线的脊椎左右两侧各 5 厘米处。

按摩方法： 两手搓热后用拇指按揉肾俞穴 50 ~ 60 次，两侧同时或交替进行。

按摩功效： 温阳补肾，强腰健体。

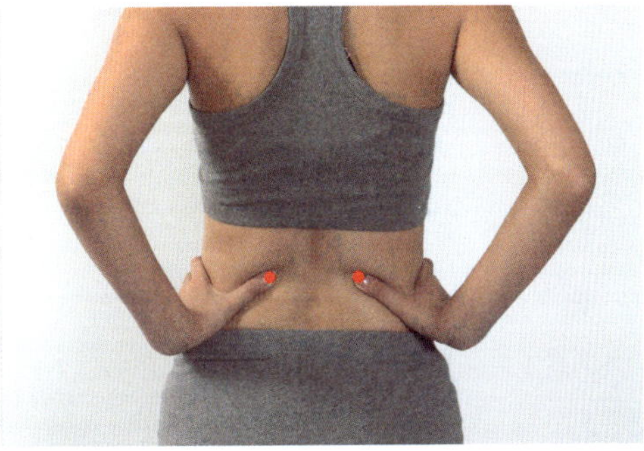

* 命门穴

快速取穴： 第 2 腰椎棘突下方凹陷处即是。

按摩方法： 用拇指指腹按揉命门穴 1 ~ 3 分钟，以局部有酸胀感为度，对治疗男科、妇科疾病有好处。

按摩功效： 接续督脉气血，升发阳气。

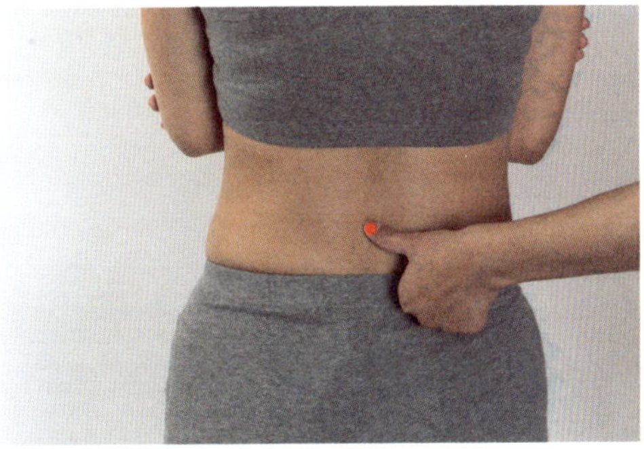

美味佳肴，吃出幸福感

顺产妈妈 7 天幸福餐

Day 29~34
营养菜谱推荐

栗香黑米黑豆浆……补肾强身
排骨豆腐虾皮汤……补钙、催乳
胡萝卜绿豆米糊……清肝明目
熘腰花……益肾强腰
红枣花生衣汤……补血活血

栗香黑米黑豆浆

8:00 早餐

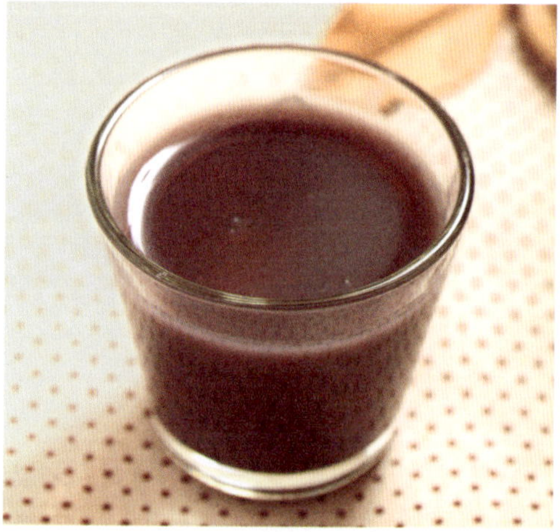

材料 黑豆 50 克，黑米、栗子各 20 克。

调料 冰糖 5 克。

做法

1. 黑豆用清水浸泡 8 ~ 12 小时，洗净；黑米洗净，浸泡 2 小时；栗子洗净，去壳取肉，切碎。
2. 将上述食材倒入全自动豆浆机中，加水，按下“豆浆”键，煮至豆浆机提示豆浆做好，加冰糖搅拌至溶化即可。

排骨豆腐虾皮汤

12:00 午餐

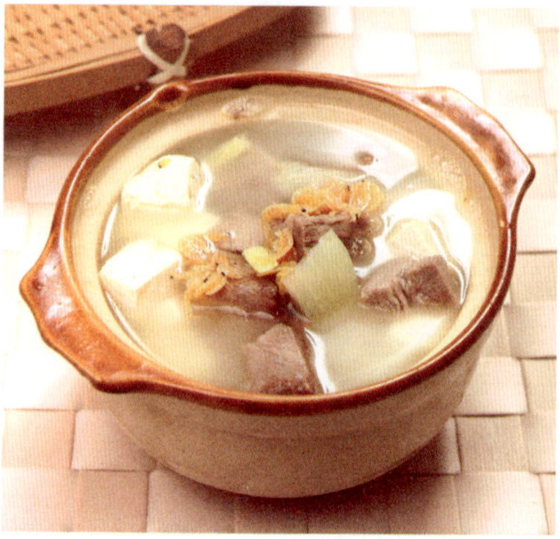

材料 排骨100克，豆腐200克，虾皮5克，洋葱50克。

调料 姜片、盐各适量。

做法

1. 洋葱去老皮，洗净，切片；排骨洗净，斩段，用沸水焯烫，捞出，洗去浮沫，沥干水分；豆腐洗净，切块。
2. 将排骨段、姜片放入砂锅内，加入适量水，大火煮沸，转小火继续炖煮至七成熟；加豆腐块、虾皮、洋葱片，继续小火炖煮至熟，加盐调味即可。

胡萝卜绿豆米糊

15:00
加餐

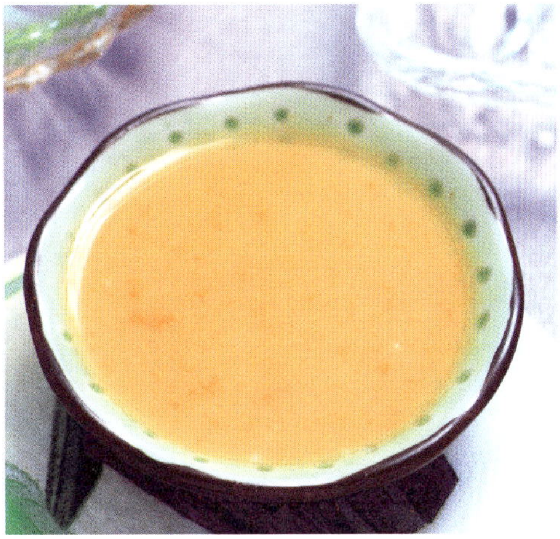

材料 大米 40 克，胡萝卜、绿豆各 20 克，去心莲子 10 克。

做法

1. 绿豆、莲子洗净，用水浸泡 4 小时；大米洗净，浸泡 30 分钟；胡萝卜洗净，去皮，切丁。
2. 将上述食材倒入全自动豆浆机中，加水，按下“米糊”键，煮至豆浆机提示米糊做好即可食用。

熘腰花

18:00
晚餐

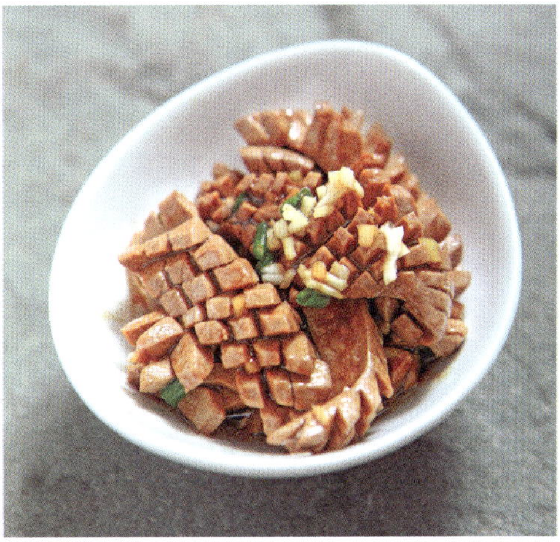

材料 猪腰 300 克。

调料 葱花、姜末、蒜末、酱油、植物油、水淀粉各少许，盐 3 克。

做法

1. 猪腰洗净，划交叉刀，再切成长条；取一个小碗，放入酱油、盐、水淀粉和适量清水，制成味汁；水烧沸，放入猪腰条，打卷后迅速捞出沥干。
2. 锅置火上，放油烧热，放入葱花、姜末、蒜末爆香；再放入腰花，倒入味汁翻炒均匀即可。

红枣红豆汤

21:00
加餐

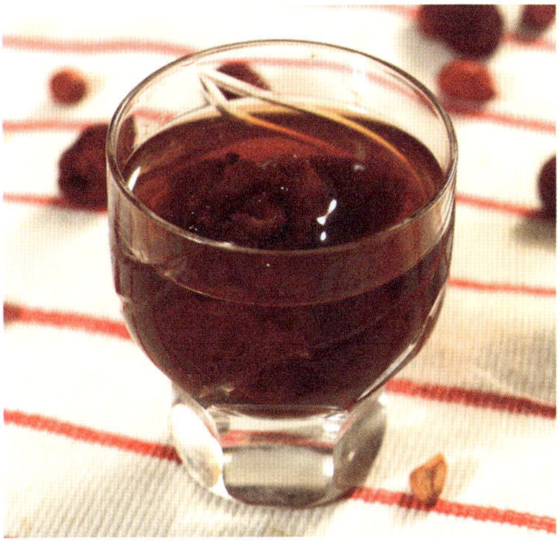

材料 红豆 70 克，红枣 3 枚，莲子 50 克，干百合 15 克。

调料 白糖适量。

做法

1. 红豆洗净，用水浸泡 4 小时；莲子洗净，去心；干百合洗净，泡软；红枣洗净，中间切开，去核。
2. 锅置火上，加适量清水煮沸，放入红豆煮至七成熟，再把莲子、红枣放入锅中，用大火煮沸，转用小火熬 40 分钟，放入百合煮至熟，再加入白糖调味即可。

剖宫产妈妈 7 天幸福餐

Day 29~34
营养菜谱推荐

黑豆紫米粥……………………固肾益精
阿胶炖鸽子……………………滋阴养血
荸荠木耳汤……………………养心安神
木耳枸杞炒猪肉………………滋阴养肾
芙蓉玉米羹……………………美容抗衰

黑豆紫米粥

8:00
早餐

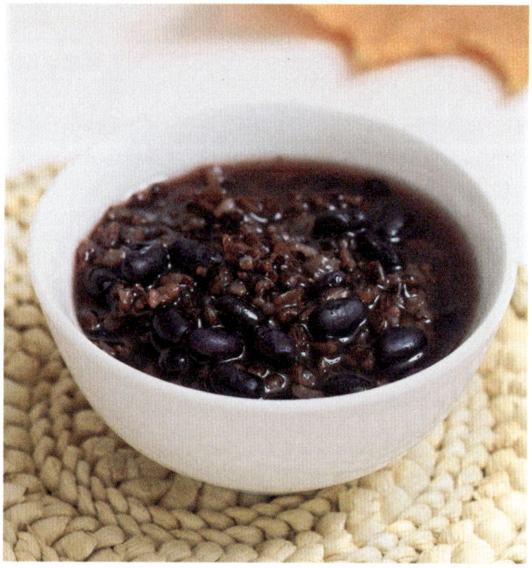

材料 紫米 50 克，黑豆 50 克。

调料 白糖 5 克。

做法

1. 黑豆、紫米洗净，浸泡 4 小时。
2. 锅置火上，加适量清水，用大火烧开，加紫米、黑豆煮沸，转小火煮 1 小时至熟，撒上白糖拌匀即可。

阿胶炖鸽子

12:00
午餐

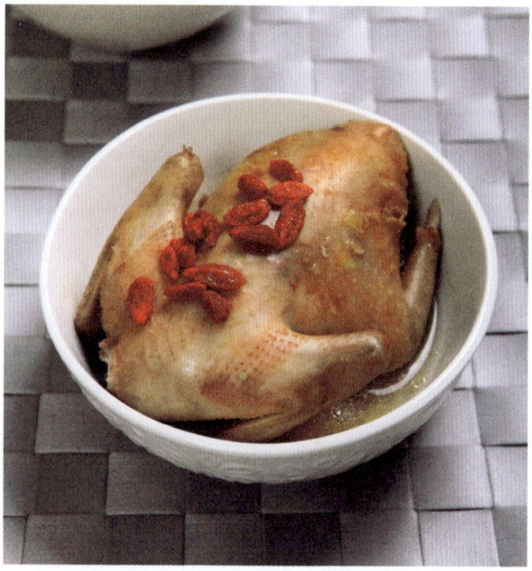

材料 鸽子 1 只，东阿阿胶 10 克，红枣 10 枚，枸杞子适量。

调料 姜、盐各适量。

做法

1. 鸽子宰杀去毛，洗净；红枣、枸杞子洗净；姜洗净，切片。
2. 鸽子、东阿阿胶、红枣、枸杞子、姜片放入砂锅中，加适量清水，大火煮沸，转小火再炖煮 2 小时，加盐调味即可。

荸荠木耳汤

15:00 加餐

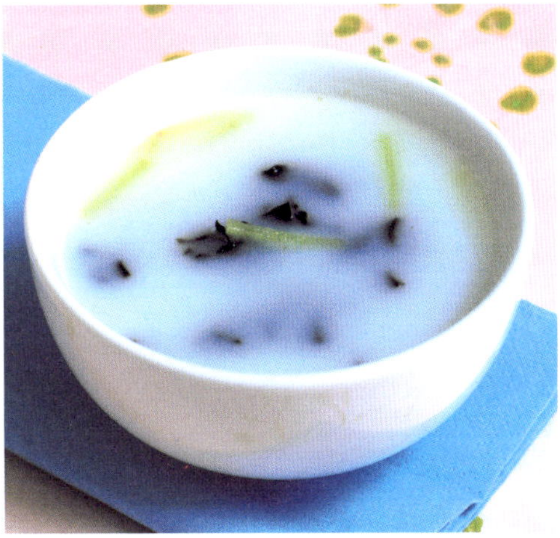

材料 鲜荸荠 200 克，干木耳 10 克，牛奶适量。

调料 白糖 5 克，姜丝适量。

做法

1. 荸荠去外皮，洗净，捣碎，用纱布挤汁；干木耳泡发，洗净，撕成小朵，焯水。
2. 锅置火上，加入适量清水及荸荠汁，大火煮沸，放入木耳、牛奶、姜丝煮沸，加入白糖调味，搅拌均匀即可。

木耳枸杞子炒猪肉

18:00 晚餐

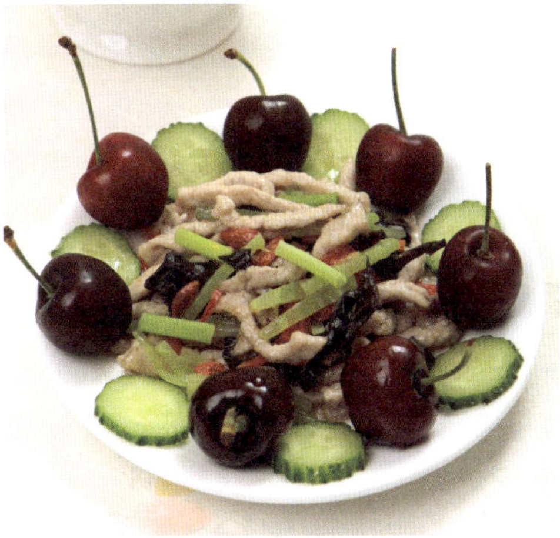

材料 瘦猪肉丝 250 克，莴苣丝 50 克，黑木耳丝、黄瓜片各 30 克，枸杞子 10 克，车厘子 7 个。

调料 生姜片、葱段、盐、植物油各适量。

做法

1. 枸杞子洗净，车厘子洗净。
2. 锅热放油，爆香生姜片、葱段，放瘦猪肉丝，炒变色，加入莴苣丝、黑木耳丝至熟，加入枸杞子和盐，略炒，装入盘内。
3. 黄瓜片和车厘子摆在盘的周围即成。

芙蓉玉米羹

21:00 加餐

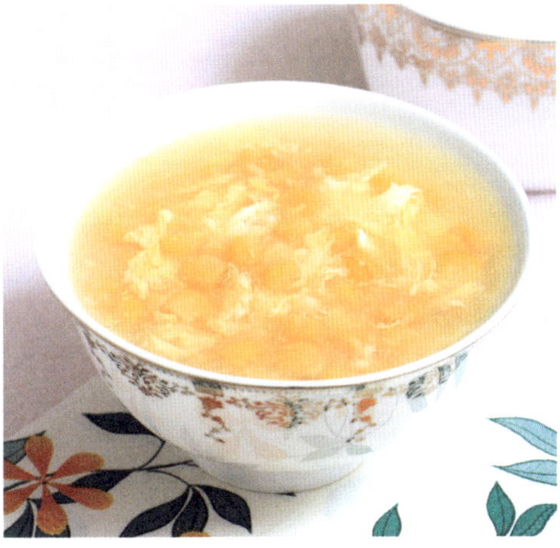

材料 鲜玉米粒 200 克，鸡蛋 1 个。

调料 水淀粉、白糖、盐各适量。

做法

1. 鲜玉米粒冲洗一下，鸡蛋磕入碗中打散。
2. 锅置火上，放入适量清水烧沸，倒入玉米粒煮熟，用水淀粉勾芡，慢慢淋入鸡蛋液，加入白糖和盐搅匀即可。

新生儿护理注意事项

宝宝睡眠习惯该注意了

* 睡眠习惯早养成

宝宝的睡眠问题常常让新妈妈无所适从，如需要抱睡、睡得太晚、入睡困难等，其原因与环境因素、先天因素（宝宝对刺激过于敏感等）有关，但主要还是取决于环境因素。如果宝宝睡觉时特别黏人，大多数可能是因为家长没有给宝宝养成良好的睡眠习惯，如果不尽早改变宝宝的不良睡眠习惯，不仅使家长疲惫不堪，还可能影响宝宝的生长发育。

良好的睡眠习惯有助于宝宝身心健康，也能减轻家长的劳累和负担。培养宝宝良好的睡眠习惯应尽早开始，一般来说，宝宝满月后就可以开始了。不重视宝宝良好睡眠习惯的培养，一旦宝宝已经形成不良的睡眠习惯，再加以纠正就会困难得多。

* 培养良好的睡眠习惯

1

要让宝宝养成良好的睡眠习惯，按时睡觉；衣服和被子不要太厚；睡前不要逗宝宝玩儿，不要让宝宝因太过兴奋而难以入睡。

2

要培养宝宝自己在床上睡眠的习惯，不要抱睡，也不要让宝宝含着乳头、吸吮手指睡。刚开始，宝宝可能不太习惯，会哭闹或者睡不安稳等，这都是正常现象。如果宝宝无法入睡，新妈妈可在旁边陪伴宝宝，轻轻拍拍宝宝，给宝宝哼哼儿歌，轻柔地说说话，帮助他入睡。

* 给宝宝创造最佳睡眠条件

宝宝的睡眠环境应该安静、舒适，因此，宝宝睡觉前应关闭电视，拉上窗帘，父母也不要再逗宝宝，或者大声交谈。可以将他的小床挨近父母的床，既方便照顾，又能给予宝宝更多的安全感。如果宝宝怕黑，可以在房间放一盏小夜灯。

经常让宝宝做追视训练

不要以为宝宝只会吃奶、睡觉，其实宝宝的本领很大的，他一生下来就具备看的能力，尤其喜欢看对比强烈的图案和鲜艳的色彩，家长一定要满足宝宝看的需求。

* 玩具训练

在宝宝的小床上方（距离宝宝的眼睛约 20 厘米）悬挂玩具，如一个红色皮球，并用声音作引导。利用宝宝短暂的醒着的时间，一边轻声地哼唱歌谣，一边摆动悬挂的红皮球，逗引宝宝用眼观看，用耳听声。

家长还可以手拿彩球、摇铃等玩具让宝宝作追视训练。先在宝宝面前能看到玩具处摇几下，然后慢慢地向左或向右移动，使其视线能追踪眼前移动的玩具。注意，每次让宝宝追视玩具的时间不能过长，一般 1 ~ 2 分钟即可，否则会引起宝宝的视觉疲劳。宝宝眼睛和追视玩具的距离为 20 ~ 30 厘米。

* 看家长的脸

照料宝宝时，家长要故意把脸在宝宝面前左右活动，让他的视线适应家长移动。家长的脸距离宝宝的脸不要超过 30 厘米。用温和的语调哄宝宝，比如说“宝宝（或名字）看这里，妈妈（或爸爸）在这儿呢”，并注意观察宝宝的反应。

* 看黑白图案

研究表明，对比强烈的黑白图案对这个阶段的宝宝最有吸引力，宝宝喜欢看轮廓鲜明、色彩对比强烈的图案，所以，多给宝宝看黑白图案，如棋盘图等，并在离宝宝脸 20 ~ 30 厘米处移动，让宝宝视线适应卡片移动，促使宝宝追视能力的提高。

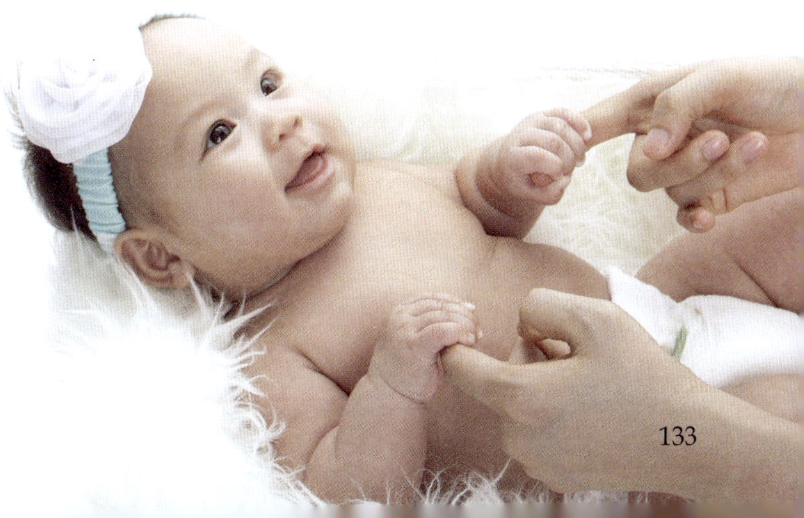

保护宝宝免受蚊虫叮咬

* 安装纱窗、挂蚊帐最安全

任何驱蚊产品都可能让宝宝出现皮肤过敏的情况，所以在宝宝卧室安装纱窗、挂蚊帐是最安全的驱蚊方法，也可以准备一个电蚊拍来随时消灭室内的蚊子。由于汗液最容易招蚊子，所以宝宝卧室尽量控制在 26℃以下，可避免宝宝出汗过多，被蚊子叮咬。

* 蚊虫叮咬后巧处理

由于蚊虫叮咬后身体会释放组胺炎性物质，导致叮咬处肿胀，这是正常现象，但叮咬后情况不同，处理方法也不同。

1

没有起包

用碱性皂液清洗叮咬处，可防止起包。

2

已经起包

可用毛巾包冰块敷在被咬的位置，或者把湿毛巾放在冰箱冷冻后敷在叮咬处，每 2 ~ 3 小时敷一次，还可以选用外用炉甘石洗剂止痒。

如果宝宝的皮肤已经被抓伤、溃破，就不要乱用药膏了，否则会加剧疼痛，也不利于溃破处的皮肤愈合。

“满月酒”“百日酒”哪个好

“百日酒”比“满月酒”更适合新生宝宝。因为新生儿免疫力较弱，如果办“满月酒”，亲戚朋友聚集在一起，宝宝很容易感染细菌、病毒，导致生病，所以建议把“满月酒”改为“百日酒”。需要注意的是，即使办“百日酒”，当天也尽量不要让亲戚朋友频繁地接触、亲吻宝宝，因为细菌、病毒也可以通过手、口等进入宝宝体内。

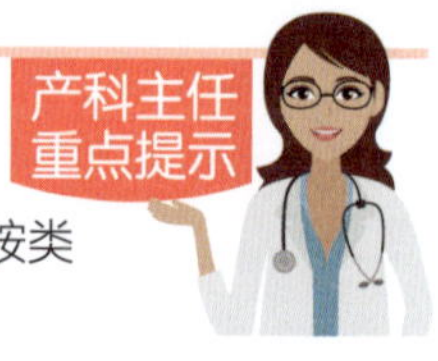

过敏体质的宝宝也不要担心

如果是过敏体质的宝宝，在去户外活动前 2 ~ 3 小时，可用一点抗组胺类抗过敏药物，能有效预防蚊虫叮咬后皮肤肿胀。

给宝宝清理鼻痂、剪指甲

给宝宝清理鼻痂

正常情况下，新生儿的鼻腔会进行“自我清洁”。如果空气很干燥，鼻腔里可能结有鼻痂，就会因为新生儿出生后头几周还不会用嘴呼吸，造成新生儿呼吸不畅。这时，注意不要用手直接去抠，可将棉棒蘸湿，轻轻放入鼻腔取出鼻痂。最好在宝宝睡觉时清理鼻痂。

给宝宝修剪指甲

宝宝的指甲长得很快，很容易抓伤自己。为避免这种情况的出现，父母要及时给宝宝修剪指甲。此外，宝宝的指甲很柔软，所以不要剪得太短，以免不小心伤到宝宝。

可以在宝宝熟睡时给其剪指甲，要紧紧握住宝宝的单个手指头，不要握住整只手，这样做可以在宝宝反抗时，有效地避免误伤到宝宝。

最好用宝宝专用指甲剪，将宝宝的指甲剪修成短而光滑的样子即可。

宝宝的衣服要分开清洗

为避免交叉感染，清洗宝宝衣物需要注意以下几点：

1. 要用专门的盆手洗，不能和大人的衣物放在一起混洗。

2. 洗涤时用婴儿皂或婴儿洗衣液清洗宝宝的贴身衣物。

3. 漂洗时，要用清水反复过水 2 ~ 3 次，直到水清为止。

4. 最好在太阳下曝晒消毒，如遇到阴天，可以用熨斗熨一下，这样也可以达到消毒和杀菌的目的。

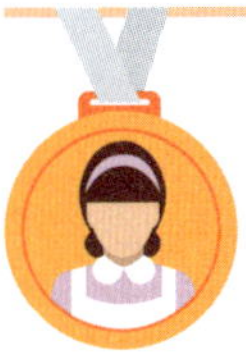

金牌月嫂告诉你

不要挖耳屎

宝宝的耳道很小、很娇嫩，不能像大人一样给宝宝挖耳屎。不用担心耳屎会影响宝宝健康，因为它会随着宝宝的咀嚼、张口或打哈欠等活动，借助下颌等关节的运动而自行脱落，并排出耳道。如洗澡时耳道不慎进水，可以将宝宝耳朵进水的一侧朝下，待水控出后用棉棒对耳郭进行清洁。注意，只能清洁到耳孔，不宜深入，以免把耳屎推向深处而引起耳道堵塞。

辣妈养成记

做些简单家务

* 做中等强度运动，避免高强度运动

进入产后第 5 周，身体也进一步复原，但此时仍不建议做高强度运动。因为新妈妈自胎盘娩出到全身器官恢复正常状态大约需要 6 周时间，这 42 天是真正意义上的“月子期”，所以，本周的瘦身运动要保持在中等强度，避免高强度对身体造成损伤。

* 做些家务也能瘦身

新妈妈处于哺乳期，不能通过节食瘦身，当然更要远离各种减肥药，因此对于新妈妈来说，通过日常活动来增加身体热量的消耗就是最好的方式。

每天不用刻意运动，只需要做一些日常的家务活动，如收拾厨房、擦桌子、擦地、熨衣服等，对身体热量的消耗也是很可观的。让家里干净的同时，人也变瘦了，何乐而不为呢？

金牌月嫂告诉你

扮靓自己，也有助于瘦身

有些新妈妈把时间都放在了照顾宝宝上，认为自己处于产后的特殊阶段，每天待在家中，没有必要好好打扮自己，虽说不至于蓬头垢面，但是相比孕前靓丽的装扮还是差了很多。

建议新妈妈不妨每天花点时间来打扮自己，比如，好好梳梳头，弄个漂亮的发型；好好洗个脸，做个脸部 SPA……这样做不仅能增加身体的活动量，自己变美丽的同时也会带来好心情，促进自己对瘦身的欲望。

* 腿部运动，让腿部重新变修长

腿部运动可以促进血液循环，缓解腿部疲劳，消除腿部赘肉，使新妈妈再次拥有修长的双腿。下面为新妈妈介绍两种做腿部运动的方法。

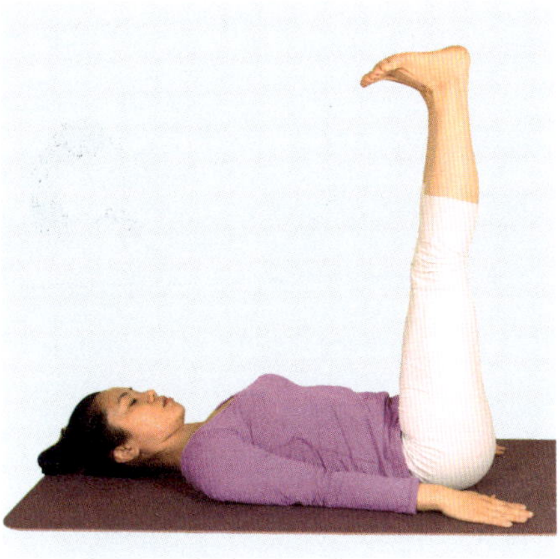

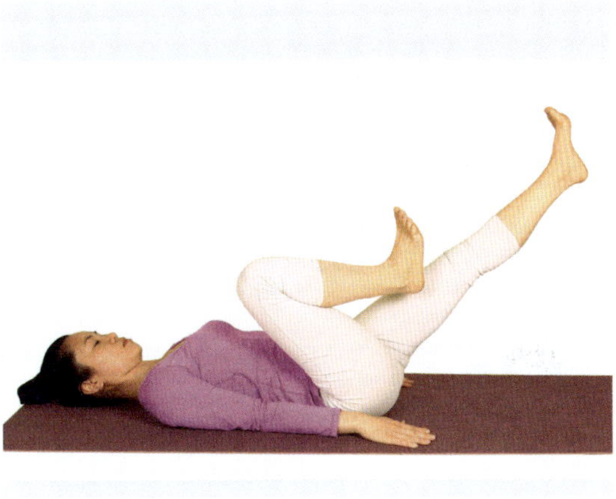

1 身体平躺在床上，双腿、双臂自然伸直。双腿同时向上慢慢抬起，重新放下，抬起时不可太过用力。每天 2 次，每次 2 分钟。

2 身体平躺在床上，交替抬起左右腿，使腿和身体分别呈 45 度和 135 度角，然后放下。重复 10 次。

* 运动后做些放松动作

运动后做些放松动作，可以加速全身血流的重新分配，促进肌肉中乳酸的消除和利用，减少肌肉的延迟性酸痛，有助于消除疲劳，也是预防肌肉损伤的重要手段。

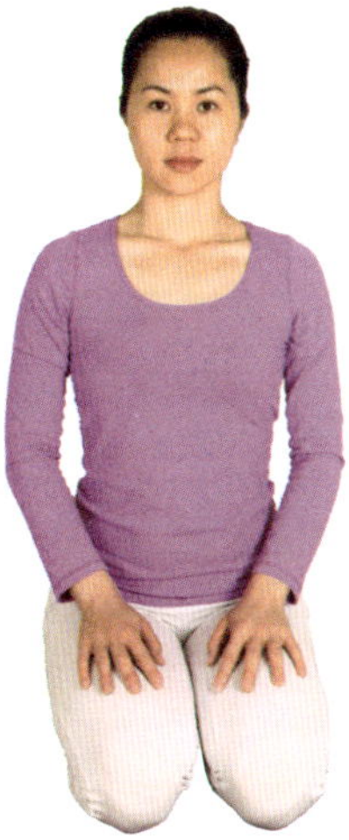

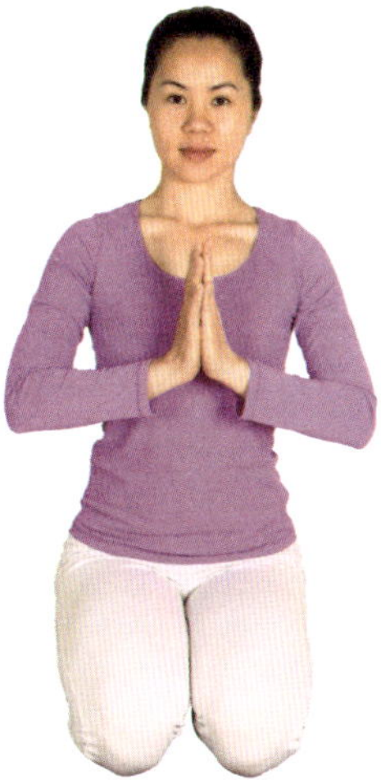

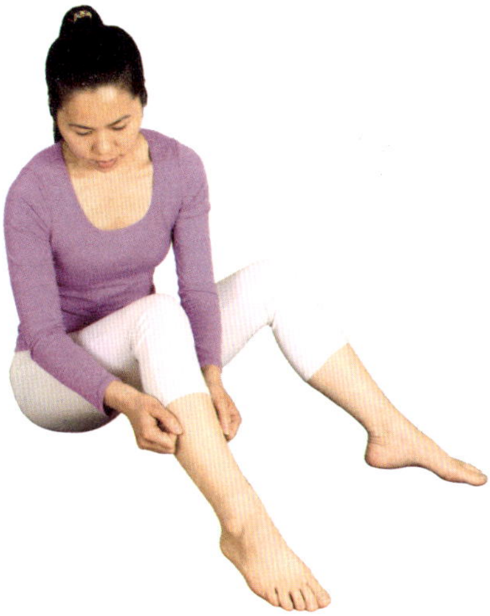

1 跪坐在地上，调整呼吸，让气息均匀。

2 双掌合十放在胸前，双肩成一条直线，放松身体。

3 轻轻拍打双臂、双腿，舒缓身体，防止运动后肌肉酸痛。

网络热搜问答

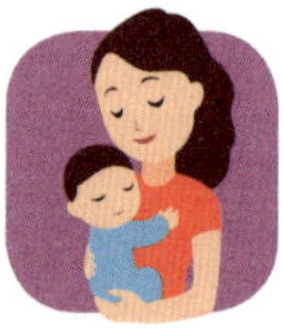

新妈妈枝丫蔓蔓

为何产后不宜太早健身?

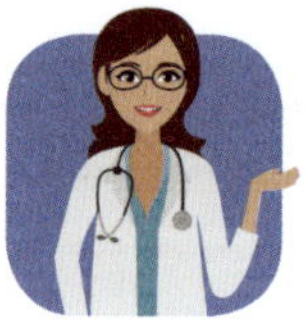

产科主任医师答

有些新妈妈分娩后不久便迫不及待地开始健身，一心希望早日恢复好的身材，但分娩后减重不宜太早开始。如果新妈妈的瘦身计划是要通过限制饮食或是做有氧运动消耗热量来实现，那么应该在分娩后6周，身体状况大致恢复以后再进行。如果新妈妈急于求成，急于做剧烈运动，那将有可能影响伤口愈合和子宫复原，从而引起子宫出血、感染，甚至子宫脱垂和阴道膨出。

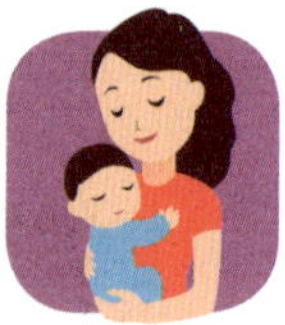

新妈妈舒克鱼鸟

怎样通过腰部按摩减肥?

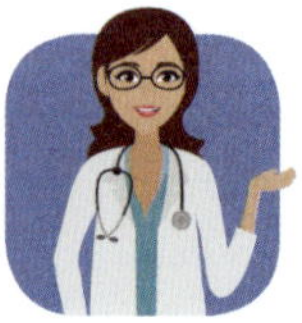

产科主任医师答

一套简单的按摩动作，不仅能减少腰部赘肉，还能缓解产后长时间站立抱婴儿而产生的腰痛。下面具体介绍一套腰部减肥的按摩方法。

1. 用一侧手掌从上向下推搓腰部，以皮肤有温热感为宜。
2. 用双手拇指从上向下沿着两侧的腰肌进行按压3 ~ 5次。
3. 双手握拳，用拇指、食指面沿着腰肌从上向下交替叩击，以皮肤有温热感为宜。
4. 双手手掌交替在腰骶部从上向下推，以皮肤有热感为宜。

新妈妈琴心听

产后瑜伽瘦身应注意哪些事项？

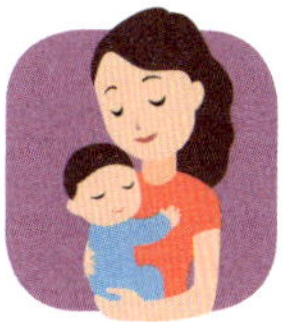

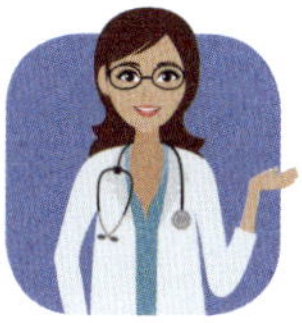

产科主任医师答

瑜伽动作以自己能承受为限度，没有绝对的标准，新妈妈练习时不应强求，不管什么动作，做到怎样的程度都会有一定的效果。虽然瑜伽运动好处多多，但身体状况是否适合做运动要咨询医生，运动时要遵循老师的指导，这样才能安全运动，起到瘦身的作用。

新妈妈笛声悠扬

如何预防断奶后发胖？

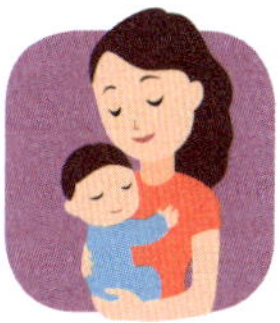

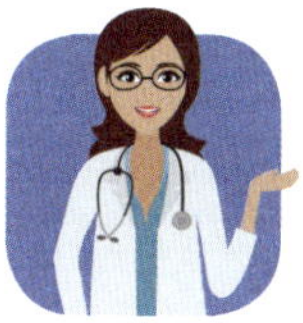

产科主任医师答

新妈妈在哺乳期，为了使奶水充足和富有营养，每天都会摄入很多鱼、蛋、肉等食物，稍不注意，热量就可能超标，加之有些新妈妈忽视产后锻炼，很容易发胖。断奶后，夜间不需要再喂奶，睡眠情况好了，会加强代谢反而不容易发胖，所以生了小孩以后，人是否会胖起来与断奶与否是没有什么相关的。

要预防产后发胖，需要从调整饮食结构和加强锻炼入手，要少吃高脂肪、高胆固醇食物，米、面粉等主食及含糖量高的水果也应限制，同时，还应做俄罗斯转体运动，以锻炼腹部肌肉，每天上、下午各锻炼 3 次，每次 10 ~ 20 下，这种锻炼方法可避免脂肪在腹部堆积，有助于产后瘦身。

产后恢复重点看

新妈妈身体基本恢复正常

＊ “大姨妈”来了，也不影响喂奶

新妈妈的“大姨妈”一般在产后 6 ~ 8 周恢复，也有在产后 1 年甚至更长时间恢复的。“大姨妈”来了并不影响喂奶，因为乳汁是气血生化而成的，上行是乳汁，下行是经血，而人的气血是有限的，当新妈妈来“大姨妈”时，就会导致乳汁分泌暂时性减少，过去了又会多起来，但来“大姨妈”这段时间，乳汁的营养是没有改变的，所以并不影响喂奶。

＊ 产后 42 天检查莫忽视

新妈妈在产后 42 天要进行检查，这样可以让医生准确地了解自己的身体恢复情况。如果发现异常，可以及时治疗，防止留下后遗症。有些新妈妈初为人母，忙得焦头烂额，抽不出时间就不去做检查，这是不对的，因为只有拥有健康的身体，才能更好地照顾宝宝。具体的检查项目依据各医院情况而定。

＊ 产后 42 天复查，若恢复良好可恢复性生活

产后 42 天后的子宫颈口基本恢复闭合状态，宫颈和盆腔、阴道的伤口也基本愈合，所以，原则上是可以过性生活了，但有些新妈妈因为刚经历了分娩的疼痛，加上满腹心思都在宝宝身上，会对性生活有一些抵触情绪。

产后性生活要注意节制。在月经恢复之前可能就有排卵了，所以要注意避孕，避免伤害身体。

＊ 产后得了腰椎间盘突出症，要积极面对和治疗

由于孕期腹内胎宝宝不断增大，造成孕妈妈的腰椎过度前凸，尤其是孕晚期，经常保持这种姿势，增加了腰部的负担，为腰椎间盘突出留下隐患。

产后内分泌系统还没有完全恢复，骨关节及韧带都比较松弛，对腰椎的约束及支撑力量减弱，也容易发生腰椎间盘突出症。

日常需注意保持正确的姿势，做到立如松、坐如钟、卧如弓。饮食调理上要注意补充钙、维生素 C、维生素 E、蛋白质、镁、维生素 D，以及 B 族维生素等，以增强骨骼强度，提高肌肉力量。

* 剖宫产妈妈再怀孕需等 2 年后

经过剖宫产后，新妈妈子宫切口在短时间内是难以愈合“牢固”的，因为胎儿的发育会使子宫不断增大、子宫壁变薄，手术刀口处的结缔组织缺乏弹性，所以过早地再次怀孕可能会影响新妈妈身体的恢复及腹中胎儿的安全。此外，剖宫产后容易留下瘢痕，新鲜的瘢痕在妊娠末期或分娩过程中很容易胀破，有造成腹腔大出血甚至威胁生命的危险。因此，剖宫产后再次怀孕最好选择在产后 2 年以后。

* 产后 6 周开启瘦身的黄金期

产后 6 周至半年是新妈妈瘦身、恢复身材的黄金时期，因为这段时间新妈妈的身体基本恢复到了孕前状态，而且因为孕产而囤积的脂肪还不顽固，比较容易甩掉，所以要抓住这个瘦身黄金时机，轻松摆脱肥胖。

虽然这个阶段新妈妈可以通过加强运动和控制饮食来减肥，但是哺乳仍然是最佳的减肥方法。研究发现，哺乳期女性每分泌 100 毫升的乳汁，需消耗 250 ~ 293 千焦的热量。哺乳期新妈妈每天分泌乳汁的同时也是在消耗热量。

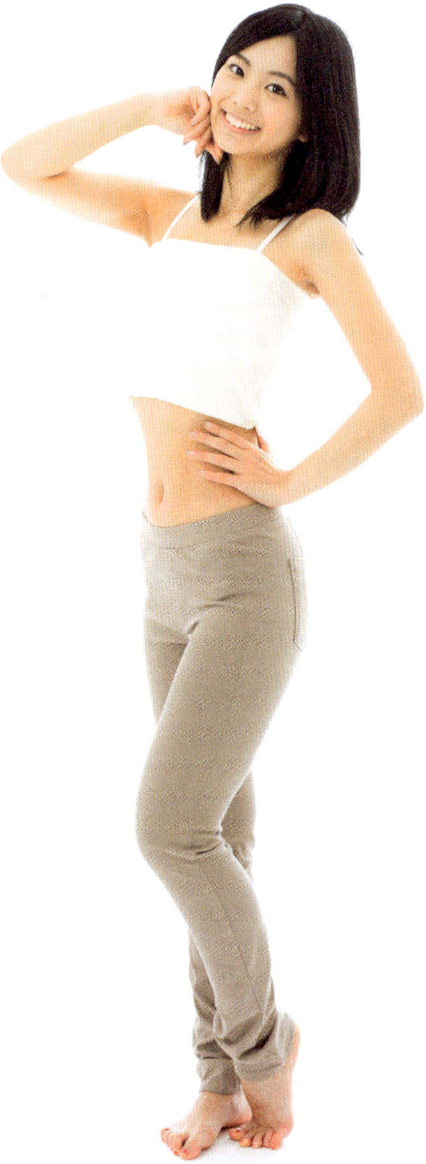

* 高龄妈妈不可忽视产后瘦身

医学界认为生产时年满 35 岁的女性就属于高龄新妈妈。其实，女性过了 30 岁再怀孕，体重更容易增加，而且生理功能也处于下滑的趋势，新陈代谢速度变缓，很容易导致产后肥胖。如果错过恢复身材的最佳时期，产后瘦身将很困难，还可能患上糖尿病、高血压等慢性疾病。

让皮肤变白嫩的妙招

* 维生素 C 和维生素 E 完美组合，防衰老、润泽肌肤

维生素 C 是一种抗氧化剂，有美白、抗衰老的作用，能帮助抵御紫外线损害，还能淡斑、锁水、保湿，使皮肤具有弹性。维生素 E 是一种强抗氧化剂，能保护肌肤免受自由基的损伤，延缓皱纹产生，还能有效抵制脂褐素的沉积，使皮肤保持白皙。产后新妈妈适当多食用一些富含维生素 C 和维生素 E 的食物，如樱桃、草莓、木瓜、猕猴桃、橙子、白菜、芥蓝、菜花、黑芝麻、核桃等，对于保养肌肤有很大的帮助。

* 多吃含铁的食物，肌肤红润有光泽

铁是构成血红素的主要成分之一，血红素具有保持皮肤红润的作用，因此新妈妈的膳食中要多一些富含铁元素的食物，如动物肝脏、动物血、海带、芝麻、黑豆、绿叶蔬菜等。

* 自制番茄补水面膜，润白肌肤、细致毛孔

给新妈妈介绍一款简单又好用的天然自制面膜——番茄补水面膜。番茄富含维生素 C，是美白佳品；面粉可以去除肌肤中的污垢，使肌肤更有效地吸收营养，两者合用，不仅可以嫩白肌肤，还能细致毛孔。

番茄补水面膜

配方 番茄 1 个，面粉少许。

制作 番茄洗净，去皮后榨汁，在番茄汁中加入面粉调匀即可。

用法 洁面后将番茄面膜均匀地涂在脸上，避开眼、唇周围的皮肤。15 分钟后用温水洗净，每周使用 3 次。

注意 适宜油性皮肤；番茄对皮肤有一定刺激性，敏感性皮肤慎用。

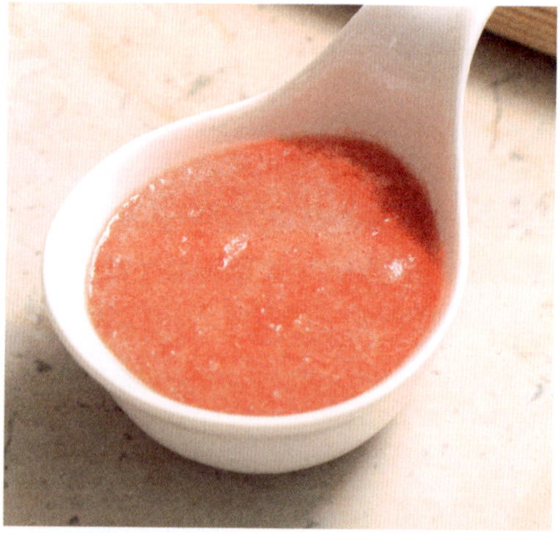

* 正确洗脸，让毛孔畅通无阻

产后新妈妈脸上或多或少都会面临一些皮肤问题，这让很多新妈妈非常苦恼。正确洗脸不仅能充分发挥护肤品的功效，还能收缩毛孔，保持皮肤弹性。那么到底该如何洗脸才能让面部皮肤光滑细腻呢？

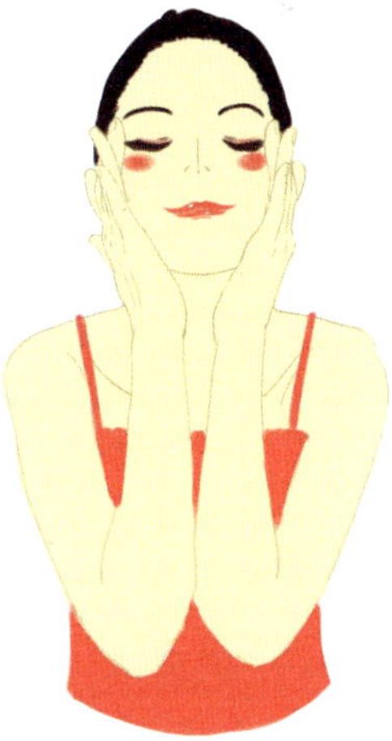

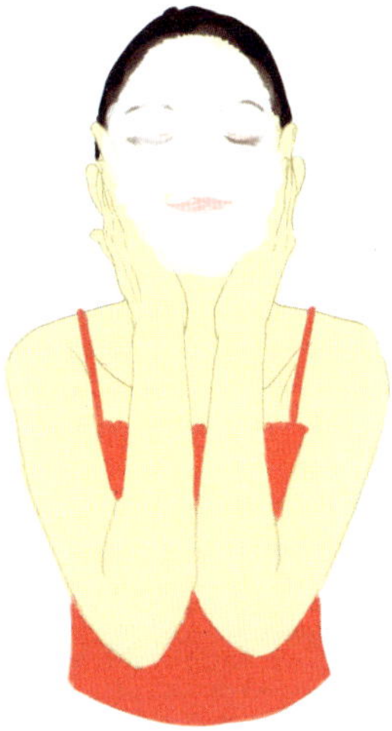

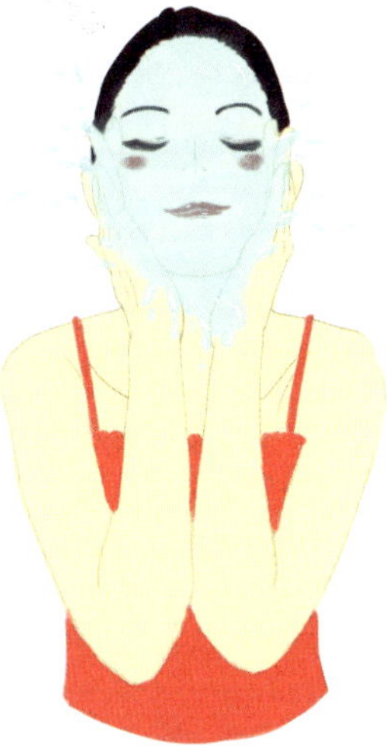

1 温湿脸部。温水润湿脸部，保证毛孔充分张开。

2 全脸按摩。取硬币大小的洗面奶，在手心充分揉搓出泡沫。把泡沫涂在脸上后打圈按摩，照顾到额头、眼窝、T 字区、下巴、两颊。由下而上、从里向外按摩，沿着肌肤纹理，用力均衡。不要太用力，以免产生皱纹。

3 冲洗干净。用清水反复冲洗几次，彻底清除泡沫。不要使劲揉搓，否则会让毛孔变得粗大。

* 按摩脸部，活肤、嫩肤

每天抽出几分钟时间做脸部按摩，可以有效提拉面部线条，使面部皮肤保持紧致，让新妈妈看起来青春洋溢。

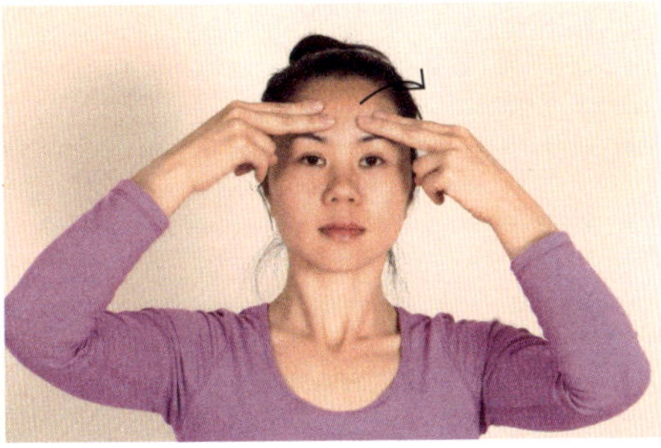

1 双手压在眉峰上，右手静止不动，左手以画圆圈的方式从眉峰向耳部按摩，反复按摩 2 分钟，再按另一侧。

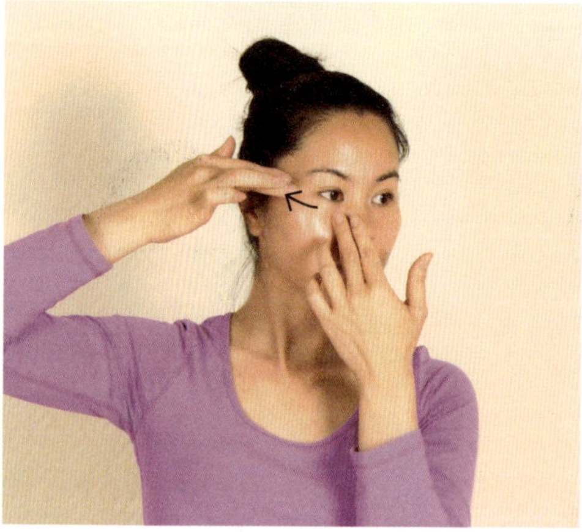

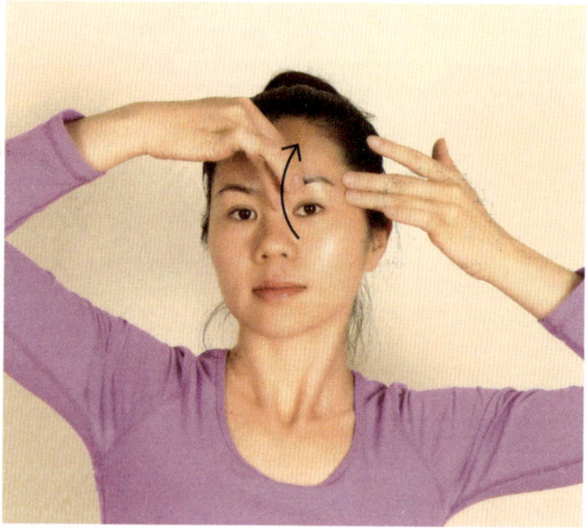

2 双手放在右眼角下方，左手静止不动，右手由眼睛下方往太阳穴方向做提拉按摩，最后着重按压太阳穴，反复按摩 2 分钟，再按另一侧。

3 左手按在左眼角处静止不动，右手食指和中指由鼻翼中间点（法令线起点）向额头中上方向提拉按摩，反复按摩 2 分钟，再按另一侧。

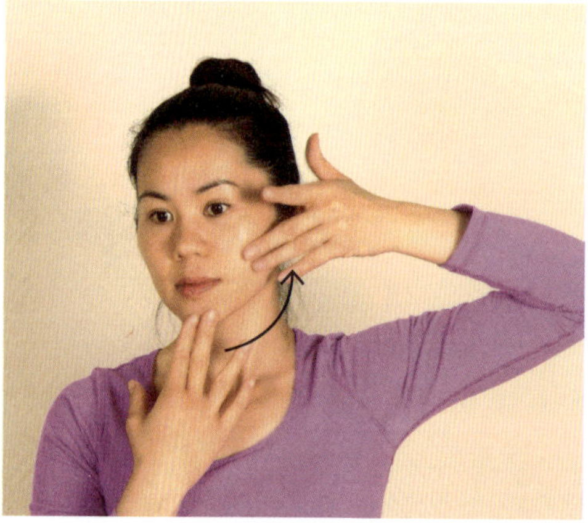

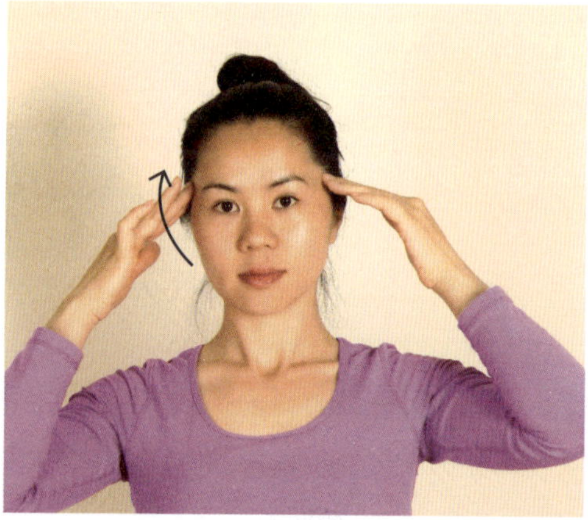

4 将右手放于下巴处，左手由下巴处向太阳穴及耳朵方向进行提拉按摩，反复按摩 2 分钟，再按另一侧。

5 双手指腹按压在太阳穴及耳朵的周围，缓缓向上提拉按摩。

如何开启“性”福之旅

随着月子期的结束，夫妻间的性生活也提上了日程，那么产后何时才能恢复性生活呢？恢复性生活后有哪些注意事项呢？为了新妈妈的健康，夫妻双方都要了解下面的知识之后再恢复“性”福之旅。

* 分娩后 6 周左右开始比较合适

正常分娩的话，可以在恶露干净后发生性关系，在此之前应尽量避免，因为可能会引起细菌感染，或者因子宫非正常收缩而导致出血。考虑到会阴部疼痛等情况，一般认为分娩后 6 周左右，恶露排干净且经检查，生殖器已恢复正常后最为合适恢复性生活，因为这时新妈妈的身体已经基本恢复到妊娠前的状态。

* 没有月经也需要避孕

分娩后的新妈妈即使没有月经也可能怀孕，因为怀孕与否取决于有无排卵。排卵的恢复与哺乳期长短、泌乳情况和产后子宫卵巢内分泌环境的康复情况等因素相关，可能早于月经恢复，也可能晚于月经恢复。一般来说，新妈妈还没有月经，宝宝不足 6 个月且采用纯母乳喂养，怀孕的可能性不足 2%；新妈妈的月经已恢复，或宝宝超过 6 个月大，如果发生性关系，非常有可能怀孕，所以这时应当采取避孕措施。由于避孕药中的雌激素可能影响乳汁分泌，所以，哺乳期的新妈妈最好使用避孕套进行避孕。

* 常用避孕法优缺点对比

	有效率	优点	缺点
避孕套	最好状态可达 97%	药店和超市均有销售，有预防性病的作用	避孕套可能出现破裂或者滑落
宫内节育器	最好状态可达 99%	一次放置于宫内，避孕效果可达数年	偶尔会产生腹痛和月经量过多，也可能伴有痛经；有一定的脱落率和带器妊娠概率；避孕失败可能发生宫外孕

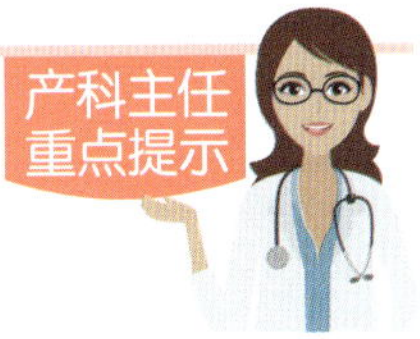

有些人还会采用体外射精法，觉得这样避孕比较方便。事实上，这种方法的避孕效果并不佳。因为在射精之前，已经有少量精子随着前列腺液进入了阴道内，所以，就有了受孕的可能性。

美味佳肴，吃出幸福感

顺产妈妈 7 天幸福餐

Day35~42
营养菜谱推荐

蜂蜜土豆粥……养胃、护肤
葱油蒸鸭……低脂、滋补
香草豆浆……滋补养颜
白菜烧平菇……瘦身健体
三色玉米甜羹……促进消化

8:00
早餐

蜂蜜土豆粥

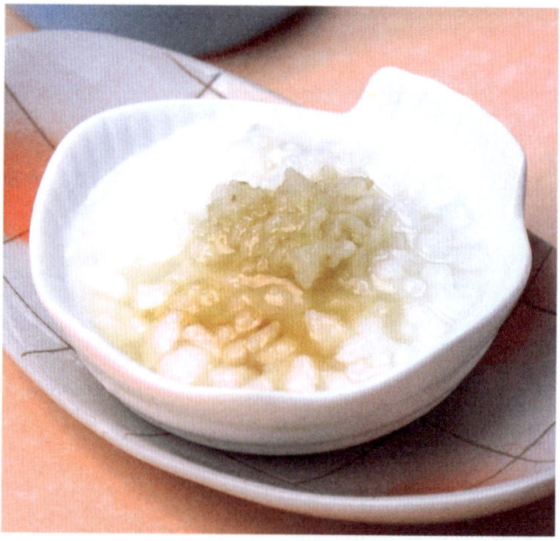

材料 土豆 200 克，大米 100 克。

调料 蜂蜜 10 克。

做法

1. 土豆削皮，切碎；大米淘洗干净，浸泡 30 分钟。
2. 锅置火上，放入土豆碎和大米，煮至黏稠时，关火凉至温热，加入蜂蜜，搅拌均匀即可食用。

12:00
午餐

葱油蒸鸭

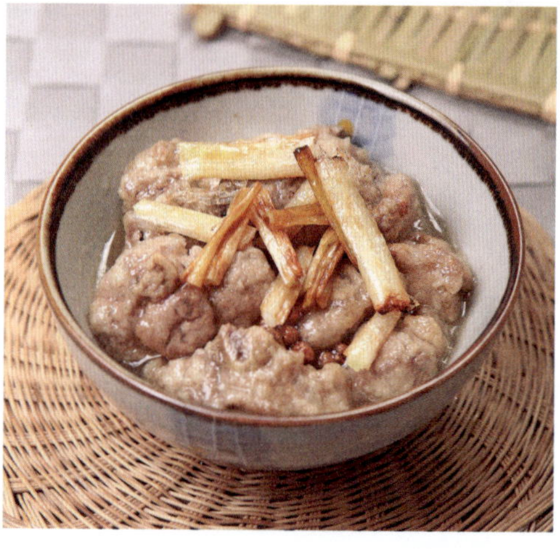

材料 鸭肉 500 克，米粉 30 克 。

调料 葱结、葱白段、醋、盐、植物油各适量。

做法

1. 鸭肉洗净，切块，撒上米粉，放入油锅中炸至外皮起小泡，捞出待用。
2. 锅置火上，加清水、醋、盐和鸭肉块，煮至翻滚时，撇去浮沫，盖上盖，小火焖烧 5 分钟，取出，放蒸碗中，放入葱结，上蒸笼蒸至鸭肉酥烂，取出，去除葱结。
3. 净锅置火上，倒植物油烧热，下葱白段炸至金黄色，浇在鸭肉上即可。

15:00
加餐

香草豆浆

材料 黄豆 60 克，香草 5 克。

调料 白糖 10 克。

做法

1. 黄豆用清水浸泡 8 ~ 12 小时，洗净；香草洗净。
2. 把上述食材一同倒入全自动豆浆机中，加水至上、下水位线之间，按下“豆浆”键，煮至豆浆机提示豆浆做好，过滤后加白糖搅拌至化开即可。

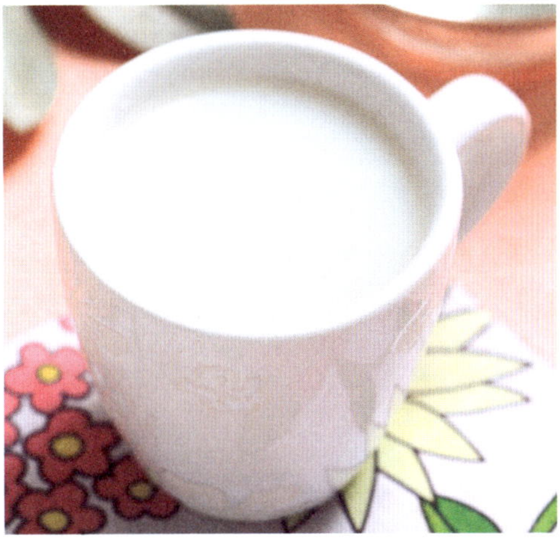

18:00
晚餐

白菜烧平菇

材料 平菇 200 克，白菜 150 克。

调料 姜末、盐各 3 克，生抽、植物油各适量。

做法

1. 白菜洗净，切片；平菇洗净，撕小条，焯烫后捞出沥水。
2. 锅内倒油烧热，爆香姜末，倒入白菜片和平菇条翻炒，加盐、生抽炒熟即可。

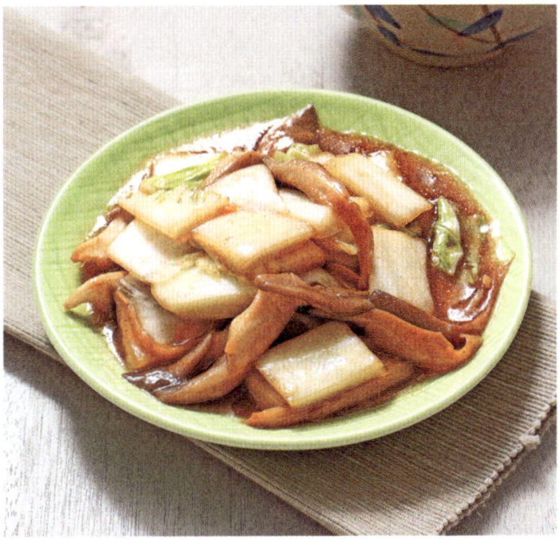

21:00
加餐

三色玉米甜羹

材料 嫩玉米粒 200 克，青豆 50 克，枸杞子 10 克，菠萝 1/4 个。

调料 盐、冰糖、水淀粉各适量。

做法

1. 嫩玉米粒洗净，上蒸锅大火蒸熟，凉凉后捣碎；青豆与枸杞子分别洗净；菠萝去皮，切小丁，泡入盐水片刻。
2. 锅中加入适量清水烧开，倒入冰糖、玉米碎、枸杞子、菠萝丁、青豆，大火煮约 10 分钟，用水淀粉勾芡即可。

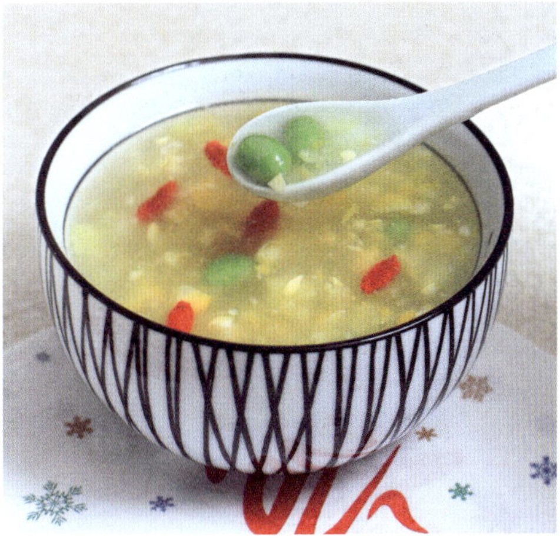

剖宫产妈妈 7 天幸福餐

Day35~42
营养菜谱推荐

芝麻牛肉馅饼……………………滋补、不发胖
干煸鳝段……………………………滋补肝肾
金枪鱼全麦三明治…………………预防便秘

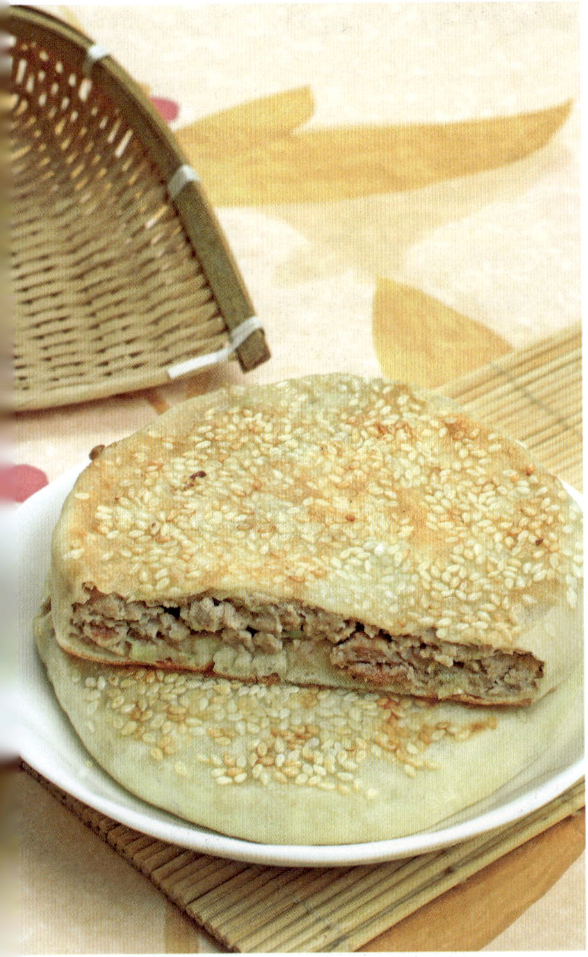

8:00
早餐

芝麻牛肉馅饼

材料 牛肉馅 300 克，面粉 350 克，干酵母 2 克，芝麻适量，鸡蛋 1 个。

材料 白糖、酱油、植物油、盐各适量，葱末、姜末各少许。

做法

1. 白糖用清水化开；牛肉馅中加盐、鸡蛋、酱油、葱末和姜末，搅拌均匀成馅料；干酵母用少许温水化开，和成面团，加盖醒发至原体积 2 倍大。
2. 发好的面团揉匀至完全排气，搓条；切剂子，擀皮后包入馅料，收口；锅烧热，底部均匀地刷层油；将包好的馅饼坯按扁，在馅饼表面刷上糖水，蘸些芝麻，用手将芝麻压实。
3. 将馅饼逐个放入锅内，先将有芝麻的一面煎 2 分钟；待一面煎黄后，再翻面加盖煎另一面，最后再翻面煎至馅饼熟透即可。

12:00
午餐

干煸鳝段

材料 净鳝鱼段400克，芹菜段100克，蒜薹段50克。

调料 姜丝2克，豆瓣酱、酱油、醋、白糖、植物油、盐各适量。

做法

1. 锅放油烧至八成热，放入鳝鱼段炒香。
2. 下入豆瓣酱炒香，放入芹菜段、蒜薹段炒熟，加入剩余调料调味即可。

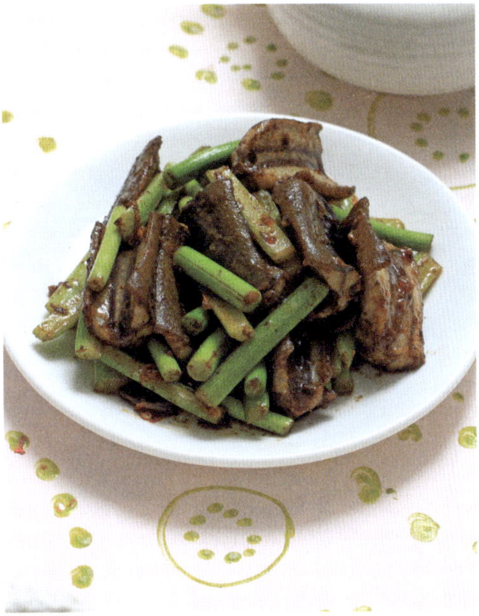

15:00
加餐

金枪鱼全麦三明治

材料 全麦面包片1片，金枪鱼50克，生菜2片，番茄60克，煮熟鸽子蛋3个。

调料 沙拉酱、盐适量。

做法

1. 全麦面包片放入烤箱，烤至表面微黄，取出；生菜洗净，撕小片；鸽子蛋对半切开；番茄洗净，切片。
2. 锅内倒入适量清水，加适量盐，大火烧开后，放入金枪鱼煮熟，捞出，碾碎，加入沙拉酱，做成金枪鱼沙拉。
3. 在全麦面包片上依次放生菜片、番茄片、鸽子蛋和金枪鱼沙拉即可。

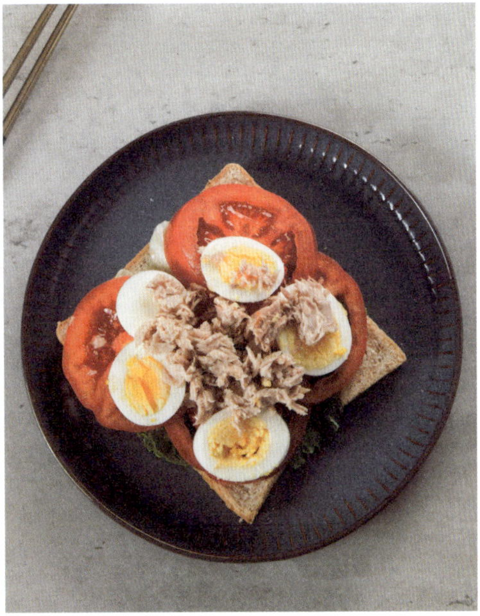

新生儿护理注意事项

宝宝准备做检查

＊ 宝宝检查前需要做哪些准备

产后42天，宝宝也要跟新妈妈一起到医院做检查。新手爸妈可提前准备好在育儿护理中遇到的问题，在检查时向医生进行咨询。通过体检，医生会给宝宝做一个总体的评估，并给予一定的育儿指导。

＊ 宝宝要做的检查

1

常规检查

测量身长：正常增长4 ~ 6厘米。

体重：正常增长1500克左右。

头围：正常增长3 ~ 4厘米。

心肺检查：听心跳、肺部呼吸声是否正常。

2

神经系统检测

竖头：拉住宝宝手臂让他坐直，观察其是否能够自己通过颈部的力量，将晃动的头部暂时竖直固定住。

趴抬头：让宝宝俯卧，看他是否能够依靠肩部和颈部的力量抬起头来。

行为反射的建立：检查宝宝是否能够集中注意力、是否能够注视人、是否能够对喜欢的物体追视。

＊ 有的宝宝总爱用力抻

新生儿经常出现用力抻的情况，这是因为新生儿生长发育期间，骨骼、肌肉生长较快，就会出现胳膊、腿强制性伸直的情况，一般持续1 ~ 2秒钟，属正常情况。随着宝宝不断长大，这种情况会慢慢减少至消失。

＊ 听到声音会做出反应

宝宝的听力已经比较敏锐，能对声音做出反应。如果突然听到声音，宝宝就会伸直双腿；如果播放舒缓的音乐，宝宝会变得安静，会静静地听，还会把头转向播放音乐的方向。

＊ 视觉相当敏锐

此时，宝宝的视觉已经相当敏锐了，本来模糊的视力逐渐能看清物体的轮廓，而且双眼能随着活动的物体移动。

宝宝夜啼不要过于担心

＊ 预防佝偻病，补充维生素 D 很重要

维生素 D 在体内有两大作用。首先，促进肠道从饮食中吸收钙和磷；其次，促使钙、磷沉着于新骨形成的位置，促进骨组织成熟。对宝宝来说，每天摄入 10 微克的维生素 D 能有效预防佝偻病。

＊ 怎样区分生理性和病理性夜啼

宝宝夜啼有生理性和病理性两种。

	原因	缺点
生理性夜啼	生物钟颠倒所致	哭声响亮，宝宝精神状态和面色正常，食欲良好，无发热等症状
病理性夜啼	宝宝患有某些疾病而引起不适或痛苦	突然啼哭，哭声剧烈，尖锐或嘶哑，呈惊恐状，四肢屈曲，两手握拳，哭闹不休。有的宝宝还会出现烦躁不安、精神萎靡、面色苍白、吸吮无力，甚至不吃奶等状况

＊ 出现夜啼怎么办

如果确定宝宝没有身体上的问题，父母就不用太过焦虑。1 个月的宝宝已经能够感觉到爸爸妈妈的语气。愤怒和抱怨的语气会使安静的宝宝变得烦躁，缺乏安全感。父母应心平气和地对待宝宝的哭闹，如果只是单纯哭闹而没有其他异常，可轻拍宝宝，让他慢慢安静下来。

＊ 怎样预防夜啼

1

让宝宝养成良好的作息规律，对生物钟颠倒的宝宝要及时进行纠正。白天不要让宝宝睡太多，晚上则要避免宝宝临睡前过度兴奋而不易入睡。

2

宝宝的卧室内外都要保持安静，并且温度适宜。

如何给宝宝洗澡

* 洗澡的注意事项

1. 每周洗 2 ~ 3 次澡，洗澡的时间以 10 分钟为宜，最好在上午 10 点至下午 2 点之间。新生儿出生后 1 周还有肚脐感染的危险，所以只能部分清洗，等脐带全部掉后再洗全身。

2. 宝宝洗澡时，室温宜为 24 ~ 26℃。洗澡水温度控制在 38 ~ 40℃，以新妈妈的肘部浸在水里感到暖和为宜。

3. 事先准备好洗澡水和洗浴用品。

4. 做好给宝宝肚脐消毒的准备，纱布、毛巾等要放在够得到的地方。洗完澡后换的干净衣服以上衣、尿布、裤子的顺序叠放。

5. 不要用香皂洗脸，用清水即可。

6. 洗完澡穿好衣服后，要做肚脐护理。消毒结束后，要露出肚脐待其变干。

7. 洗完澡后喂温的奶或水。

* 全身洗澡的方法

洗澡准备

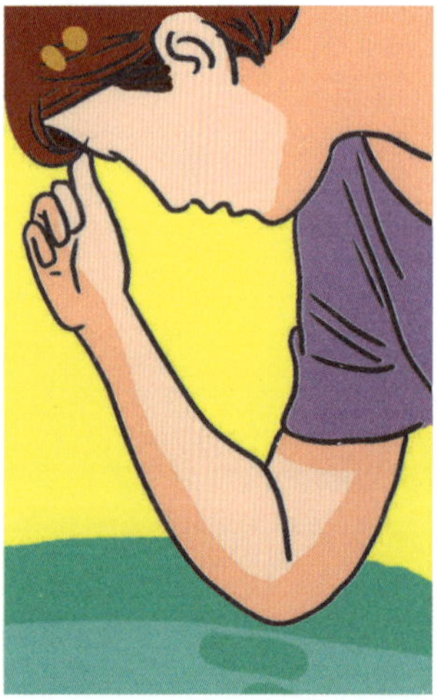

1 测洗澡水的温度。在浴盆中准备洗澡水，洗脸盆里准备最后冲洗的水，用手肘测量水温。

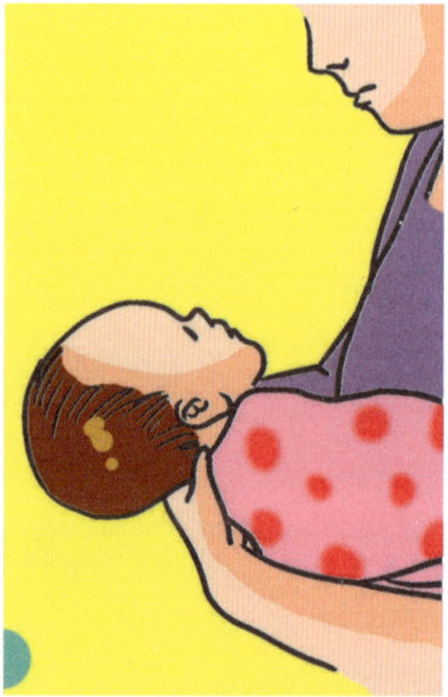

2 抱起宝宝。刚给宝宝脱完衣服就放在水中会吓到宝宝，所以要围着毛巾，一手托着脖子，肘部夹屁股，用另一只手擦洗。

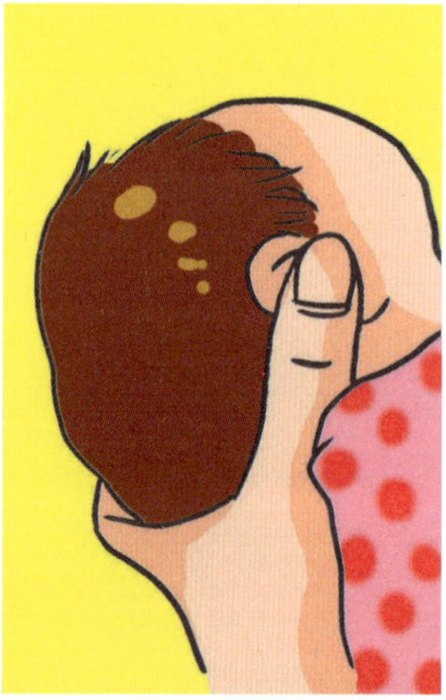

3 堵住耳朵。耳朵里进水会导致中耳炎。用托着脖子的那只手的拇指和中指分别在两耳后方将耳郭压向前方，盖住外耳道，防止耳朵里进水。

擦脸

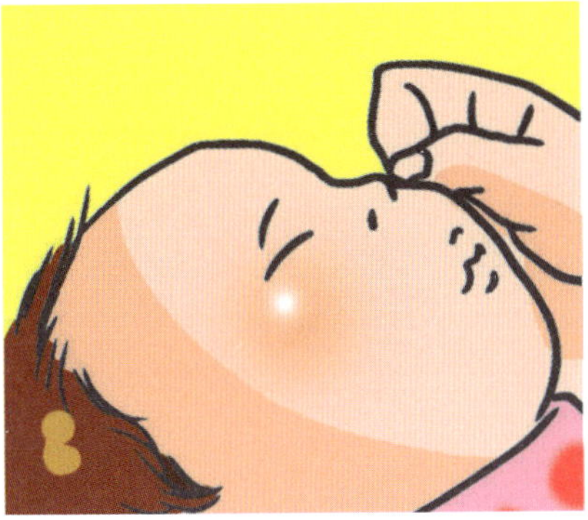

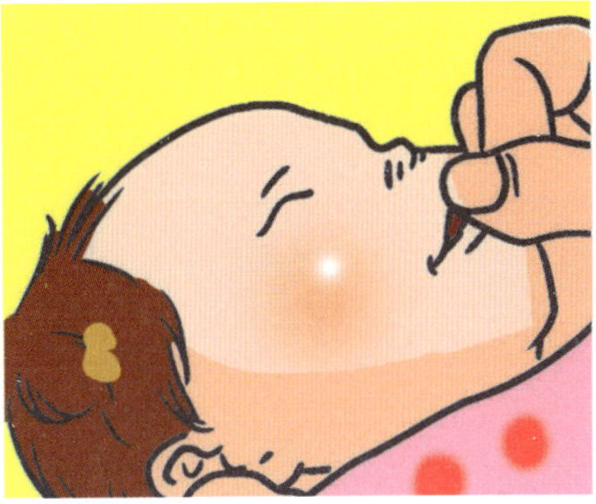

按眼睛、鼻子、嘴巴、耳朵的顺序擦脸。在宝宝闭眼时可从里往外轻擦眼屎。

洗头发

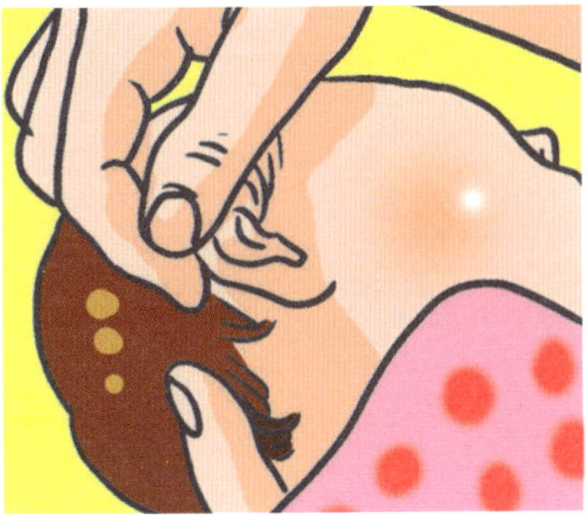

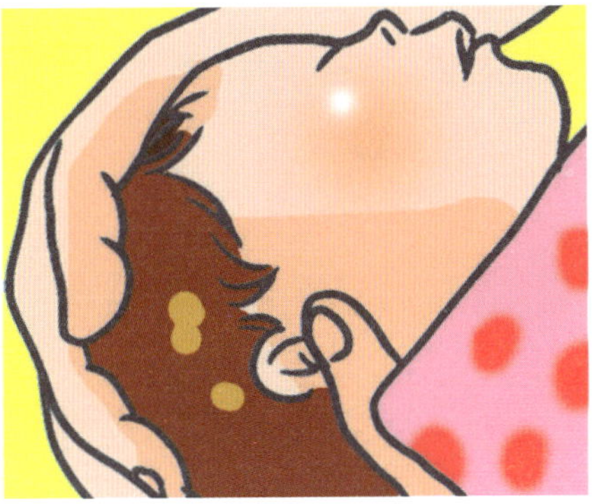

弄湿头发，把沐浴液打在手上，用手弄出泡泡后，从前往后地用手指温柔地按摩头皮，然后用毛巾浸干净的水拧干后擦掉泡泡。耳朵只擦外耳道部分。

全身洗澡

1. 放入浴池。拿下围着宝宝的毛巾后把宝宝慢慢地放入水中，让宝宝坐在一边。

2. 洗澡。若是右撇子就用左胳膊，若是左撇子就用右胳膊托着宝宝的后背和脖子。按脖子、腋下、肚子、胳膊、手、腿、后背的顺序来洗。

冲洗、擦干

1. 冲洗。洗完澡后，小心地把冲洗水倒在宝宝的肚子上冲洗，最后全身浸在干净的水里 10 秒钟左右再抱出来。

2. 擦干。把宝宝放在毛巾上，用毛巾围住全身，用轻拍的方法擦干身上的水。

辣妈养成记

开始定制产后瘦身计划

产后瘦身不能操之过急，一定要循序渐进地进行，以免给身体带来伤害。

运动是控制体重非常有效的方式，还有助于改善体形。此外，运动可以使松弛的肌肤变紧致，并有助于降低内脏脂肪含量。找到合适的产后运动项目能帮助新妈妈尽快恢复身材。

* 产后瘦身计划表

产后第 2 个月	控制热量摄入，散步、快走是较好的运动项目
产后第 3 个月	将减重提上日程，饭前 1 ~ 2 小时运动效果最好
产后第 4 个月	开始减肥了，减脂食材可以帮上忙，上下楼梯时加快速度也可以燃烧脂肪
产后第 5 个月	可以加大运动强度，进行力量训练，有针对性地进行腹、腰、腿部的运动锻炼
产后第 6 个月	减肥的黄金期，这时身体新陈代谢的速率基本恢复正常，一定要把握好这一时机，游泳、健美操、瑜伽都是不错的选择

金牌月嫂告诉你

产后瑜伽好处多

瑜伽是一项能很好地帮助身体恢复的锻炼，有计划地进行适度的瑜伽锻炼，对身体和心理都有诸多好处。

1. 改善血液循环，恢复皮肤弹性。
2. 减少脂肪囤积，帮助恢复体形。
3. 强健腹部及骨盆肌肉，增强骨盆内器官的支撑力量。
4. 舒缓心情，预防和缓解产后抑郁。

* 虎式瑜伽，让臀部翘起来

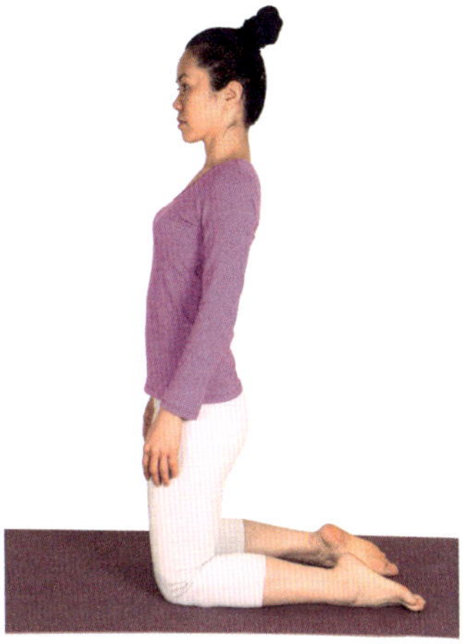

1 双膝跪地，打开与肩同宽，让小腿和脚面尽量贴近地面。上身直立，大腿与小腿呈 90 度。

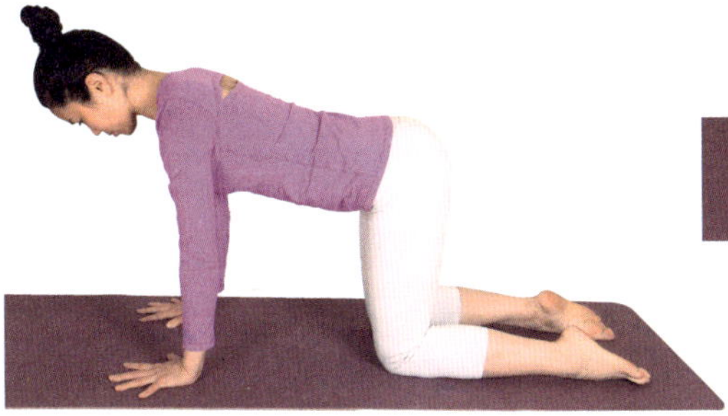

2 缓缓俯身向前，手掌着地，手臂垂直地面，收紧腹部。

3 吸气，颈椎部下沉呈弧形。

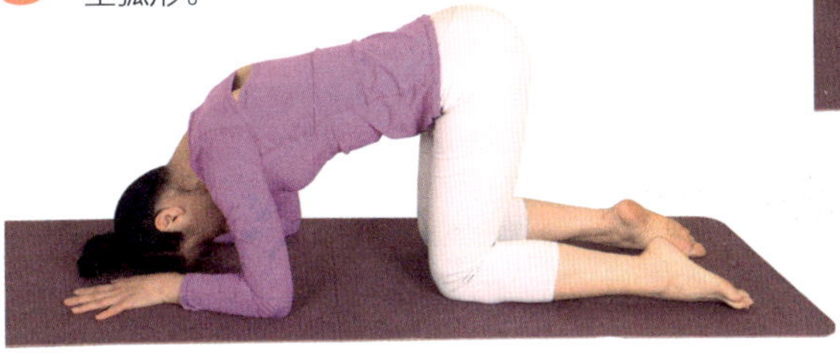

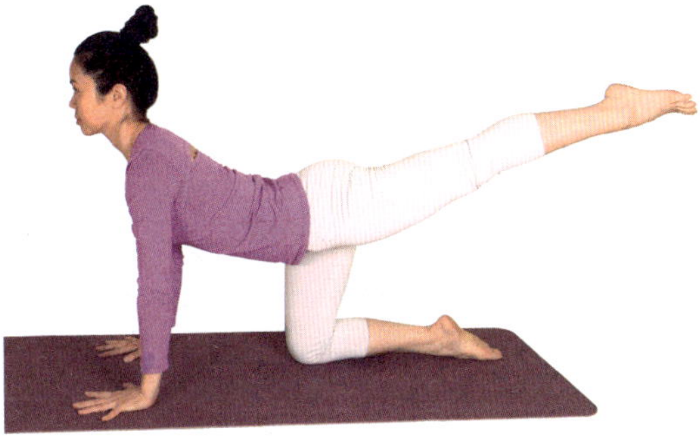

4 抬腿笔直伸展，同时抬头、抬高下颌，伸展颈部。

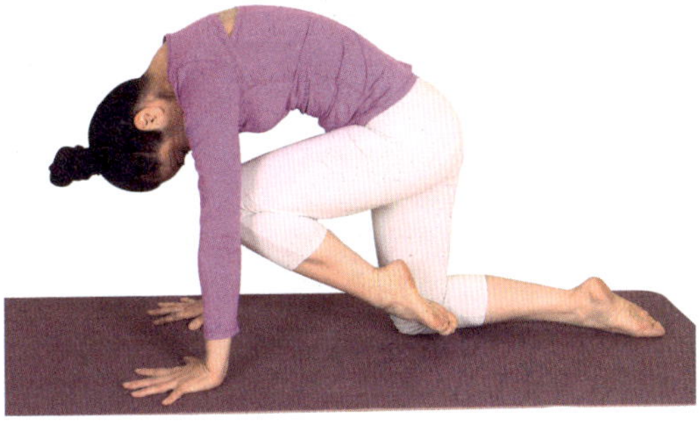

5 呼气，收腿、低头，膝盖尽量靠近头部，脊椎呈拱形。

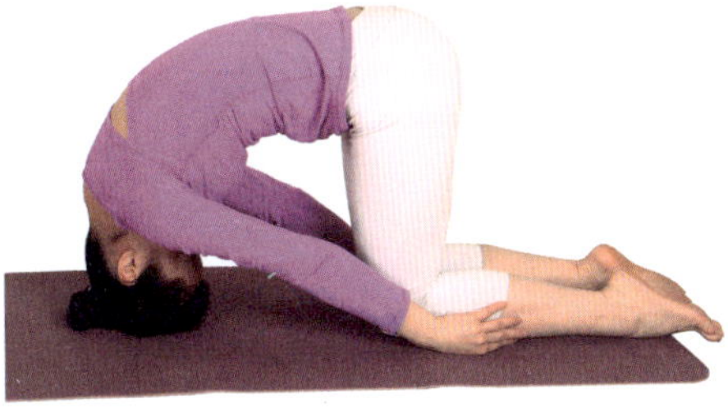

6 头触地，收下颌，双臂自然向后伸展。

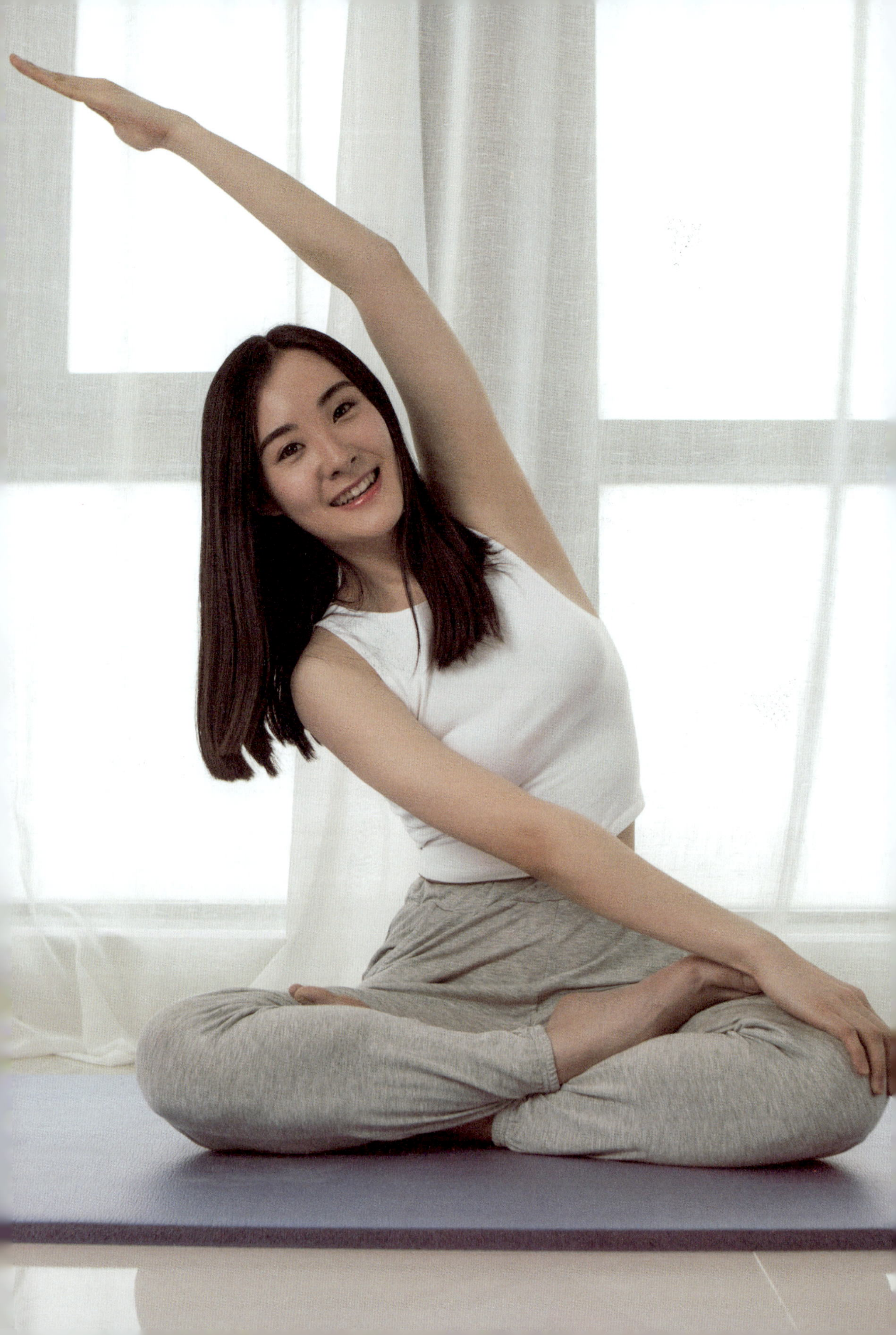

中篇

100天的滋养，一辈子的健康

新妈妈生产42天后，生活也步入了一个新的阶段，爱自己才能更好地爱宝宝，如果此时新妈妈能在饮食上、生活上多宠爱自己一些，不仅能够远离产后落下的“病根”，还能“脱胎换骨”，迎来自己的逆生长期。

产后43~52天
关键词
*
情志锻炼

网络热搜问答

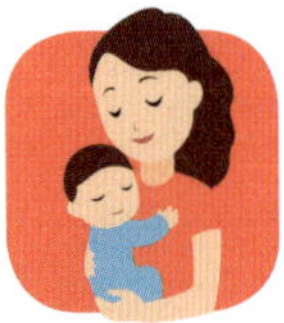

新妈妈念念

坐月子时，宝宝只要一哭闹，我就特别心烦，朋友说这是产后抑郁，多睡觉就好了，这是真的吗？

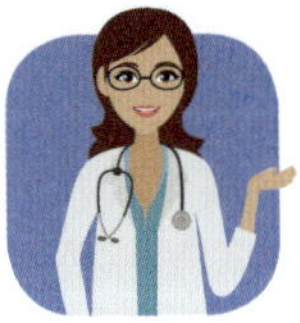

产科主任医师答

很多新妈妈在产后都会出现不同程度的抑郁情绪，常表现为焦虑、紧张、烦躁、悲伤、易怒、失眠，严重的甚至有自杀倾向。新妈妈应多与人沟通、交流，尽管补充睡眠对产后抑郁的新妈妈很重要，但是单单补充睡眠并不能治愈产后抑郁，睡眠过多还会影响消化。保证充分睡眠之余，适当运动，培养其他兴趣爱好，更有助于新妈妈从抑郁情绪中走出来。

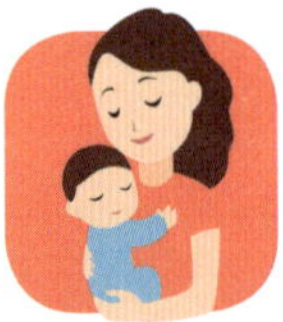

新妈妈豆科粒

我以为产后抑郁会自愈，没采取任何措施，但有时我就冷冷地看着宝宝，不想哄也不想抱。一次被老公发现，他带我去做了心理咨询，才慢慢好转。若不及时咨询，真不知道自己会成什么样子。

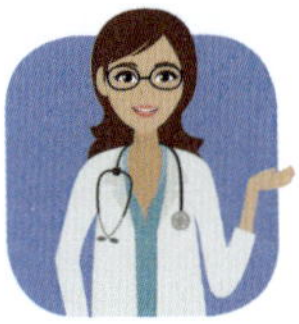

产科主任医师答

有些新妈妈认为产后抑郁会随着时间推移而自愈，于是选择隐瞒，有人时会表现得一切正常，自己一个人时忍受痛苦和煎熬。其实这是大错特错的，抑郁情绪长期累积是十分危险的，不及时缓解、不及时与人沟通是很难自愈的。

产后抑郁情绪容易被忽视

新妈妈由于产后内分泌的变化，加之身份的转变，若调适不好很容易患产后抑郁。患有产后抑郁的新妈妈多会感到不安、伤心、焦躁、失落、易怒、敏感、注意力不集中，觉得自己很委屈，对自己的能力和生活产生怀疑，严重时还会出现不思饮食、心悸、出汗、头晕、失眠，甚至有自杀倾向。然而，产后抑郁往往容易被新妈妈自己和家人所忽视，常常误以为这是产后虚弱等因素所致。因此，新妈妈要及时反思、调整心态，家人也要多留心观察新妈妈的心理变化。

产后抑郁情绪的自我调节

1

转移注意力

平时做一些自己喜欢的事情，把注意力从不愉快的事情上转移开。

2

沟通交流

和已经生育过的朋友交流经验，参加一些产后运动训练课程，或者将自己的情况如实地告诉家人，让家人了解你最需要什么。勇于寻求和接受帮助是积极解决产后抑郁的最好方式。

3

行为调整

适当进行一些放松活动，如深呼吸、散步、打坐、冥想、听舒缓的音乐等。

4

自我实现

生儿育女只是女性自我实现的一种方式，但不是唯一的方式，所以不要忘了还有其他自我实现的潜力和需要。趁着休产假可以关注一下自己的兴趣爱好，提高自己的综合修养。

* 重点推荐食物

香蕉

所含的生物碱可帮助大脑制造血清素，有助于缓解产后抑郁。

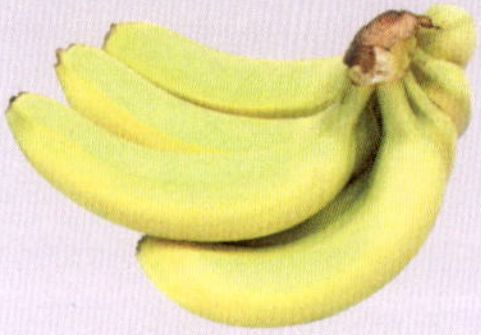

葡萄柚

富含维生素 C，能增强新妈妈的免疫力。其清香的味道也有助于对抗烦闷、焦虑等不良情绪。

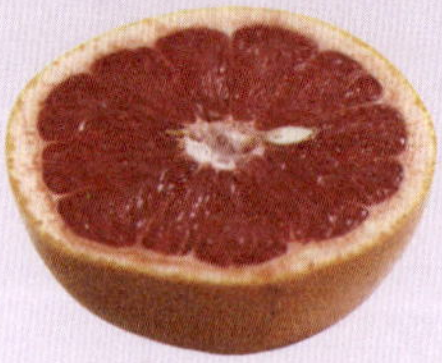

百合

清心安神，对缓解产后失眠多梦、精神恍惚等症非常有益。

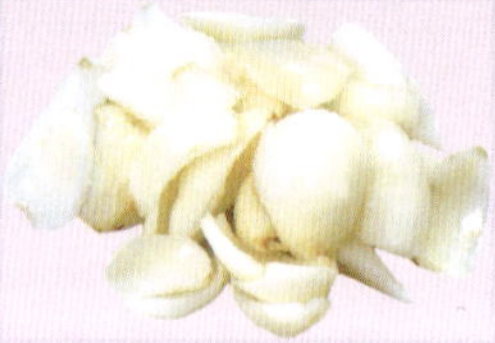

莲子红枣银耳汤

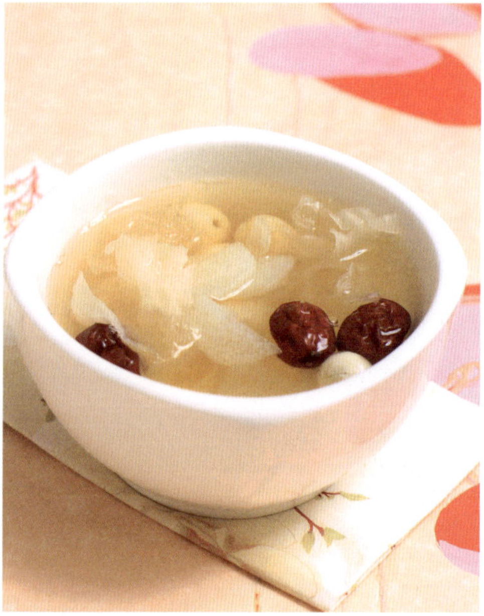

材料 干银耳 4 朵，干莲子 10 克，红枣 3 枚。

调料 冰糖适量。

做法

1. 干银耳用清水泡发，洗净，去蒂，撕成小朵；干莲子洗净，用清水泡透，去心；红枣洗净。
2. 砂锅倒入适量温水置于火上，放入银耳、莲子、红枣，倒入没过锅中食材 4 厘米的温水，大火煮开后转小火煮 1 小时，加冰糖煮至溶化即可。

产后53~62天 关键词 * 避免手腕关节痛

网络热搜问答

新妈妈酷乐

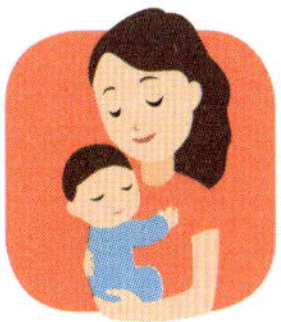

我现在产后 2 个月 3 天了，经常感到手指关节痛，手腕疼，整只手没有劲，这是怎么回事呢？

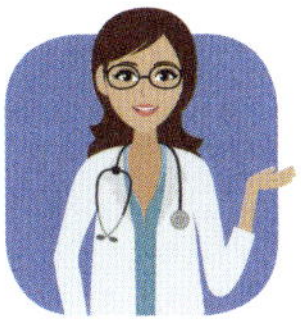

产科主任医师答

分娩时，皮肤的毛孔和关节被打开，加之产后气血两虚，一旦受风寒就会滞留于关节肌肉中，引起月子病。加之这两个月不断地给宝宝换尿布、喂奶，就会造成肌肉关节的损伤加重，致使手指和腕部的肌腱和神经受损，引起腕管综合征等，出现手指和手腕疼痛。平时要注意身体保暖，不要过早碰凉水。若是患了腱鞘炎，可在医生指导下用药，首选养血祛风、散寒除湿的药，或者用热姜水泡手掌和指根，因为姜有驱寒的作用，有助于把关节中的寒气驱走。

新妈妈安妮

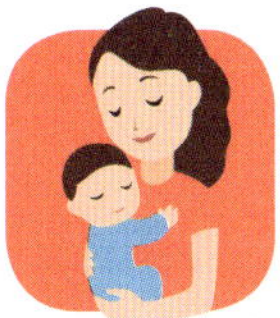

如果是腱鞘炎看什么科医生？

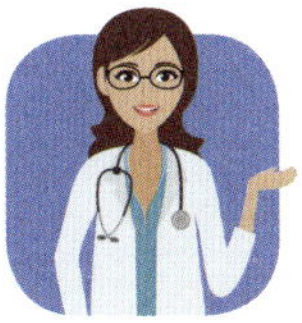

产科主任医师答

腱鞘炎在有的医院里有专科，有的医院放在骨科里，这要根据你所在地的医院所设的科室来看，如果没专科，可以去骨科。

腱鞘炎的检查方法

1. 局部肿胀：这是腱鞘炎的早期症状。
2. 局部压痛：在伤部腱鞘及周围压痛明显。
3. 抗阻试验阳性：由于患病肌腱腱鞘有炎症或肿胀，在关节过伸或过屈时会使疼痛加重。

产后手腕关节痛的护理

＊ 避免接触凉水

产后新妈妈平时洗手、洗脸要使用温水，避免接触凉水，更不要用凉水做家务。

＊ 照顾宝宝不要过于劳累

产后新妈妈如果出现手腕、手指疼痛，一定要注意休息。一些不是必须由新妈妈来做的事情，如换尿布、洗宝宝衣服等，可以让家人帮助分担。

＊ 按摩缓解产后手腕关节痛

当腕部疼痛发作时，可以自我按摩缓解。先按摩两侧腕关节 2 ~ 3 分钟，然后用拇指点按两侧腕关节疼痛点 2 分钟，两侧腕关节做旋转运动 1 ~ 2 分钟，最后将双手五指相互交叉做摇腕运动约 2 分钟。再用一手拇指按另一手腕关节四周，按压 2 ~ 3 次，另一侧使用同样方法按压。

＊ 姜水泡手缓解产后关节痛

因为姜有祛寒的作用，用热姜水泡手掌有助于把关节中的寒气驱走，可缓解疼痛。

＊ 盐袋热敷缓解产后关节痛

食用盐 500 克，炒热后加艾叶 50 克，装进纱袋后再用透气性比较好的布包住，敷在患处，但是需要注意调节好温度，防止皮肤烫伤。

盐可重复使用。最好每日 热敷 1 次，连续坚持 1 周以上。

＊ 饮食原则

1

加强营养，但不可过于油腻，以免伤及脾胃，影响气血生化和产后恢复而引发其他疾病。

2

宜多吃当归等补血养气、温经通络、补肾养筋的食物。

3

血虚和外感风寒是产后关节痛的两大诱因，故辨证调养特别重要。血虚的人宜多食猪肝、羊肉、鸡肉、桂圆、红枣、红豆等；外感风寒的人宜多食葱白、生姜、红糖等辛温散寒之物。

* 重点推荐食物

核桃仁

可固精强肾，肾虚、气血不足、关节疼痛的新妈妈可多食。

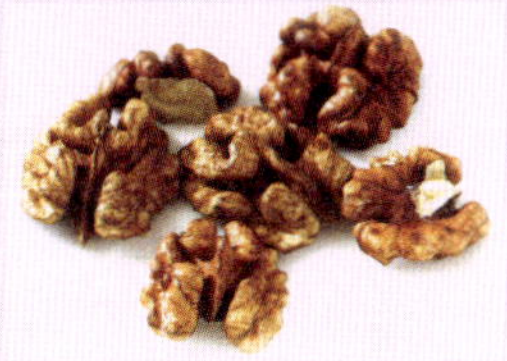

当归

有抗炎、镇痛的作用，还能改善血液循环，对气血不足、关节疼痛者有益。

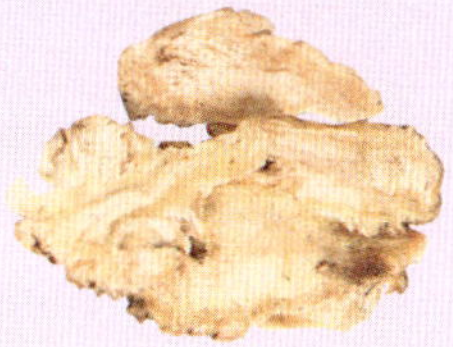

生姜

具有解表散寒、温中止呕的功效，主治外感风寒、胃寒呕吐等病症。

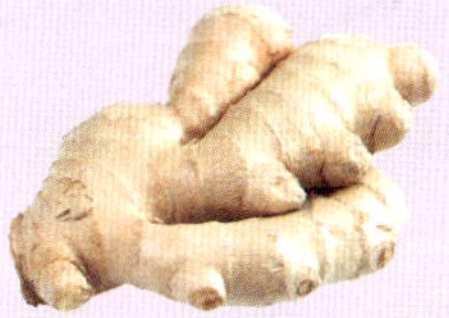

当归黄芪羊肉汤

材料 当归、黄芪各 30 克，羊肉 250 克。

调料 盐、胡椒粉、生抽各少许。

做法

1. 羊肉洗净，切块；当归、黄芪用纱布包好。
2. 把当归、黄芪和羊肉块一起放入砂锅中，加适量水，用小火炖至羊肉熟烂，除去药包，调入盐、生抽、胡椒粉即可。

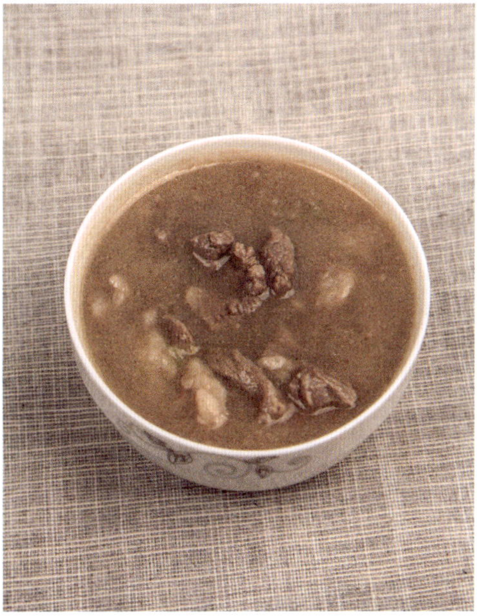

产后 63~72 天 关键词 * 盆底肌康复

网络热搜问答

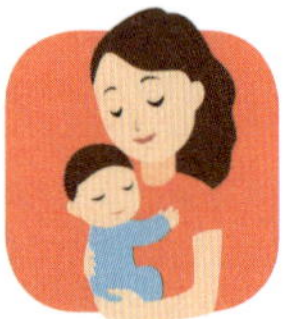

新妈妈玉涛

我一直认为盆底肌会自然恢复的，所以没进行锻炼，后来听说盆底肌也是有记忆力的，现在锻炼还来得及吗？

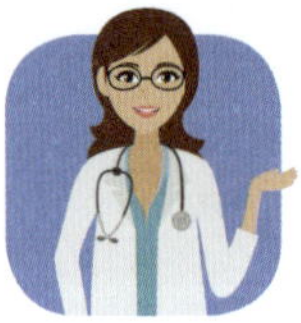

产科主任医师答

盆底肌的确是有记忆力的，孕期子宫增大带来的压力使得盆底肌逐渐松弛，在分娩后，不会立即恢复原状。此时盆底肌就会出现“记忆混乱”，它不知道该记住孕前健康的肌肉，还是产后松弛的肌肉，此时要抓紧时间做康复训练，别让盆底肌“记住”松弛的状态，因为定型之后，再恢复可就难了。

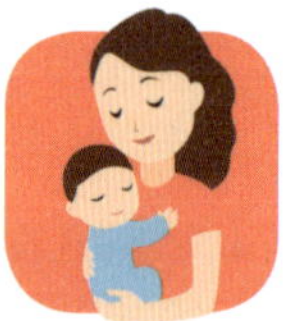

新妈妈彩玉

42 天产后复查，结果显示盆底肌受损，这会造成哪些后果？

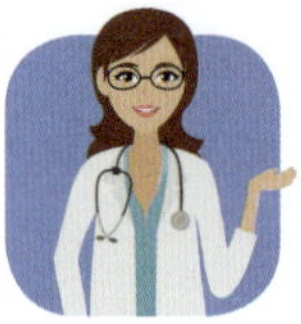

产科主任医师答

妊娠期随着子宫增大，重力作用对盆底的慢性牵拉造成不同程度的软组织损伤；妊娠期激素水平变化改变了盆底结缔组织的胶原代谢，导致盆底支持结构减弱，增加了发生盆腔器官脱垂的风险。

盆底肌肉检查和治疗最佳时间为产后 42 天至 1 年之内，半年之内是黄金时期。此外，即使检查没有问题，也要及时进行盆底康复训练，因为生宝宝对盆底肌肉必然会产生一些影响，适当的康复训练有利于提高性生活质量。

正骨盆、瘦腰腹

* 坐在椅子上就能正骨盆、瘦腰腹

下面这套椅上体操，不仅可以正骨盆，还有助于提高身体的代谢率，使腰腹部变瘦，适宜顺产妈妈产后第 2 周进行，每天做几次，可以达到瘦身的目的。

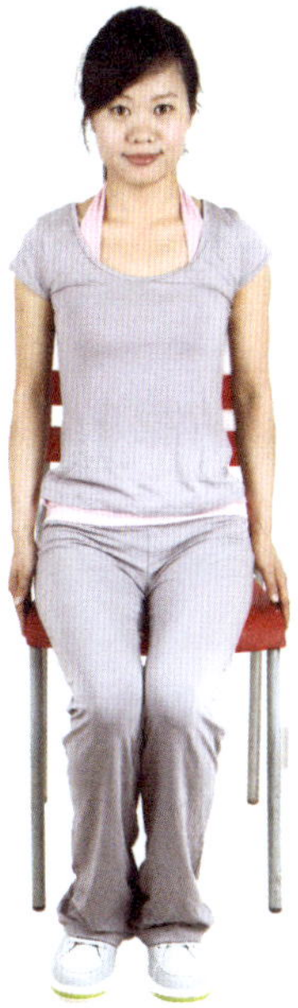

1 选择一个结实的靠背椅。挺直腰背，坐在椅面的1/2 处，双腿并拢，双手自然下垂。

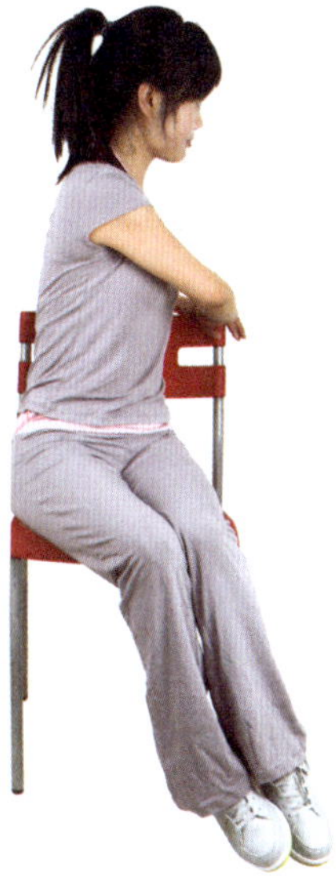

2 双腿逐渐向左倾斜，用腰腹力量使上半身向左转，双手自然抱住椅背，深呼吸 3 次。换方向再做。

* 轻刮、按摩三穴位，减少腹部脂肪

采用刮痧的方法，刮天枢穴、关元穴、气海穴，能够逐渐减少腹部脂肪，有效缩小腰围。适宜顺产妈妈产后第 2 周进行。

以肚脐为中心，按顺时针方向用刮痧板进行刮拭，力度均匀。采用角揉法按摩天枢穴、关元穴和气海穴，力度要适中。每次 15 ~ 20 分钟。

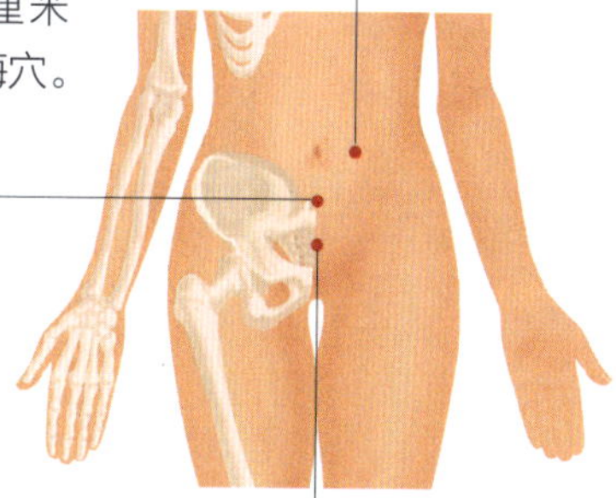

天枢穴

位于腹部，脐旁约 6、7 厘米处，左右各一穴。

气海穴

从肚脐中央向下 5 厘米处即为气海穴。

关元穴

身体前正中线上，肚脐直下约 10 厘米处即为关元穴。

骨盆操，正骨盆又瘦腰

及时锻炼骨盆对新妈妈保持良好体形至关重要。顺产妈妈产后第 2 周、剖宫产妈妈产后第 6 周就可以开始练习这套骨盆操了。

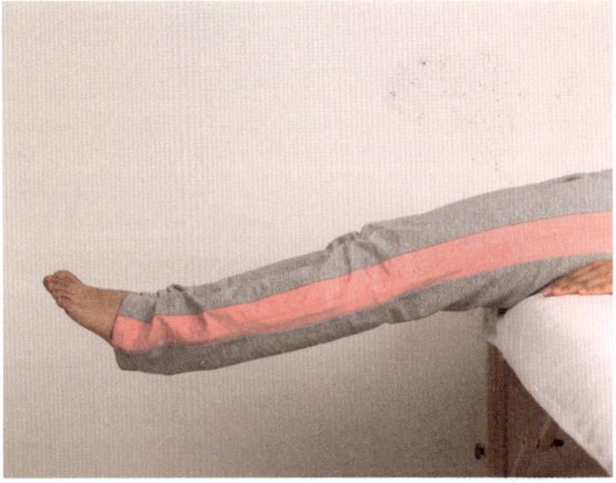

1 身体沿着床沿仰卧，臀部置于床沿，双腿伸直并悬空，保持 10 秒钟。

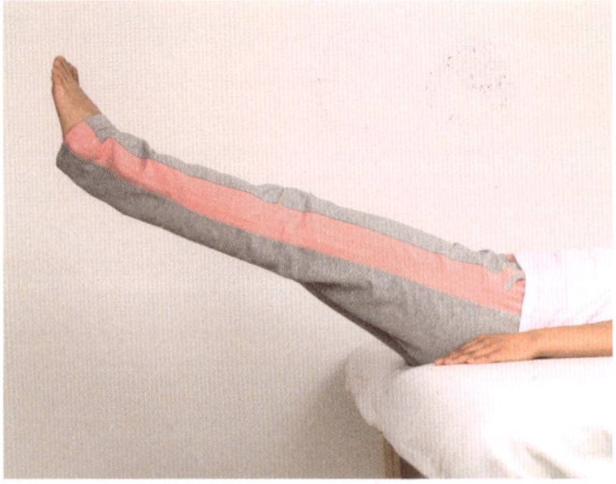

2 双腿合拢，慢慢向上抬起，注意膝盖不要弯曲。

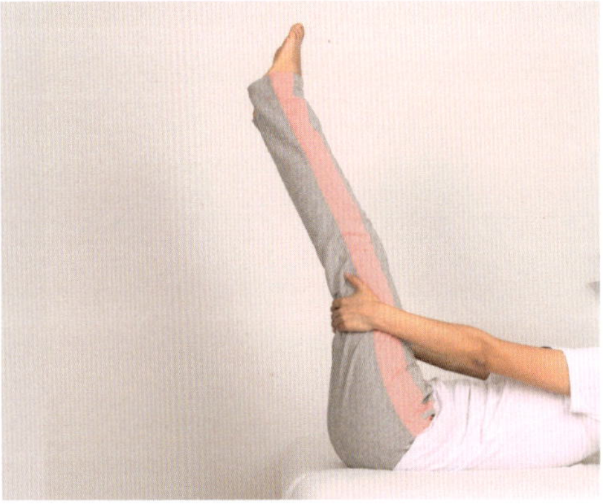

3 当双腿抬至身体上方时，双手扶住双腿，使之靠近腹部，双膝呈伸直状态，保持 5 秒钟。

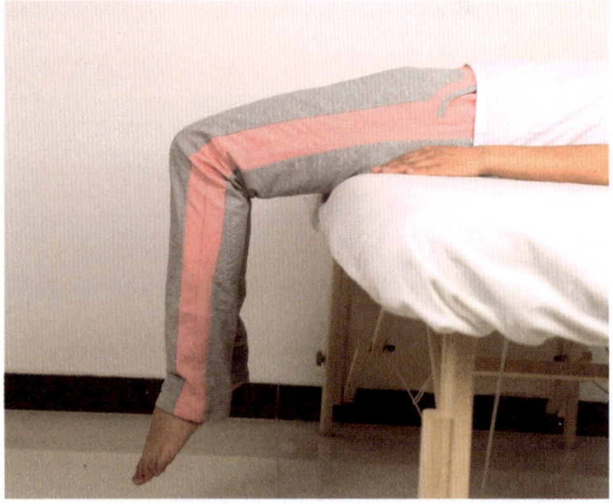

4 慢慢将双腿放下，全身放松，保持 10 秒钟。

产后73~82天 关键词 * 预防贫血

网络热搜问答

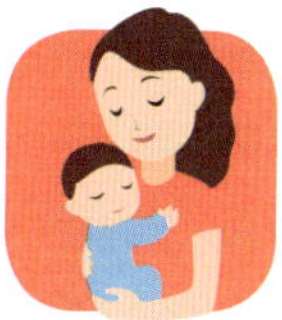

新妈妈小杜

听一些产后的朋友们说，产后贫血会导致身体恢复慢，这是为什么？

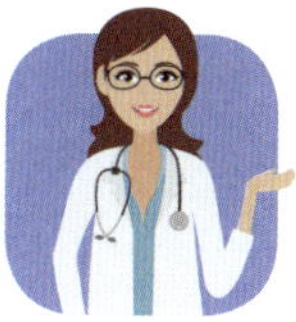

产科主任医师答

分娩时体内能量大量消耗，产后身体虚弱，这时候若没及时调理，出现贫血症状，身体恢复的时间就会变长，同时因免疫力下降，还容易出现发烧、感染的症状。 产后贫血还会引发一系列症状，轻微的会出现如面色苍白、身体虚弱、低烧、抑郁等症状；严重的还会出现子宫脱垂、内分泌失调。建议通过食补的方式来进行改善。产后贫血的新妈妈可以适当多吃些富含铁质的食物，如黑芝麻、紫菜、黑木耳、动物肝脏等。

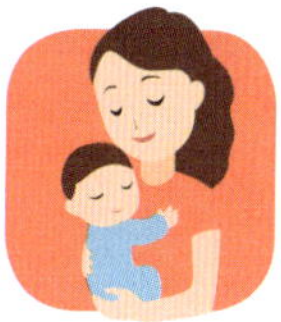

新妈妈熙儿

产后贫血会影响到奶水吗？

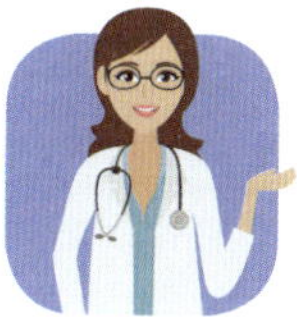

产科主任医师答

产后贫血会造成奶水不足。新妈妈贫血是由于生产时流血过多，未能及时地止血而导致的缺铁性贫血。产后贫血会导致身体虚弱，内分泌失调，不利于乳汁的生成。身体虚弱的新妈妈胃肠功能差，不利于营养的吸收与转化，使乳汁内的营养不均衡，对宝宝的生长发育有一定的影响。建议要保持一个良好的生活习惯，定期去医院化验血常规，检测血红蛋白数量，必要时可适当地使用一些补血的药物。

贫血的症状与诊断

产后新妈妈易患贫血，病情轻者，有面色苍白、头晕、食欲缺乏等表现；病情较重者，则可出现面黄、水肿、全身乏力、心悸、呼吸短促、免疫力下降等症状。

一般医生会结合新妈妈出现的头晕、面色苍白、乏力等症状，通过抽血检测判断是否贫血。血常规检查中 Hb（血红蛋白，单位克／升）<110，则诊断为贫血；90 ≤ Hb<110 为轻度贫血；60 ≤ Hb<90 为中度贫血；30 ≤ Hb<60 为重度贫血。

通常情况下，贫血只是一个症状，不是单一的疾病，因此，需要先确定病因，才能进行有效治疗。急性大出血患者应积极止血，同时迅速恢复血容量并输红细胞纠正贫血。营养性贫血，可以通过补充缺乏的营养物质进行治疗。

* 营养性贫血的调养

1

多吃补血食物

新妈妈平时要多吃些富含蛋白质、铁、铜、叶酸、维生素 B_{12} 的食物。动物肝脏不仅含铁量高，而且吸收也好，如猪肝、鸡肝、牛肝、羊肝等可以多食用一些。

2

补充维生素 C

搭配维生素 C，提高对铁的吸收。维生素 C 可以帮助铁元素的吸收，有助于改善新妈妈的贫血症状。富含维生素 C 的食物有菠菜、西蓝花、鲜枣、猕猴桃等。

3

食用含维生素 B_2 的食物

维生素 B_2 有助于预防贫血。维生素 B_2 又称核黄素，可以促进铁吸收、预防贫血。维生素 B_2 广泛存在于奶类、蛋类、动物内脏、粗粮中。

重度贫血的应对方法

如果新妈妈是重度贫血，应在医生的指导下服用铁剂，也可以吃孕期剩下的铁剂，但不要吃已过保质期的铁剂。必要时应及时住院输血治疗。

通过服用铁剂治疗贫血时，不要在贫血症状改善后立刻停止服用，应该再继续服用 6 ~ 8 周，使身体里储存的铁得到补充。

* 重点推荐食物

猪血

防治缺铁性贫血，还能解毒润肠，适合产后消化能力较弱的新妈妈补铁、补血。

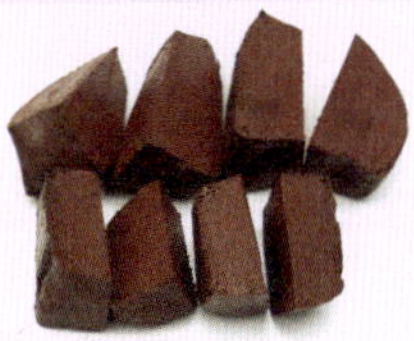

猪肝

富含铁质，还含有一般肉类没有的维生素 C，能有效补铁。

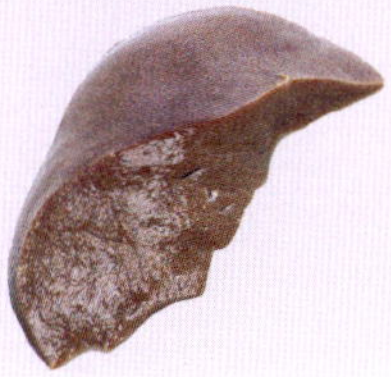

牛肉

铁、锌、磷、维生素 B_{12} 含量较高，有助于改善产后气血两亏、中气不足的症状。

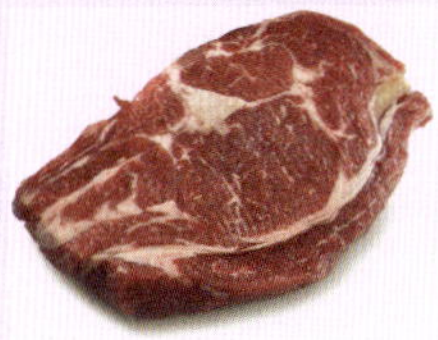

红枣党参牛肉汤

材料 红枣 4 枚，党参 15 克，牛肉 200 克。

调料 盐 3 克，姜片 10 克，香油少许，牛骨高汤适量。

做法

1. 红枣洗净，去核；党参、牛肉分别洗净，切片。
2. 将红枣、党参片、牛肉片放入锅中，放牛骨高汤，加姜片，大火烧沸，然后改用中火煲 1 小时，加盐调味，滴上香油即可。

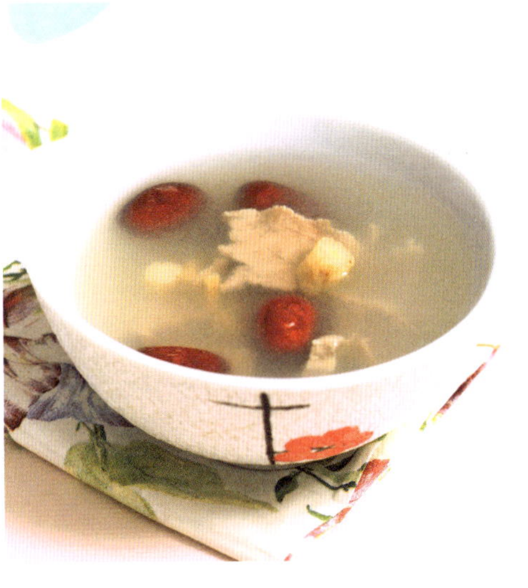

产后 83~92 天
关键词
*
形体恢复

网络热搜问答

新妈妈雨潇潇

听说产后带宝宝会很累，自然就瘦了，是真的吗？

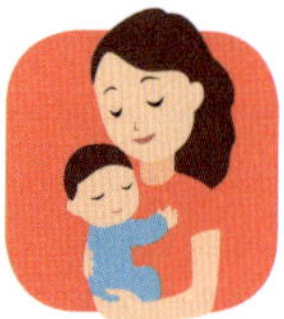

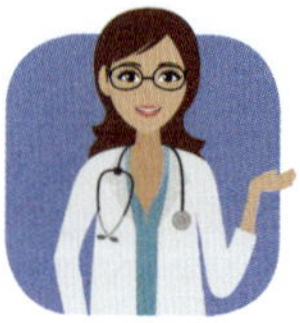

产科主任医师答

要知道脂肪只会越来越顽固，所以瘦身千万别等待。产后第 6 周至半年是新妈妈瘦身、恢复身材的黄金时期，因为这段时间新妈妈的身体基本恢复到孕前状态，而且因为孕产而囤积的脂肪还不顽固，比较容易减掉，所以一定要抓住这个瘦身时机，轻松摆脱产后肥胖。

新妈妈米兔

母乳里面含有脂肪，坚持哺乳不运动的话，会不会瘦呀？

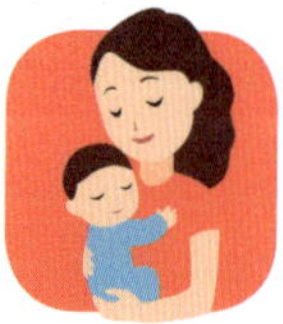

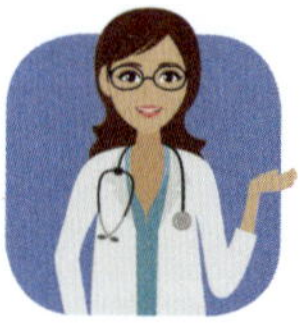

产科主任医师答

母乳喂养可以促进新妈妈子宫收缩、消耗热能，有利于产后恢复。即使多摄取一些汤汤水水，体重也不会增加很多，但并不代表这样就可高枕无忧了，因为过度进食仍会积累脂肪，不利于产后减肥。

经络按摩，打造健康美腿

风市穴

位于股部，髌底上 7 寸：直立垂手，掌心贴于大腿时，中指间的指凹陷中即是。

弯曲拇指，用指关节画圈按摩。

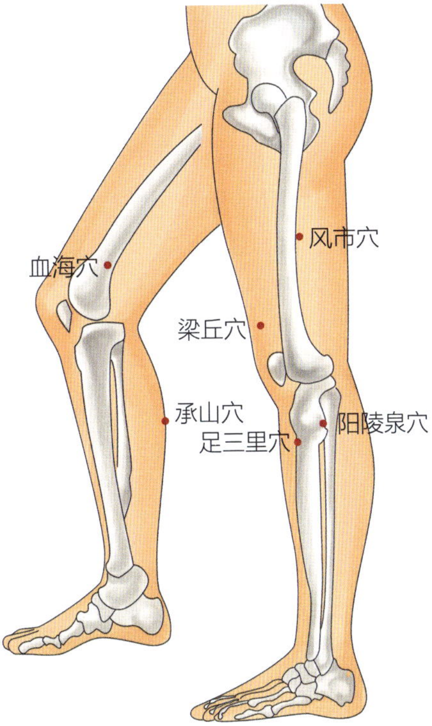

血海穴

位于股前区，髌底内侧端上 2 寸，股内侧肌隆起处。

用拇指指腹画圈按摩。

足三里穴

位于小腿外侧，犊鼻下 3 寸，胫骨前嵴外 1 横指处，犊鼻与解溪连线上。

用拇指指腹向下按压，按压一次停留 10 秒左右。

承山穴

在小腿后区，腓肠肌两肌腹与肌腱交角处。

用拇指指腹向下按压，按压一次停留 5 秒左右。

阳陵泉穴

在小腿外侧，腓骨头前下方凹陷中。

用拇指指腹画圈按压式按摩。

梁丘穴

在股前区，髌底上 2 寸，股外侧肌与股直肌肌腱之间。

用拇指指腹画圈按摩。

* 超简单瘦大腿，扶着椅子抬抬腿

找一个稳定性好的椅子，侧身站在椅子带靠背的一侧，用手扶稳椅背，身体向椅背一侧倾斜，同时抬起外侧的腿，用力绷紧脚尖上下来回抬腿 30 下，然后换腿重复动作。

这个动作特别适合家里空间小、运动环境有限的新妈妈。每天练 1 组，一个月就能看到效果。大腿会变瘦，而且从脚踝到大腿的肌肉都会变得更紧实。

* 盘腿前弯式美腿法

1 双腿自然盘坐，一手放在膝盖上，另一只手从膝盖后腘窝处向脚踝掐捏小腿肌肉。另一侧做同样动作。

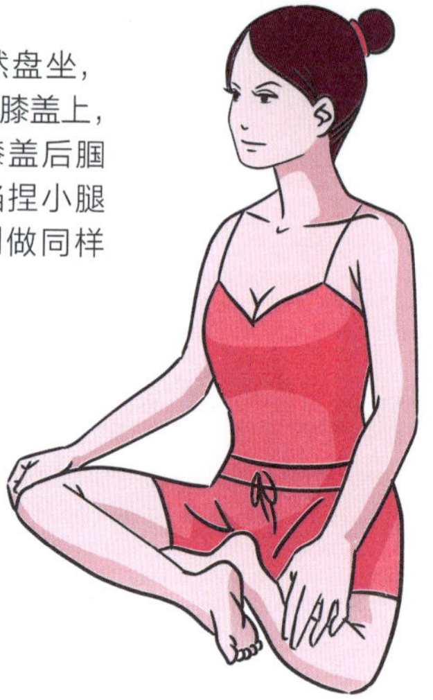

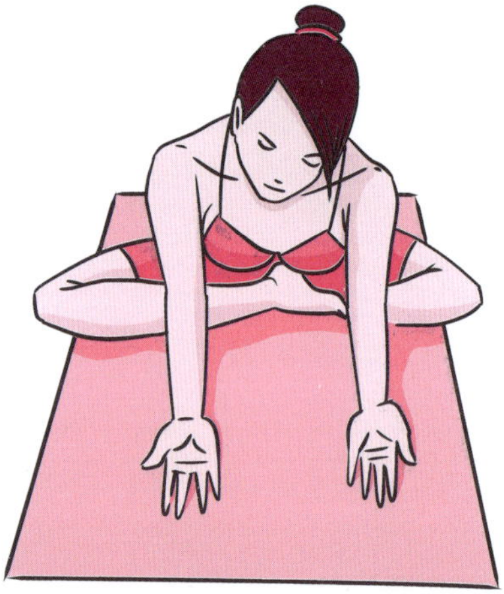

2 双腿盘坐，上身前倾，手肘撑地，掌心朝上，吐气，十指自然张开。

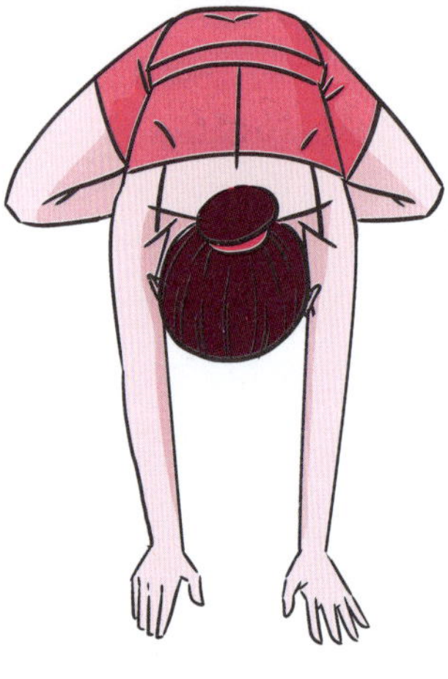

3 掌心向下，身体进一步向前倾，让额头贴在地面上，深呼吸，保持此动作 1 ~ 2 分钟。

压腿、转臀运动，打造美臀

* 美臀坐垫，随时随地轻松美臀

美臀坐垫是根据人体工学设计的，它能支撑骨盆、矫正坐姿，阻止臀部肌肉下垂和外扩，帮助塑造圆润翘臀。使用美臀坐垫虽然不会立竿见影，但在享受舒服坐姿的同时，能帮你悄悄改变臀部线条，也是很适合尝试的。顺产妈妈产后第 4 周、剖宫产妈妈产后第 6 周可以开始使用。

* 前屈压腿，打造美臀

顺产妈妈产后第 7 周、剖宫产妈妈产后第 9 周可以开始练习。

1 左腿在前，弯曲膝盖，臀部坐在左腿上，右腿向后方伸直，双手交叉，放于左腿上，配合深吸气，背部挺直、挺胸。

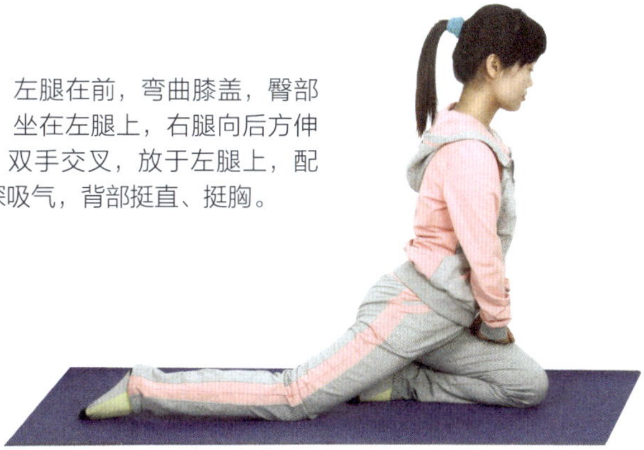

2 身体向下延展，手肘撑地，手掌向上。

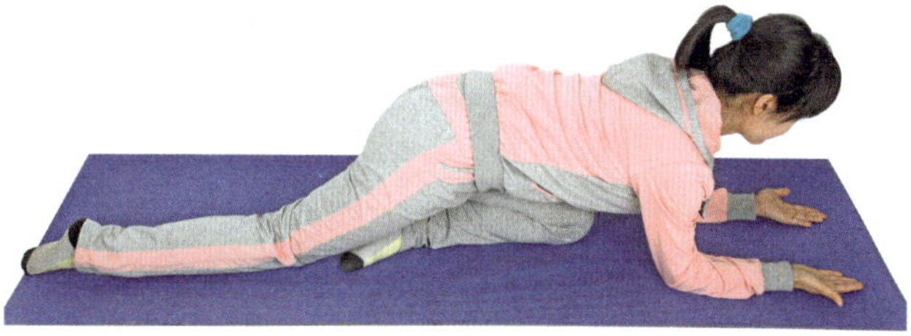

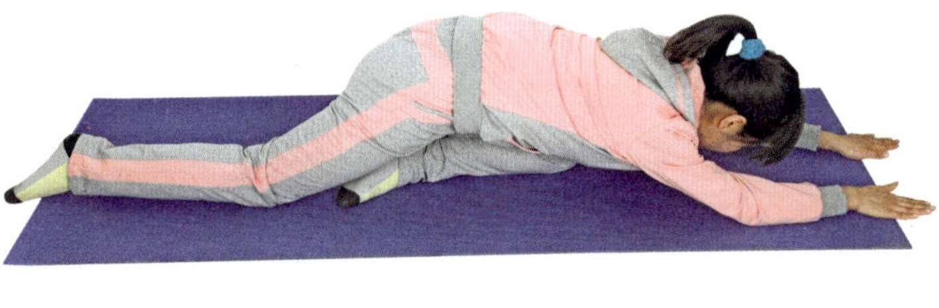

3 吐气，让额头贴地，手掌向下，保持深呼吸，停留 1 ~ 2 分钟后换边再做。

床上转臀运动，使臀部肌肉变结实

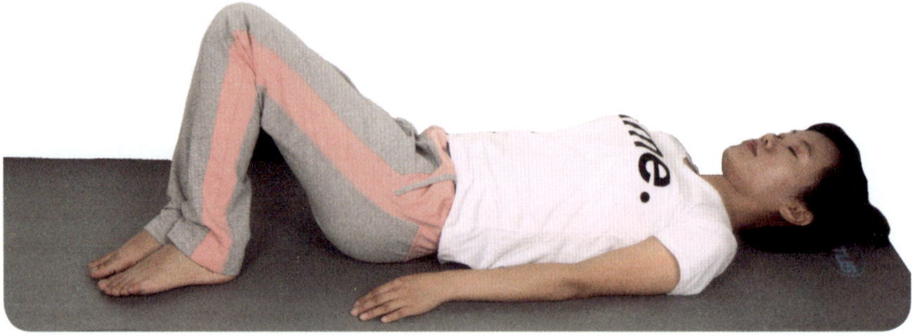

1 身体平躺，双脚合并，屈膝。双手自然放在地上，双膝向右下压，再向左下压。下压双膝时，脚尖应尽量定住不动，这样效果更佳。反复做 30 次。

2 双手抱左膝，将左膝靠向腹部，再换右膝。反复做 20 次。

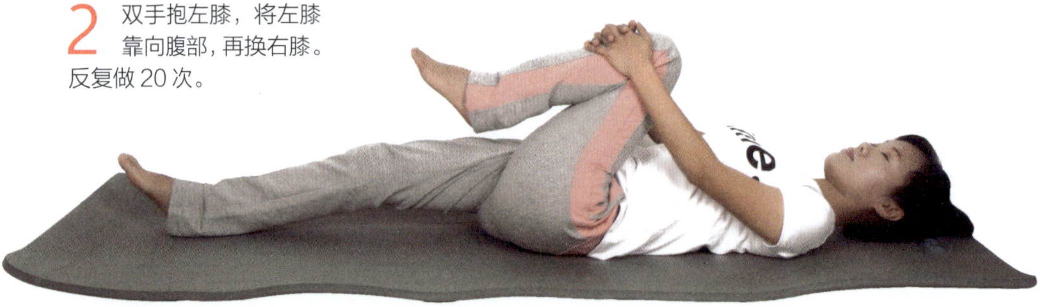

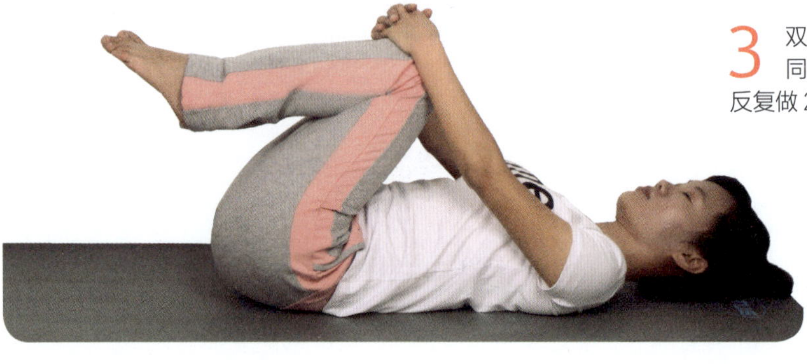

3 双手抱双膝，同时靠向腹部。反复做 20 次。

产后93~100天

关键词

*

养护头发

网络热搜问答

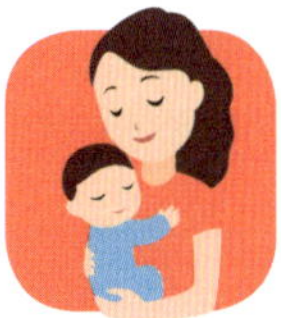

新妈妈谷谷

使用防脱洗护产品可以生发吗?

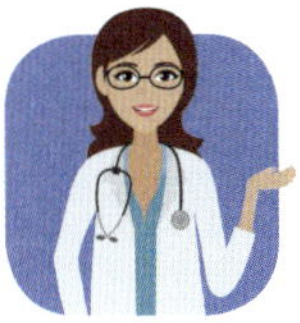

产科主任医师答

生发要靠人体自然的新陈代谢，只要毛囊没有彻底坏死，通过人体的正常新陈代谢，就是会生出头发的。但是如果毛囊堵塞，即使新生了头发也会很快脱落，感觉像是没有新生一样。优质洗护产品的作用是清理毛囊，让原有的毛发和新生毛发减少脱落，并且抵御原有头发的老化，所以其原理就是不减即增。

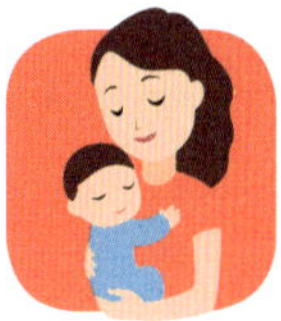

新妈妈星儿

我产后不脱发，但头发出油情况很严重，用了很多品牌的洗发水效果都不好，能推荐一些好的产品吗？

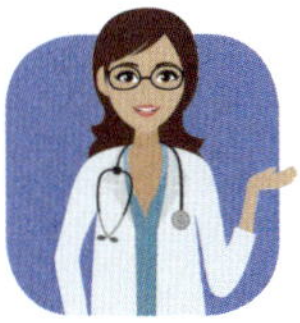

产科主任医师答

头发出油情况严重的宝妈，推荐使用产品内不含硅油成分的洗发水。另外，如果出油情况严重，并且伴有头屑过多、瘙痒、过敏等问题，建议不要为求即时效果而使用强力去油产品，而要选择针对头皮大环境的温和控油产品。

为什么会脱发

孕妈妈在孕期受体内激素的影响，使得大部分头发进入了生长期，所以头发比较浓密。产后，由于激素又回到孕前阶段，新妈妈头发由生长期逐渐进入到退化期或休止期，所以头发开始大量脱落，而且发质也会变得干燥、粗糙、不柔顺。脱发常常发生在产后 2 ~ 7 个月。

1

激素问题

新妈妈在怀孕时体内雌激素增多，头发的更新速度变慢，使妊娠期本该正常脱落的头发未脱落。当宝宝降生后，新妈妈体内雌激素开始减少，致使那些未脱落的头发纷纷脱落，导致大量脱发。

2

精神因素的刺激

新妈妈从临产到产后，一直处于紧张、疲劳的状态，睡眠也受到影响，这些因素都易导致脱发。

3

营养供应失衡

怀孕及分娩对于女性来说是一个极大的消耗过程，如果产后新妈妈消化和吸收功能不良，或饮食单调、偏食，就容易出现营养不均衡，进而影响头发的生长和代谢。

4

对头发的护理不当

有的新妈妈在产后不敢洗头、梳头，导致头皮的皮脂分泌物和灰尘混合堆积，进而影响头部的血液供给，也容易引起毛囊炎或头皮感染，从而加重脱发。

* 饮食该注意什么

1

多补充蛋白质

头发最重要的营养来源就是蛋白质。蛋白质可以促进头发不断生长，所以要多摄取一些富含蛋白质的食物，如牛奶、鸡蛋、鱼、瘦肉等。

2

多吃含铁、钙、锌等矿物质元素的食物

可延缓毛发衰老，促进细胞分裂，如菠菜、动物血、紫菜等。

3

多吃黑色食物

中医认为，黑色入肾，而肾主毛发，常吃黑色食物可补肾、防脱发，让头发浓密亮泽，如黑米、黑豆、黑芝麻、黑枣等。

* 重点推荐食物

黑豆

黑豆含有丰富的B族维生素及维生素E，皆为养颜美容所需的营养成分，尤其它含有丰富的泛酸，有养发功效，对乌发不变白也有帮助。

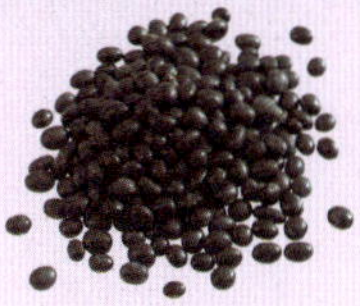

黑芝麻

黑芝麻能有效促进头发中黑色素的合成，使白发恢复黑色。同时，黑芝麻还具有补肾功效，能缓解肾虚导致的脱发问题，减轻脱发症状。

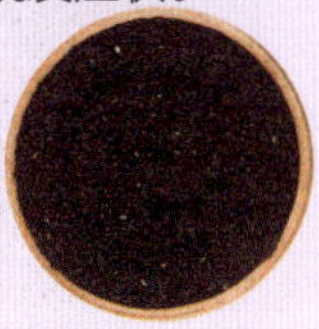

紫菜

紫菜所含的多糖可明显增强细胞免疫功能和体液免疫功能，促进淋巴细胞转化，提高机体的免疫力。

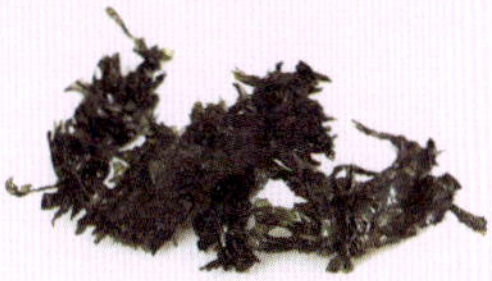

芝麻黑豆豆浆

材料 黑豆50克，黑米、花生米、黑芝麻各10克。

调料 白糖5克。

做法

1. 黑豆用水浸泡10～12小时，洗净；黑米淘洗干净，用清水浸泡2小时；花生米洗净；黑芝麻洗净，沥干水分。
2. 把花生米、黑芝麻、黑豆和黑米一同倒入全自动豆浆机中，加水至上、下水位线之间，豆浆机提示完成后，加白糖调味即可。

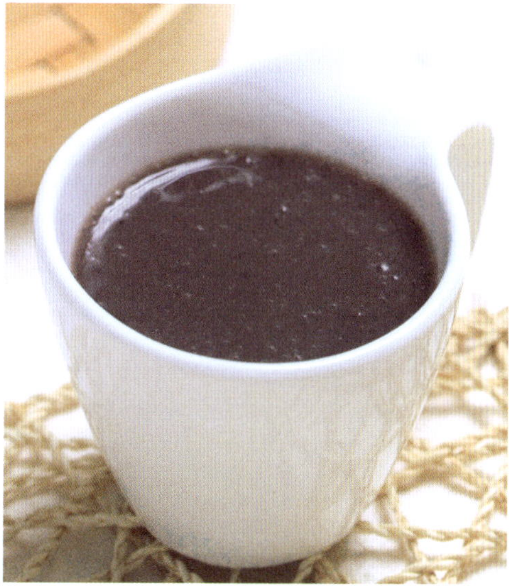

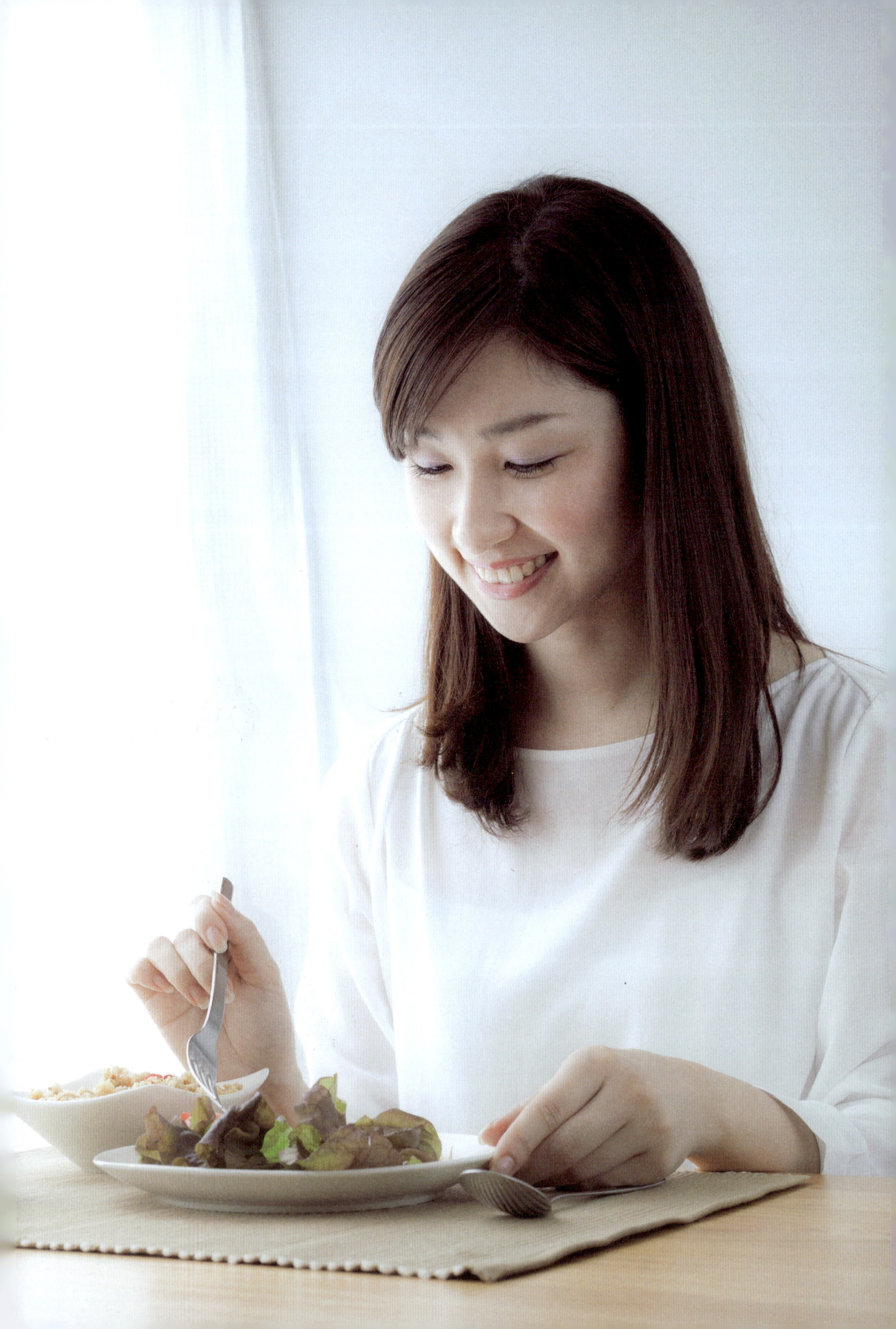

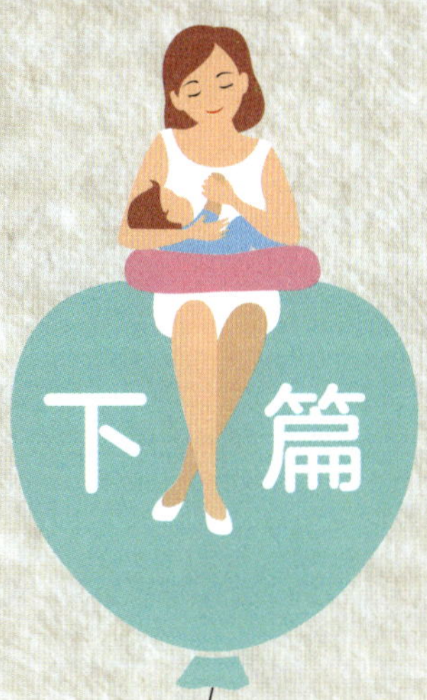

特殊妈妈的月子护理经

妊娠期高血压、糖尿病合并妊娠、妊娠期糖尿病、血脂异常、甲状腺功能异常，患乙型肝炎的妈妈和素食妈妈，都属于特殊型新妈妈，月子期间的对症观察和护理，对妈妈一生的健康都是非常关键的。

有高血压的妈妈

如何防控高血压

* 防控高血压的饮食原则

1. 在月子期间要低盐饮食。适当减少钠盐的摄入有助于降血压，减少体内的水钠潴留，也可以选择低钠盐来控制钠的摄入。

2. 控制热量的摄入，要低脂饮食并遵循少食多餐的原则。

3. 多吃富含钾、钙的食物。土豆、茄子、海带、香蕉等食物钾含量丰富；牛奶、酸奶、虾皮、黑芝麻、黄豆等可提供丰富的钙质。

4. 一定要按时吃早餐，不吃早餐容易导致头晕等低血糖表现。

5. 晚餐应坚持少而清淡，可以吃些木耳、南瓜、胡萝卜、丝瓜等有降压作用的食物。

* 低盐烹饪法，减盐而不失美味

可以采用一些低盐又美味的烹调方法，这样既可以减少食盐的摄入，又可以丰富饮食。

1

后放盐

烹饪时不要先放盐，在起锅前将盐撒在食物上，这样盐附着在食物的表面，既有明显的咸味，又不至于加盐过量。

2

用酸味激发咸味

在饮食中，用醋、柠檬汁、番茄汁等调味，既可以减盐，又可以让食物味道更好。

3

用味道浓郁的特殊调料来调味

在烹饪菜肴时，可以适当加入蒜、葱、香菜等味道独特的食物提味，以掩盖菜品的清淡。

* 缓慢起床，避免血压大幅波动

早晨醒来，不要急于起床，可先在床上活动一下四肢和头颈部，使肢体肌肉和血管平滑肌恢复适当张力，以适应起床时的体位变化，以免引起头晕，然后慢慢坐起，稍活动几下上肢，再下床活动，这样血压就不会有大幅波动了。

这样护理，心情好，血压稳

* 听听音乐，舒缓血压

音乐疗法不依赖任何药物，是一种非常理想的自然疗法。音乐疗法能使血压高的妈妈消除焦虑情绪，使紧张的心理状态恢复平静，有利于血压的稳定。

* 偶尔洗洗温水浴

温水浴常使人有睡意，不但可以降低血压，同时对有失眠症状、血压高的妈妈具有治疗作用。有高血压的妈妈在沐浴时，水温应保持在 35 ~ 36 ℃，这样的温度，人体的皮肤不会产生热感，也不会产生寒冷感，使血压保持平稳状态。

注意事项

1

饥饿时和饱餐后都不宜入浴。

2

洗浴时要注意避风。

3

洗温水浴的时间不宜过长，宜控制在 15 分钟以内，否则容易造成全身体表血管扩张，减少心、脑、肾等重要脏器的血流量，引起大脑缺氧，发生意外。

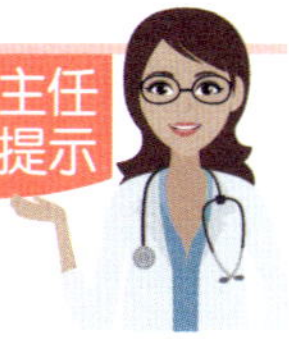

产科主任重点提示

忌情绪过激

长期情绪不稳定，过度的情志刺激，都可导致血压高的妈妈病情加重，甚至引发脑卒中或心肌梗死。

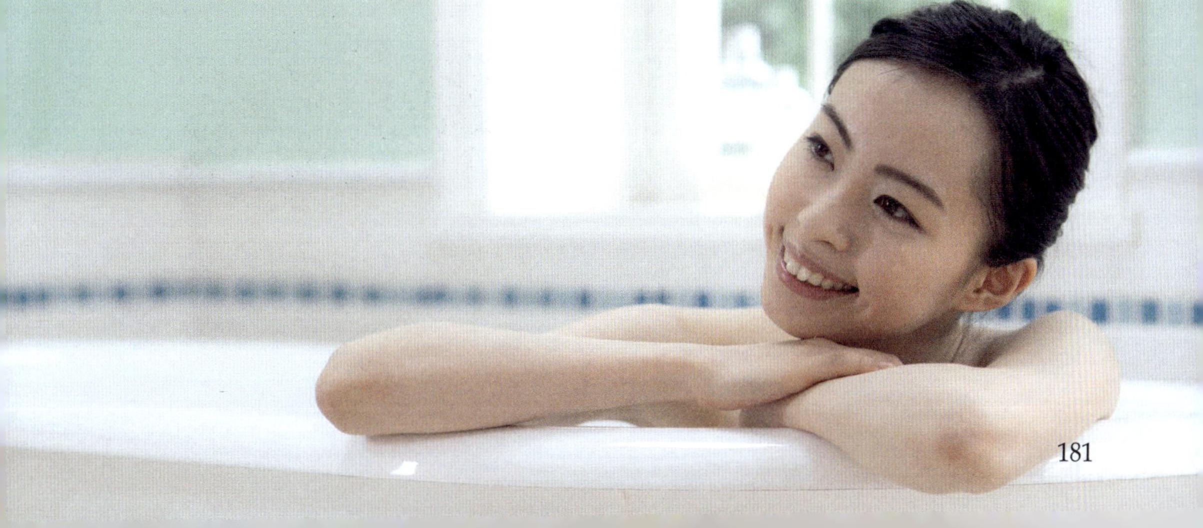

食谱推荐

莴笋炒牛肉丝

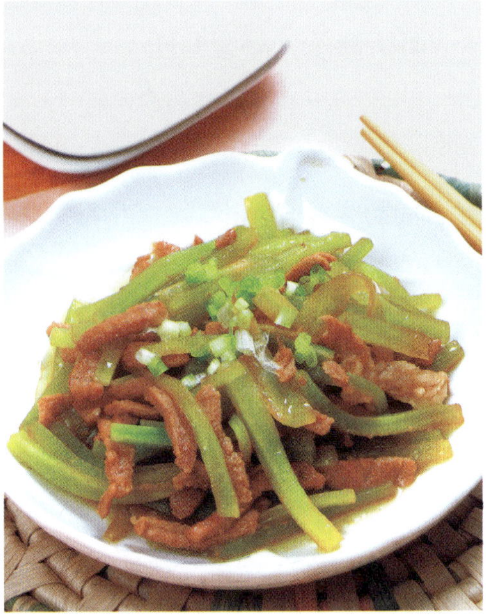

材料 莴笋 200 克，牛肉 150 克。

调料 蒜末、葱花、酱油各 5 克，植物油适量，盐 2 克。

做法

1. 莴笋去皮洗净，切成丝；牛肉洗净，切成丝，用酱油腌渍 10 分钟。
2. 锅置火上，倒植物油烧热后，放蒜末、葱花爆香，加入牛肉丝，大火快炒约 1 分钟，捞出备用。
3. 锅留底油，放入莴笋丝大火快炒约 2 分钟，加牛肉丝翻炒均匀，加盐调味即可。

白菜心拌海带

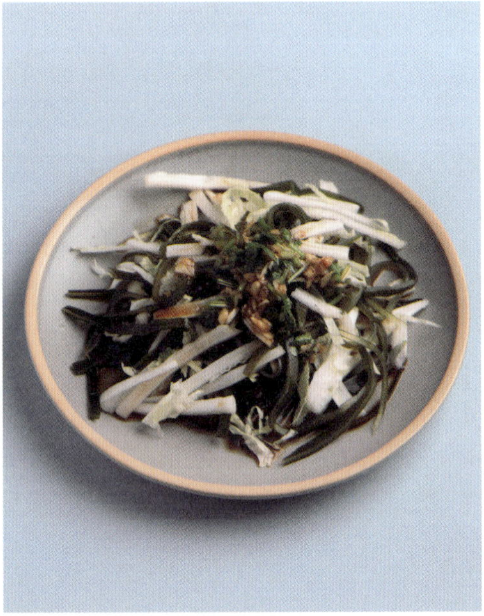

材料 白菜心 250 克，水发海带 100 克。

调料 香菜碎 20 克，蒜末 10 克，醋、香油各 5 克，酱油 3 克，白糖 1 克。

做法

1. 白菜心洗净，切丝；水发海带洗净，切丝，放入沸水中煮 10 分钟，捞出凉凉，沥干水分。
2. 取盘，放入白菜丝和海带丝，将所有调料制成调味汁，浇在上面拌匀即可。

患糖尿病的妈妈

糖尿病防控

* 患糖尿病妈妈的饮食原则

1. 计算好每日所需的热量，严格控制每日摄入总热量。

2. 遵循营养均衡原则，让饮食多样化。

3. 坚持少食多餐，定时、定量进食。

4. 多吃富含膳食纤维、维生素、矿物质的新鲜食物。

5. 为了减少低血糖发生，每天应至少摄入 130 克的碳水化合物。一定要吃早餐，有助于预防低血糖的发生。

6. 忌食油炸食品、肥腻肉食、甜食等。

7. 在碳水化合物的选择上，糖尿病患者应尽量避免吃含单糖和双糖的食物，如白米粥、糖果、蜂蜜、甘蔗等，防止进餐后血糖迅速升高。

8. 血糖控制稳定的糖尿病患者，水果最好选择在两餐之间食用。要选择含糖量低的水果（低血糖生成指数、低食物血糖负荷），如果每天吃新鲜水果的量在 200 ～ 250 克，就要从全天的主食量中减掉 25 克，以免全天摄取的总热量超标。

* 改变烹调方法以降低热量

1. 烹调前去掉禽畜肉的皮、肥肉等，烹调后滤净油脂。

2. 使用合适的烹调用具，例如微波炉、不粘锅、烤箱等。

3. 用蒸煮、凉拌、清炒等烹调方法替代煎、炸、熏、炭烤。

金牌月嫂告诉你

小零食大热量，也能惹出祸

糖尿病患者都知道要少吃甜食、少吃主食，但是，过分严格地控制进食常常会引起强烈的心理饥饿和生理饥饿，于是就靠加餐、吃些小零食来解决，如吃一些花生米、葵花子、膨化食品等，结果，这部分患者的血糖总是控制不住，还有增高的趋势。因此，糖尿病患者要重视对零食的选择和食用，否则很可能会影响病情的控制。

这样护理，睡眠足，血糖稳

* 保证每天高质量睡眠 7 ~ 9 小时

科学研究表明，健康的生活方式不只包括规律的饮食和积极地运动，还应注意一天的睡眠时间。成人每日睡眠时间应为 7 ~ 9 小时，这样才能改善健康状况。晚上就寝时间不要太迟，最好在晚 10 点之前，第二天早晨在 6 ~ 8 点起床，将每天的睡眠时间保持在 8 小时左右。如果前一天晚上睡得晚，第二天早晨最好补补觉，并确保在早晨起来之后可以进食早餐，这样才能尽量保证血糖不受睡眠的影响。

* 蔬果生吃不熟吃，血糖生成指数更低

食物的生熟程度也会影响血糖指数。一般来说，烹饪过的水果或蔬菜中糖的含量高于没有烹饪过的水果或蔬菜，因此，生食物的血糖生成指数相对比熟食物要低。蔬菜的烹饪时间不需要过长，能生吃的不熟吃。另外，挑选水果时，最好不要选择那些熟透的甚至有酒精发酵味道的。

* 每天应补充 2000 毫升的水

哺乳的妈妈对水的需求量多于普通人，除去饮食中含有的水分外，还应补充 2000 毫升的水。可选择白开水或者牛奶、豆浆等，不宜饮用含糖饮料。另外，在摄入蛋白质食物较多、出汗多等情况下，应适当多喝水。

需要特别注意的是，一些患糖尿病的新妈妈由于经历了分娩过程，产后身体比较虚弱，如果出汗过多，很容易发生严重脱水，所以一定要格外注意补水。

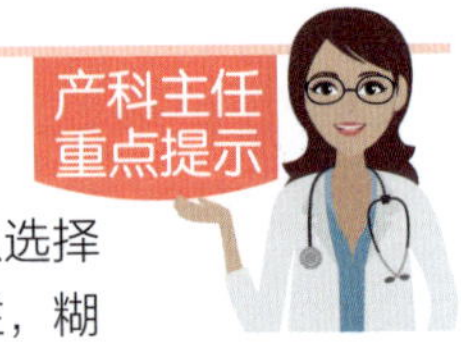

妊娠糖尿病的妈妈产后煮粥有讲究

患糖尿病的新妈妈在坐月子期间，不要食用含淀粉过高的粥品，可以选择芝麻黑豆粥、南瓜麦麸粥、玉米须粥等。此外，粥不要煮太烂，熬得越烂，糊化程度越高，血糖也就不易控制，如果患糖尿病的新妈妈某餐是以粥为主食，建议进食下一餐的时间稍微延长一些，能够缓解血糖升高速度。

食谱推荐

凉拌苦瓜

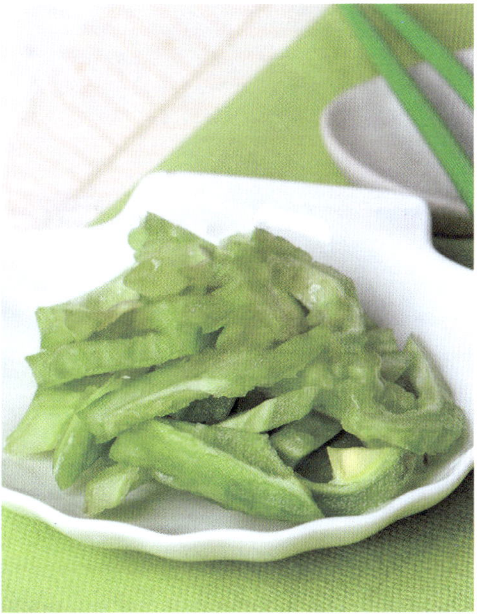

材料 苦瓜 300 克。

调料 盐、植物油各适量，香油少许。

做法

1. 苦瓜洗净，去子，切片，放凉白开中泡 30 分钟，捞出，焯熟，沥干。
2. 锅置火上，放油烧热，将热油淋在焯好的苦瓜片上，加盐、香油拌匀即可。

木耳炒黄瓜

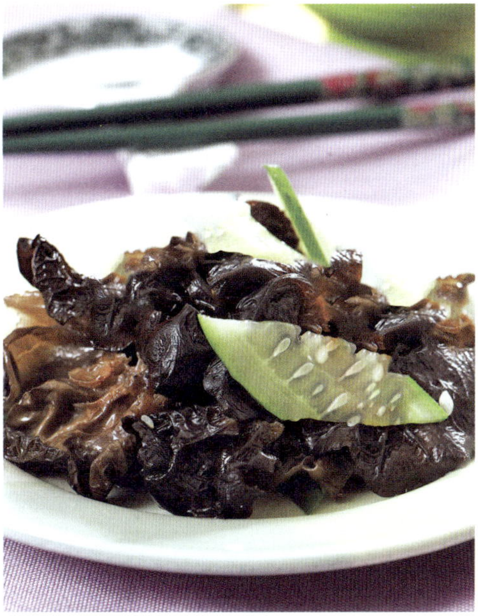

材料 黄瓜 250 克，水发木耳 100 克。

调料 葱末 5 克，盐、香油各 2 克，植物油适量。

做法

1. 木耳洗净，撕小朵；黄瓜洗净，切片。
2. 炒锅置火上，倒油烧热，放葱末煸香，放入木耳煸炒后，再放入黄瓜片翻炒片刻，调入盐、淋上香油即可。

血脂异常的妈妈

如何防控血脂异常

* 血脂异常的妈妈要遵循的饮食原则

1

减少总热量的摄入

总热量摄入过多，多余的热量就会转化成脂肪堆积在体内。在控制总热量的前提下，减少脂肪和胆固醇的摄入，同时增加粗粮、蔬菜等低热量、高膳食纤维和富含维生素食物的摄入，可避免发胖，有利于控制血脂。比如在做米饭或粥时，加入杂豆或者粗粮，再比如每天增加蔬菜，尤其是绿叶蔬菜的摄入量，用低脂肪的去皮禽肉、鱼肉来代替畜肉，或者适当用豆制品代替肉类。

2

增加富含膳食纤维的食物的摄入

膳食纤维可以减少食物中胆固醇和脂肪的吸收，并有助于体内的胆固醇转变成胆汁酸，从而促进胆固醇代谢并排出体外。蔬菜和水果还可以提供丰富的维生素C、胡萝卜素、番茄红素等天然抗氧化剂，防止坏胆固醇氧化、堆积，有利于降血脂。

3

多补水

每天饮水量要保持在1500～2000毫升，除了多喝白开水，还可以适当喝些清淡的茶，有助于改善血液黏稠度，促进血液循环。

4

注意“隐藏”的动物脂肪，如香肠、排骨内的脂肪

少吃奶油蛋糕、酥饼等含反式脂肪酸的食物。同时，增加不饱和脂肪酸的摄入，如每周吃2次海鱼；用橄榄油或茶籽油代替动物油都可以增加不饱和脂肪酸的摄入。

* 减少油脂摄入的烹调方法

1. 食物切成大块可以减少食材的总面积，烹饪起来吸油少，不耗油。

2. 选用蒸、煮、卤、凉拌等烹饪方式，能减少用油量。煎炸用油多，可换成使用烤箱烤，美味又少油；不粘锅也能减少用油量。另外，食材可先焯一下再烹饪，以减少油脂的摄入。

这样护理，定期排便，代谢好

* 定期排便，加速体内废物排出

人的肠道中存在很多的细菌，每天吃进去的食物经过消化后，会产生一些有毒物质，这些有毒物质如果不能及时排出体外，就会被人体的肠道重新吸收，进入循环，不仅危害内脏器官，还会诱发血脂异常等疾病。因此，调节血脂异常，必须重视排便，及时将体内代谢的有毒物质清除出去。

* 适当运动，增加排便量

产后坐月子不建议久卧不动，可以做以下运动：平躺在床上，双膝屈起，双手抱膝，收缩臀部，将后背压向床面，然后放松，根据体力情况做 3 ~ 5 次。这样做可以促进肠道蠕动，缩短食物滞留在肠道的时间，并能增加排便量。

* 常按天枢穴，促进排便

天枢穴可以增强肠胃蠕动的能力，促进排便。用拇指指腹按压天枢穴，同时向前挺出腹部并缓慢吸气，上身缓慢向前倾，呼气，反复做 5 次，对排便效果显著。

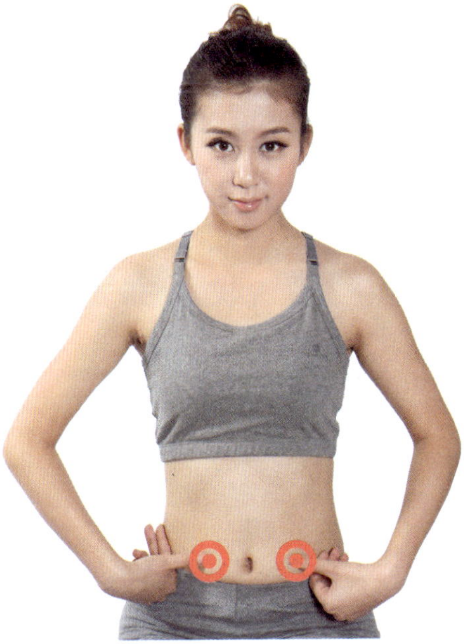

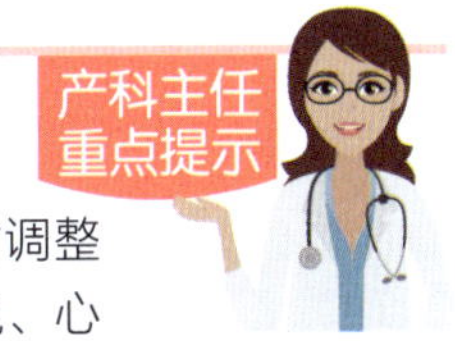

心情舒畅加速肠胃蠕动

产后新妈妈要及时调整好心态，保持精神愉悦、心情舒畅，有助于肠胃功能的正常运行。因为不良的情绪可使胃酸分泌量下降，使肠胃蠕动减慢，引起便秘，所以，产后新妈妈保持好心情也是缓解便秘的好办法。同时，坚持定时排便，逐渐形成排便的条件反射，也有助于缓解便秘的症状。

* 食谱推荐

腐竹炒黄瓜

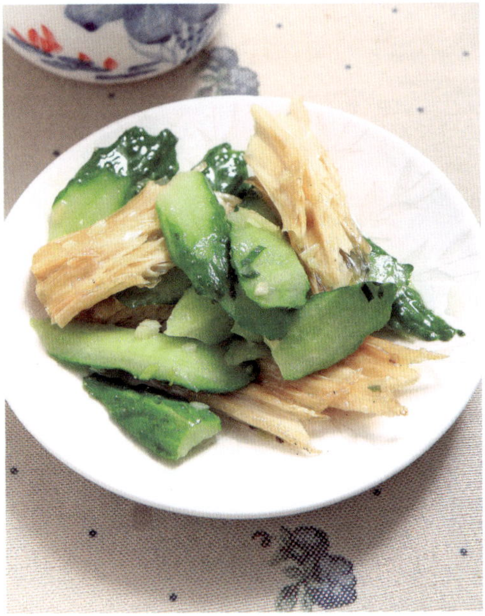

材料 黄瓜 300 克，泡发腐竹 100 克。

调料 盐 3 克，葱花、蒜末各 5 克，植物油适量。

做法

1. 将泡好的腐竹洗净，切段；黄瓜洗净，切成柳叶形。
2. 锅内倒油烧至七成热，放入葱花、蒜末炒出香味，放入腐竹段、黄瓜片翻炒，加盐调味即可。

海带萝卜汤

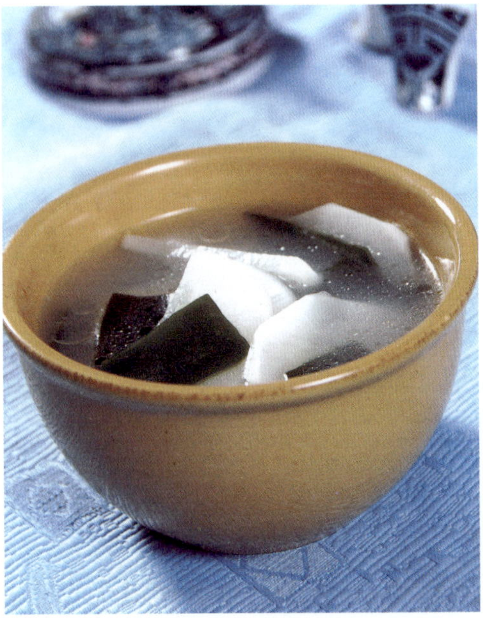

材料 白萝卜 250 克，水发海带 100 克。

调料 清汤、醋、盐各适量。

做法

1. 将白萝卜洗净，去皮，切片；水发海带洗净，切片。
2. 锅置火上，倒入适量清汤，放入白萝卜片、海带片，烧至白萝卜片、海带片熟透，出锅前加醋、盐调味即可。

甲状腺功能异常的妈妈

如何防控甲状腺功能异常

* 甲亢妈妈要限碘，保证热量充足

甲亢妈妈代谢率增高，热量消耗增多，如果补充营养不及时，长期处于营养不良的状态，将无法通过乳汁为宝宝提供充足的营养。因此，摄入的营养要充足且均衡，但是要忌食高碘海产品，如海带、紫菜、贻贝、海杂鱼、虾皮、海米等，同时应选择无碘盐。

* 甲亢妈妈要注意对眼睛的护理

有突眼症状的甲亢妈妈尤其要注意对眼部的保护。

1. 首先要避免用眼过度。出门最好佩戴墨镜，避免眼睛受到强光刺激和灰尘的侵害。
2. 睡觉时垫高头部，以便减轻眼部压力，如果眼睛闭合不全，睡觉时可以使用眼罩。
3. 如果眼睛有异物感，不能用手直接揉眼，可以做转动眼球等运动。
4. 饮食中要限制钠盐的摄入，以减轻眼球后水肿。

* 甲减妈妈注意补碘和维生素

缺碘导致甲减的妈妈体内甲状腺激素低于正常水平，而碘元素是甲状腺合成甲状腺激素的必需元素，所以补充足量的碘十分重要。除了服用必要的碘制剂之外，日常饮食中要使用碘盐，还应增加食用含碘量较高的食物，如海带、紫菜、海鱼、虾贝等。但要注意的是，如果是桥本甲状腺炎导致的甲低，则应低碘饮食。

甲减患者容易缺乏多种维生素，适量多吃富含多种维生素的蔬菜、水果，可以辅助治疗甲减。

* 妈妈甲状腺激素缺乏，宝宝需要补充吗

胎儿在母体内 3 个月就会吸收碘，4 个月左右自己就能合成甲状腺激素。出生后，新生儿靠母亲乳汁中的碘自己合成甲状腺激素，而不是依赖乳汁中的甲状腺激素来维持自身的代谢功能，所以只要母亲饮食中碘摄入量是充足的，即使母亲甲状腺激素合成不足，也不会发生新生儿甲减，甲减妈妈完全可以放心母乳喂养。

这样护理，心情好，精神足

* 乐观的心态，有利病情多产奶

在产后患有甲状腺炎的妈妈，首先最重要的就是要保证自己的情绪稳定，必须要积极向上，不能出现任何的急躁情绪，并且对病症的治疗也不要轻言放弃。要注意休息，尤其在哺乳后要多注意休息。保持愉快的心情，分泌乳汁难免有精神上的压力，所以要注意排解情绪，缓解压力。

* 充足的休息，避免劳累

要保证较为充足的睡眠，并且平时还要尽量地避免劳累，减少不良刺激。急性期要卧床休息，减少热量消耗，运动要适度。

* 定期复诊，确保母婴健康

产后甲状腺炎患者一定要遵守医生的嘱咐，定期到医院复诊检查，在医生的指导下选择治疗药物，早期发现，及早治疗，避免发生永久性甲减。合理应用优甲乐（L-T4）不会给妊娠结果和新生儿健康带来不良影响。

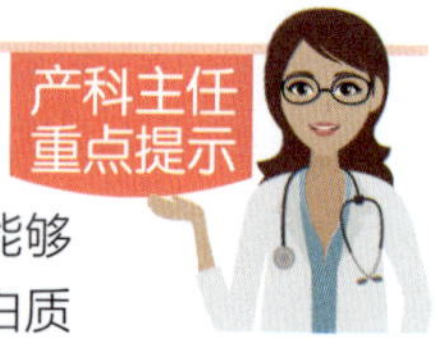

保证供给足量蛋白质，减轻病情

每天蛋白质摄入量至少在 60 克左右才能够维持体内蛋白质的平衡。蛋氨基酸是组成蛋白质的基本成分，每天都有 3% 左右的蛋白质在不断地更新，患有甲减时小肠黏膜更新速度会明显减慢，消化液分泌腺体受影响进而导致酶活力的下降、白蛋白下降，所以应补充必需氨基酸，供给足量蛋白质来改善患者的病情。

* 食谱推荐

虾皮炒鸡蛋

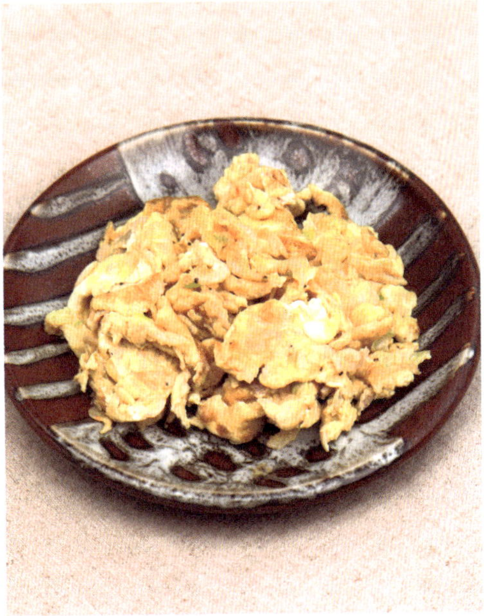

材料 鸡蛋 2 个，虾皮 10 克。

调料 葱花、姜末各少许，植物油适量。

做法

1. 虾皮洗净，略泡；鸡蛋磕入碗中，打散成蛋液。
2. 油烧热，炒香葱花、姜末，倒入蛋液翻炒至蛋熟，加入虾皮略炒即可。

花生红枣红豆米糊

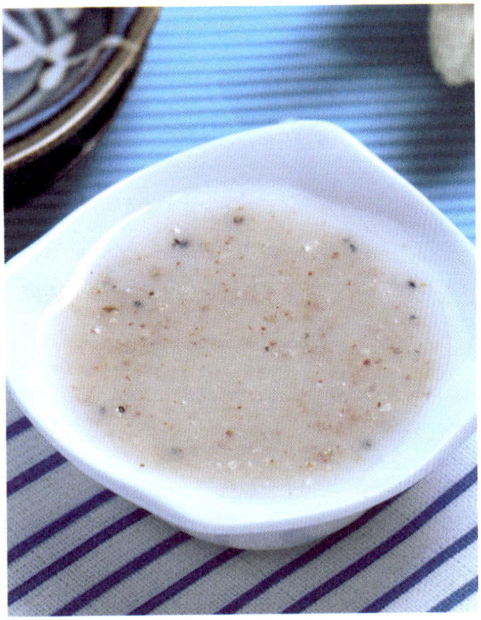

材料 大米、花生米各 30 克，红豆、核桃仁各 10 克，红枣 3 枚，熟黑芝麻 5 克。

做法

1. 大米淘洗干净，浸泡 2 小时；红豆洗净，浸泡 4 ~ 6 小时；红枣洗净，去核；花生米、核桃仁洗净。
2. 将全部材料倒入全自动豆浆机中，加水至上、下水位线之间，按下“米糊”键，煮至米糊可以食用即可。

患乙型肝炎的妈妈

患乙型肝炎的妈妈需要注意的事项

患乙型肝炎的妈妈需要注意的饮食原则

1

适量多食富含优质蛋白质的食物

患乙型肝炎的妈妈一旦病情好转，应逐步增加蛋白质的摄入，宜选用富含优质蛋白质的食物，以利于肝细胞的再生和修复，如牛奶、鸡蛋、鱼、瘦畜肉、豆制品等。

2

补充矿物质

乙型肝炎患者体内往往缺乏锌、锰、硒等矿物质，部分患者还缺乏钙、磷、铁等。因此宜补充富含矿物质的食物，如海藻、牡蛎、菌菇、西蓝花、枸杞子等。

3

食量要恰当

患乙型肝炎的妈妈消化功能较弱，吃得过饱容易导致消化不良，也会加重肝脏负担。每次吃到八分饱即可，也可以采用少食多餐的方法来控制食量。

4

充足的液体供给

适当多喝一些果汁、米汤、蜂蜜水、西瓜汁等，以加速毒物排泄，保证肝脏的正常代谢。此外，如果伴有消化不良时，不妨多进食一些流质或易消化的食物，如清淡的粥等。

患乙型肝炎的妈妈母乳喂养需注意的事项

1. 由于乙型肝炎病毒主要通过血液传播，如果婴儿口腔、咽喉、食管、胃肠黏膜等处有破损、溃疡，应暂停母乳喂养，以免母乳中的乙型肝炎病毒进入宝宝的血液循环，引发宝宝乙型肝炎病毒感染。

2. 母亲乳头破裂者也应暂时停止母乳喂养。

产科主任重点提示

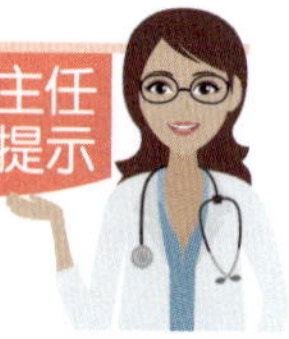

产后能否哺乳，须遵医嘱

母亲血清病毒滴度较高，且处于疾病活动期时不宜母乳喂养。产后患乙型肝炎的妈妈能否母乳喂养，须听从医生意见。

这样护理，不传染，病情稳

* 对宝宝采取保护措施

患乙型肝炎的妈妈产后护理上需要注意禁烟、禁酒，不要过度劳累或者熬夜，以免诱发肝炎活动。另外要注意的是，患乙型肝炎的妈妈或者家庭中其他患此病的成员要对宝宝采取保护措施，包括不嘴对嘴亲吻宝宝，不共用毛巾、牙具、餐具等物品，不将自己嘴中食物喂给宝宝，而其他一般性接触，如拥抱、抚摸、亲脸等，都不会传染。

* 疲劳、睡眠不佳易加重肝炎活动

如果妈妈恰好在肝炎的急性发作期是不宜与新生儿同室的，因为新生儿刚出生，生活还不规律，经常睡一会儿就醒来喝奶或者大小便，妈妈无力照顾婴儿，而且睡眠不佳会影响其康复，容易诱发、加重肝炎活动。这时候家人就要帮忙带小孩，尽量不要影响妈妈的休息。但肝炎恢复期或携带肝炎病毒的妈妈一般可以实行母婴同室。如果妈妈肝炎活动严重，则只能进行抗病毒治疗，不建议继续进行哺乳。

* 做好肝功能监测

患乙型肝炎的妈妈产后必须要做好肝功能监测。分娩后的前 3 个月至少每个月复查 1 次肝功能，当然如果身体有不舒服的情况要及时就诊检查。肝炎活动明显的时候，容易出现乏力、不想吃饭、厌油腻、胃胀、腹胀、呃逆、恶心、呕吐等，甚至出现尿黄、眼睛黄等表现，需要即刻就医。医生检查时主要检查包括病毒学的指标、肝功能指标、肝脏影像学检查等。检查病毒学指标包括乙型肝炎两对半、病毒定量检查；肝功能指标检查包括胆红素、转氨酶、白蛋白等；肝脏影像学检查包括彩超，必要时做 CT、MR。

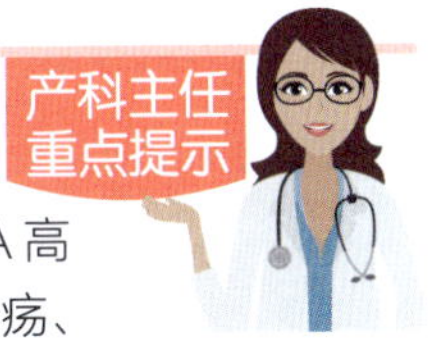

这些乙型肝炎妈妈不能哺乳

我国及世界多国的指南都建议母乳喂养，但是大三阳患者及 HBV-DNA 高次方患者还是有潜在传染风险的，特别是当母亲出现乳头破损或婴儿口腔溃疡、拉肚子等情况时风险成倍增加。此时应暂时停止母乳喂养，待情况好转后重新开始母乳喂养。

服用抗病毒药的母亲因为奶中有一定浓度的药品，而母乳喂养是长期的行为，不容忽视药物的累积作用对婴儿的损害，所以不建议进行母乳喂养。

* 食谱推荐

茶树菇蒸牛肉

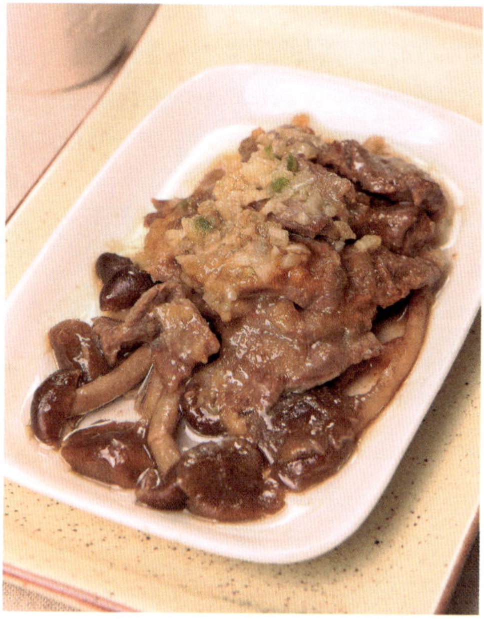

材料 牛肉150克，干茶树菇30克。

调料 盐、蚝油各3克，姜末、蒜蓉、水淀粉各10克。

做法

1. 牛肉洗净，切薄片，加蚝油、姜末、水淀粉腌渍10分钟；干茶树菇泡发，洗净，撒少许盐拌匀。
2. 将牛肉片放在茶树菇上，再铺一层蒜蓉，入沸水锅大火蒸25分钟即可。

清蒸三文鱼

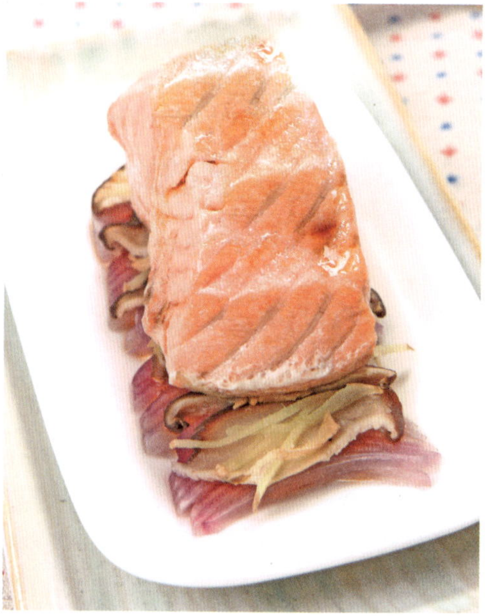

材料 三文鱼肉300克，香菇80克，圆葱100克。

调料 葱丝、姜丝、盐、香油各适量。

做法

1. 三文鱼肉洗净，切段，撒盐抓匀，腌渍30分钟；香菇洗净，去蒂，焯熟，切条；圆葱去皮，切丝。
2. 取盘，铺上圆葱丝、香菇条、葱丝、姜丝，在最上面放上三文鱼块，再滴上香油，大火蒸8分钟即可。

素食妈妈

素食妈妈的注意事项

* 素食妈妈的饮食原则

1

多食豆制品，补充优质蛋白质

由于妈妈乳汁分泌越多，钙的需要量越大，所以膳食中可多补充大豆及豆制品、芝麻酱等。用膳食来补钙却补充不足时，可服用钙剂。需要注意的是，大豆对素食妈妈来说是必不可少的，大豆含有丰富的钙、优质蛋白质、B 族维生素，对素食妈妈的身体恢复很有帮助。

2

加强 B 族维生素的摄取

B 族维生素可以促进妈妈身体的热量代谢，帮助提高神经系统功能，还可改善食欲，对产后脏器功能恢复大有好处。富含 B 族维生素的食物包括五谷类、豆类等。

3

选择富含铁的植物性食物

素食妈妈无法从动物性食物中获得血红素铁，为了弥补生产过程中损耗的气血，应多选择富含铁的植物性食物。燕麦、糯米、黑豆等五谷杂粮，葵花子、榛子、黑芝麻等坚果，菠菜、苜蓿、西蓝花等蔬菜均富含铁，同时多吃富含维生素 C 的蔬果，以促进铁的吸收。还可适当服用铁剂，但要遵医嘱，以防补充过量。

* 加强锻炼，促进身体恢复

素食妈妈可能会出现营养不良的情况，导致身体虚弱，所以素食妈妈要加强锻炼，增强体质，为哺乳提供良好的身体基础。

* 定时按摩乳房，促进乳汁分泌

素食妈妈除了通过饮食来促进乳汁分泌外，还需要格外注意乳房的护理，通过按摩乳房来促进乳汁的分泌，可为宝宝提供充足的“粮食”。

* 食谱推荐

茄汁菠萝茭白

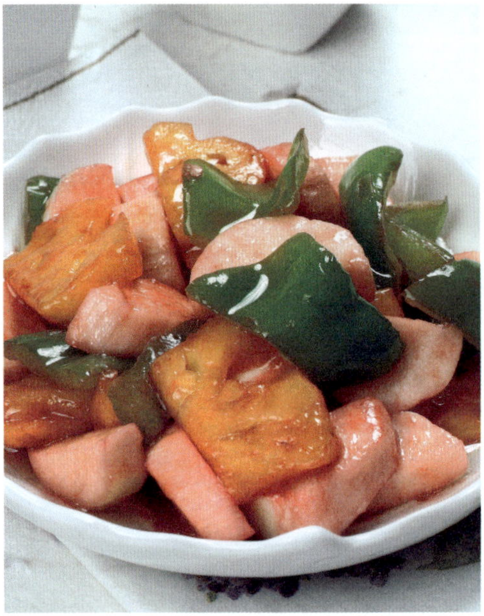

材料 茭白400克，菠萝50克，青甜椒20克。

调料 番茄酱、蒜片、白糖各少许，盐3克，植物油适量。

做法

1. 菠萝去皮，切片，放盐水中泡10分钟；茭白去皮，切片；青甜椒洗净，去蒂，切片。
2. 锅中倒入水烧开，放入茭白片焯熟，捞起备用。
3. 另起锅，倒油烧热，放入蒜片、青甜椒片炒香，放番茄酱、菠萝片、茭白片翻炒，加盐和白糖炒入味即可。

三丝豆腐白菜汤

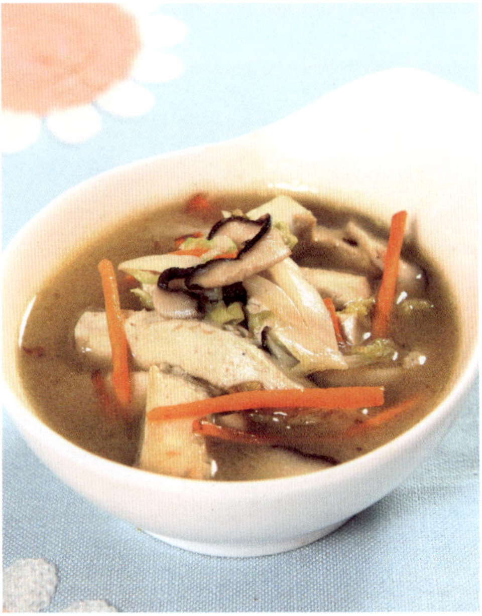

材料 白菜、豆腐各100克，胡萝卜50克，鲜香菇2朵。

调料 葱花、盐、生抽、植物油各适量。

做法

1. 白菜洗净，切丝；香菇洗净，切片；胡萝卜洗净，去皮，切丝；豆腐洗净，切条，用淡盐水浸泡5分钟。
2. 锅内倒油烧热，爆香葱花，放入白菜丝、胡萝卜丝、香菇片略炒，关火。
3. 砂锅加入适量清水，放入炒过的食材，大火煮5分钟，放入豆腐条煮2分钟，加入盐和生抽调味即可。